Der Internist • Weiterbildung für Internisten

H.-P. Schuster • K. Wilms • H. Lydtin • U.K. Lindner (Hrsg.)

Springer-Verlag Berlin Heidelberg GmbH

Der Internist

Weiterbildung für Internisten
Kardiologie/ Angiologie

Ihre Basis für die Facharztprüfung

H.-P. Schuster, K. Wilms, H. Lydtin, U.K. Lindner (Hrsg.)

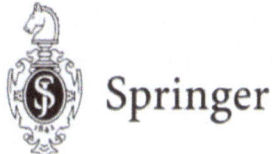
Springer

Prof. Dr. H.-P. Schuster
Medizinische Klinik II
Städtisches Krankenhaus
Weinberg 1
D-31135 Hildesheim

Prof. Dr. K. Wilms
Medizinische Poliklinik
Klinikstraße 6-8
D-97070 Würzburg

Prof. Dr. med. H. Lydtin
Kreiskrankenhaus, Innere Abteilung
Oßwaldstraße 1
D-82319 Starnberg

Dr. med. U.K. Lindner
Chefredakteur Facharztzeitschriften
Springer-Verlag
Tiergartenstraße 17
D-69121 Heidelberg

Aus der Zeitschrift *Der Internist*, Hefte 1/94 - 10/97

ISBN 978-3-540-64626-6   ISBN 978-3-642-59924-8 (eBook)
DOI 10.1007/ 978-3-642-59924-8

Die Deutsche Bibliothek-CIP-Einheitsaufnahme
Weiterbildung für Internisten : Ihre Basis für die Facharztprüfung / Hrsg.: H.-P. Schuster ... - Berlin ; Heidelberg ; New York ; Barcelona ; Budapest ; Hongkong ; London ; Mailand ; Paris ; Singapur ; Tokio: Springer. Kardiologie, Angiologie. 1999

Dieses Werk ist urheberrechtlich geschützt. Die dadurch begründeten Rechte, insbesondere die der Übersetzung, des Nachdrucks, des Vortrags, der Entnahme von Abbildungen und Tabellen, der Funksendung, der Mikroverfilmung oder der Vervielfältigung auf anderen Wegen und der Speicherung in Datenverarbeitungsanlagen, bleiben auch bei nur auszugsweiser Verwertung, vorbehalten. Eine Vervielfältigung des Werkes oder von Teilen dieses Werkes ist auch im Einzelfall nur in den Grenzen der gesetzlichen Bestimmungen des Urheberrechtsgesetzes der Bundesrepublik Deutschland vom 9. September 1965 in der jeweils geltenden Fassung zulässig. Sie ist grundsätzlich vergütungspflichtig. Zuwiderhandlungen unterliegen den Strafbestimmungen des Urheberrechtsgesetzes.

© Springer-Verlag Berlin Heidelberg 1999
Ursprünglich erschienen bei Springer-Verlag Berlin Heidelberg New York 1999
Softcover reprint of the hardcover 1st edition 1999

Die Wiedergabe von Gebrauchsnamen, Handelsnamen, Warenbezeichnungen usw. in diesem Werk berechtigt auch ohne besondere Kennzeichnung nicht zu der Annahme, daß solche Namen im Sinne der Warenzeichen- und Markenschutz-Gesetzgebung als frei zu betrachten wären und daher von jedermann benutzt werden dürften.

Produkthaftung: Für Angaben über Dosierungsanweisungen und Applikationsformen kann vom Verlag keine Gewähr übernommen werden. Derartige Angaben müssen vom jeweiligen Anwender im Einzelfall anhand anderer Literaturstellen auf ihre Richtigkeit überprüft werden.

Umschlaggestaltung: F. Steinen-Broo, eStudio Calamar, Pau/Girona, Spanien
Satz: W. Bischoff, DTP in-House Produktion, rbw, Heidelberg und Fotosatz-Service Köhler GmbH, Würzburg

SPIN: 10683842   23/3134 - 5 4 3 2 1 0 - Gedruckt auf säurefreiem Papier

Vorwort

Wissen zu sichern und gesichertes Wissen ärztlichem Entscheiden und Handeln zugänglich zu machen, ist die zentrale Aufgabe einer Zeitschrift, die sich der Fort- und Weiterbildung widmet. Seit 10 Jahren spiegelt die Rubrik „Weiterbildung" in Der Internist diesen Auftrag wider, und die „Blauen Seiten" haben sich geradezu zum Markenzeichen für alle Springer Facharzt-Zeitschriften entwickelt. Die Redaktion dieser Rubrik hat es sich in Abstimmung mit den Herausgebern von Der Internist zum Ziel gesetzt, im Zeitraum der Weiterbildung zum Facharzt für Innere Medizin wichtige Themen zu einem Katalog zusammenzutragen, die das gesamte Gebiet abdecken und darüber hinaus den Blick ins klinische Nachbarfach werfen. Dieser Anspruch scheint unerfüllbar zu sein, da im Weiterbildungzeitraum von 6 Jahren nur 72 Ausgaben der Zeitschrift erscheinen und sich das Fachgebiet mit 72 einzelnen Themen kaum darstellen läßt.

Die Didaktik und Planung der Weiterbildungsbeiträge stellen sich dieser Problematik. Durch die Einteilung des Stoffes in 4 Felder nach Darstellung von
- Symptomen („Was führt den Patienten zum Arzt?"),
- Befunden („Was sieht und findet der Arzt bei der klinischen Untersuchung?"),
- Untersuchungsergebnissen („Was mißt der Arzt?") und
- komplexen Krankheitsbildern oder Therapiekonzepten

wird in übergreifenden Fachartikeln die Komplexität der ärztlichen differenzierten Diagnostik und eines rationalen therapeutischen Prozedere beschrieben. Die Stoffsammlung wird in langfristiger Vorplanung erarbeitet und im Zusammenwirken mit anspruchsvollen Autoren, den besten ihres Fachgebietes, in einzelne Artikel umgesetzt.

Es verwundert nicht, daß den Herausgeber seit langem der Wunsch angetragen wurde, die Beiträge dieser Rubrik nach den Fragestellungen der internistischen Schwerpunkte zusammenzustellen. Für die [Kardiologie/Angiologie bzw. Gastroenterologie] haben wir hier ausgewählte Beiträge der letzten 5 Jahre zu einem Band zusammengefaßt. Alle Arbeiten sind inhaltlich durch die Autoren geprüft und ggf. aktualisiert worden. Für die Weiterbildung zum Facharzt und als Repetitorium für den Arzt in Klinik und Praxis bietet sich damit ein qualifiziertes Kompendium dieses Teilgebietes.

U.K. Lindner
H. Lydtin
K. Wilms
H.-P. Schuster

Inhalt

Pulmonale Hypertonie
D.J. Beuckelmann 1

Der Pleuraerguß
A. Reithmeier und H. Lydtin 15

Dyspnoe
F.X. Kleber 25

Schwindel
Th. Brandt 37

Zyanose
R. Oertel und N. Konietzko 47

Röntgenbefunde bei Pleuraerkrankungen
P. Uhrmeister, F.J. Ferstl und U. Blum 59

Venöser Gefäßstatus
V. Hach-Wunderle 71

Arterieller Gefäßstatus
F.A. Spengel 91

Schock
U. Janssens und P. Hanrath 101

Röntgenbefunde bei Lungenerkrankungen
P. Uhrmeister und F.J. Ferstl 119

Röntgenbefunde bei Herzerkrankungen
H. Eichstädt 135

Erstgenannte Autoren

Prof. Dr.med. Dirk J. Beuckelmann
Klinik III für Innere Medizin, Universität zu Köln
Joseph-Stelzmann-Straße 9
D-50924 Köln
Tel.: 0221-478-5059 FAX: 0221-478-3163
e-mail: Dirk.Beuckelmann@uni-koeln.de

Prof. Dr.med. Th. Brandt
Neurologische Klinik, Klinikum Großhadern
Ludwig-Maximilians-Universität
Marchioninistraße 15
D-81377 München

Univ.-Prof. Dr. Hermann Eichstädt
stv. Direktor der Klinik für Strahlenheilkunde
Universitätsklinikum Charité, Campus Virchow-Klinikum
Med. Fakultät der Humboldt-Universität zu Berlin
Augustenburger Platz 1
D-13353 Berlin
Tel.: 030-450-57022 FAX: 030-450-57608
e-mail: h-eichst@ukrv.de

Prof. Dr. Viola Hach-Wunderle
William Harvey Klinik Bad Nauheim
Abteilung Innere Medizin - Angiologie, Hämostaseologie, Rehabilitation
Am Kaiserberg 6
D-61231 Bad Nauheim
Tel.: 06032-707-545 FAX: 06032-707-449

Dr. med. Uwe Janssens
Oberarzt Medizinische Klinik I, RWTH Aachen
Pauwelsstraße 30
D-52057 Aachen
Tel.: 0241-8089-669
FAX: 0241-8888414

Prof. Dr. med. F.X. Kleber
Unfallkrankenhaus Berlin, Klinik für Innere Medizin
Rapsweg 55
D-12683 Berlin
Tel.: 030-5681-3601 FAX: 030-5681-3603

Dr. Ralf Oertel
Kieler Straße 719
D-22527 Hamburg

Dr. A. Reithmeier
Internist
Angerstraße 33
D-94227 Zwiesel
Tel.: 09922-84030 FAX: 09922-60663

Prof. Dr. med. F.A. Spengel
Ärztlicher Leiter der Klinik Feldafing
Fachklinik für Innere Medizin, Angiologie, Phlebologie
Dr. Appelhans Weg 6
D-82340 Feldafing
Tel.: 08157-28717 FAX: 08157-28718

Dr. P. Uhrmeister
Klinik für Radiologische Diagnostik
Universität Freiburg
Hugstetter Straße 55
D-79095 Freiburg

D. J. Beuckelmann • Klinik III für Innere Medizin der Universität zu Köln

Pulmonale Hypertonie

Redaktion
H. P. Schuster, Hildesheim (Schriftleitung)
H. Lydtin, Starnberg
K. Wilms, Würzburg
U. K. Lindner, Heidelberg

Wissenschaftlicher Beirat
F. Krück, Bonn
H. Stöckle, Gräfeling
E. Wetzels, Bernau
W. Wildmeister, Kempen

Die Beiträge der Rubrik „Weiterbildung" sollen dem Stand der Facharztprüfung für den Internisten ohne Schwerpunktbezeichnung entsprechen und zugleich dem niedergelassenen Facharzt als Repetitorium dienen. Die Rubrik beschränkt sich auf klinisch gesicherte Aussagen zum Thema.

Die pulmonale Hypertonie, d.h. die Erhöhung des pulmonalen Drucks in Ruhe > 20 mmHg und unter Belastung > 30 mmHg entsteht am häufigsten auf dem Boden einer chronisch-obstruktiven Bronchopneumopathie. Andere wichtige ätiologische Faktoren sind interstitielle Lungenerkrankungen, extrapulmonal bedingte hypoxämische Zustände, die primär pulmonale Hypertonie, chronische Lungenembolien und insbesondere sekundäre pulmonale Hypertonien bei erhöhtem linksventrikulärem Füllungsdruck.

Diagnostisch steht einerseits die Erkennung der Grundkrankheit, andererseits der Nachweis bzw. die Quantifizierung des pulmonalen Hypertonus im Vordergrund. Neben der Lungenfunktion ist hier insbesondere die dopplerechokardiographische Bestimmung des systolischen Druckgradienten an der insuffizienten Trikuspidalklappe wichtig.

Therapeutisch ist die lebensverlängernde Wirkung der Sauerstoff-Langzeit-Therapie bei Patienten mit chronisch-obstruktiver Bronchopneumopathie gesichert; die chronische Antikoagulation bei Patienten mit rezidivierenden Lungenembolien und primär pulmonaler Hypertonie scheint die Prognose ebenfalls zu bessern. Vasodilatantien haben in der Langzeit-Therapie enttäuscht, in Einzelfällen scheinen Kalziumantagonisten jedoch den pulmonalen Gefäßwiderstand chronisch zu senken. In terminalen Stadien steht die einseitige Lungentransplantation bzw. kombinierte Herz- und Lungentransplantation als Therapieoption in Einzelfällen zur Verfügung.

Physiologie und Pathophysiologie

Das pulmonale Gefäßbett weist eine grundsätzlich andere Physiologie der Widerstandsregulation als andere Gefäßprovinzen auf. Im Gegensatz zur hypoxisch vermittelten Vasodilatation arterieller Gefäße kommt es im Rahmen einer Hypoxie zur Vasokonstriktion der pulmonalen Gefäßstrombahn (▶ **Euler-Liljestrand Reflex**).

▶ **Euler-Liljestrand Reflex**
Im Rahmen einer Hypoxie kommt es zur Vasokonstriktion der pulmonalen Gefäßstrombahn.

Darüber hinaus wird im Gegensatz zu anderen Organen in der Lunge bei steigendem Blutfluß durch eine aktive Gefäßerweiterung der Druck in der A. pulmonalis weitgehend konstant gehalten. Neben der druckpassiven Rekrutierung der apikalen Gefäßabschnitte kann der Vasotonus des pulmonalvaskulären Systems durch ▶ **Autoregulationsmechanismen** weiter vermindert werden. Die Mediatoren dieser aktiven Vasodilatation sind wahrscheinlich vom Endothel produziertes ▶ **Stickstoffmonoxyd** (NO) sowie ▶ **Prostazyklin** (PGI II). Weitere, bisher noch nicht bekannte Mediatoren sind wahrscheinlich.

▶ **Autoregulationsmechanismen**
▶ **Stickstoffmonoxyd**
▶ **Prostazyklin**

Priv.-Doz. Dr. D. J. Beuckelmann, Klinik III für Innere Medizin der Universität zu Köln, Joseph-Stelzmann-Straße 9, D-50924 Köln

Der pulmonale Gefäßwiderstand

Der pulmonale Perfusionswiderstand ergibt sich aus dem Druckabfall über sämtliche Gefäßwiderstände der pulmonalen Gefäßbahn (arterielle, kapilläre und venöse Strecke). Er berechnet sich nach der ▶ **Formel**

$$PVR = 80 \cdot \frac{(PAP - PC)}{HZV}$$

PAP = pulmonalarterieller Mitteldruck   PC = pulmonaler kapillärer Verschlußdruck
HZV = Herzzeitvolumen

Der ▶ **Normwert** des pulmonalen Gefäßwiderstandes beträgt $70 \pm 30 \; dyn \cdot s \cdot cm^{-5}$.
Präkapillärer und postkapillärer Widerstand sind etwa gleich, während das Kapillarbett der wesentliche Volumenspeicher der pulmonalen Gefäßstrombahn ist. Aufgrund der unterschiedlichen hydrostatischen Druckverteilung in den verschiedenen Lungenabschnitten werden in der Regel die Oberfelder beider Lungen unter Ruhebedingungen nur wenig perfundiert. Erst mit einer Steigerung des pulmonalarteriellen Druckes, entweder unter Belastung oder auf dem Boden anderer Ursachen kommt es zu einer Umverteilung mit ▶ „Recruitment" der Oberfelder. Die über einen weiten Bereich große funktionelle Reserve ergibt sich aus dem Beispiel der Pneumonektomie. Nach Entfernung einer kompletten Lunge und somit Halbierung des Gefäßquerschnitts kommt es in der Regel nicht zu einem Anstieg des pulmonalarteriellen Druckes.

Definition und Schweregrad der pulmonalen Hypertonie

Die pulmonale Hypertonie ist definiert als chronische Erhöhung des pulmonalarteriellen Mitteldrucks über 20 mmHg in Ruhe und über 30 mmHg unter Belastung. Grundsätzlich lassen sich drei Schweregrade der pulmonalarteriellen Hypertonie unterscheiden.

• **Latente pulmonale Hypertonie**
Bei der latenten pulmonalen Hypertonie liegt der Mitteldruck in der A. pulmonalis im Normbereich (< 20 mmHg), steigt jedoch unter Belastung auf Werte > 30 mmHg an. Sie ist bedingt durch eine Verminderung der rekrutierbaren Gefäßabschnitte. Seltener ist eine Einschränkung der aktiven Vasodilatationsmechanismen.

• **Manifeste pulmonale Hypertonie**
Bei der manifesten pulmonalen Hypertonie ist der Pulmonalisdruck nicht nur unter Belastung sondern auch in Ruhe > 20 mmHg erhöht. Zusätzlich kommt es bei körperlicher Belastung zu einem deutlich steileren Anstieg des pulmonalen Druckes.

• **Schwere pulmonale Hypertonie**
Die schwere pulmonalarterielle Hypertonie ist dadurch gekennzeichnet, daß neben einer Erhöhung des Druckes in der A. pulmonalis das Herzzeitvolumen erniedrigt ist.

Patienten mit einer latenten pulmonalen Hypertonie haben häufig nur wenig Symptome, in der Regel klagen die Patienten lediglich bei stärkerer Belastung über eine geringgradige Dyspnoe. Wegen des schnelleren Anstiegs des pulmonalen Drucks bei der manifesten pulmonalen Hypertonie ist hier die Belastungsdyspnoe auf mittlerer Belastungsstufe charakteristisch. Patienten mit einer schweren pulmonalen Hypertonie sind in der Regel kaum noch belastbar und weisen darüber hinaus häufig die manifesten Zeichen der Rechtsherzinsuffizienz (Ödeme, gestaute Halsvenen, Leberkapselschmerz) auf.

Ätiologie der pulmonalarteriellen Hypertonie

Die ▶ **hypoxiebedingte Vasokonstriktion** ist der wichtigste Mechanismus für die Entstehung einer pulmonalarteriellen Hypertonie. Erstmals 1942 von Beyne beschrieben führt der nach Euler u. Liljestrand benannte Reflex sowohl durch eine arterielle Hypoxämie als auch durch eine alveoläre Hypoxie zu einer akuten oder chronischen Erhöhung des pulmonalvaskulären Widerstandes. Sinn dieses Reflexes ist es, die Durchblutung hypoxischer Areale, z.B. im Bereich von Atelektasen zu drosseln, um pulmonale Shuntflüsse und eine systemische Sauerstoffentsättigung des Blutes zu verhindern. Durch diesen Reflex kommt es somit zu einer Verbesserung des Ventilations-Perfusionsverhältnisses und einer Ökonomisierung des Gasaustausches. Die Mediatoren dieses Reflexes sind noch nicht geklärt, der Reflex läßt sich jedoch auch in isolierten Organen nachweisen.

Bei chronischer Hypoxämie kommt es neben der Vasokonstriktion schließlich auch zu einer ▶ **Hyperplasie der glatten Gefäßmuskulatur** sowie zu einer Zunahme des Bindegewebes. Die hierdurch bedingte weitere Einengung des Gefäßlumens wird als ▶ **„Remodeling"** bezeichnet und umfaßt die strukturellen Gefäßwandveränderungen, die schließlich zur Querschnittsverminderung und zum Elastizitätsverlust führen. Verändert sind hierbei nicht nur die glatten Gefäßmuskelzellen, vielmehr betrifft das Remodeling alle Schichten der Gefäßwand.

Die Ätiologie der pulmonalen Hypertonie läßt sich einteilen in präkapilläre, kapilläre und postkapilläre Ursachen.

Präkapilläre Ursachen
Chronisch obstruktive Bronchopneumopathie

Die häufigste Ursache der pulmonalen Hypertonie ist die chronisch-obstruktive Bronchopneumopathie (COPD). Die COPD ist keine spezifische Krankheitsentität, sondern umfaßt eine Gruppe von Erkrankungen mit obstruktiver oder restriktiver oder kombiniert obstruktiv-restriktiver Komponente. Die pulmonale Hypertonie ist die primäre kardiovaskuläre Komplikation der COPD. Neben der Bronchokonstriktion ist sie charakterisiert durch eine chronische Bronchitis und in fortgeschrittenem Stadium durch Ausbildung von Emphysemblasen.

Neben dem wichtigsten pathogenetischen Mechanismus, der ▶ **alveolären Hypoxie**, läßt sich bei der COPD eine ▶ **primär extravasale Entzündung** nachweisen. Hierdurch kommt es zur Bildung zahlreicher vasoaktiver Mediatoren die weiterhin vasokonstriktorisch wirken. Die chronisch perivasale Inflammation greift schließlich auch auf die Gefäße über, so daß es über diese Peribronchitis zu einer Perivaskulitis mit Bindegewebsvermehrung und weiterer Einengung des Gefäßlumens kommt. Ein erheblicher Anteil von Patienten mit chronisch obstruktiver Bronchopneumopathie weist wahrscheinlich aufgrund dieser perivaskulitischen Komponente eine latente pulmonale Hypertonie auf.

Lungenparenchymerkrankungen

Die pulmonale Hypertonie bei Lungenparenchym-Erkrankungen wie ▶ **Lungenfibrose**, ▶ **Sarkoidose** und ▶ **Mukoviszidose** ist ebenfalls durch die Kombination aus krankheitsbedingter Hypoxämie in Verbindung mit perivaskulärer Inflammation bedingt. Die Ausbildung einer pulmonalen Hypertonie bei Autoimmunerkrankungen ist selten. So findet sich beim ▶ **Lupus erythematodes** lediglich in 5–10% aller Patienten eine pulmonale Hypertonie. Als Ausnahme muß hier jedoch die ▶ **Sklerodermie** und das ▶ **CREST-Syndrom** genannt werden. Bei diesen Patienten ist eine pulmonale Hypertonie häufig [2,9].

Alveoläre Hypoxie

Auch eine alveoläre Hypoxie allein kann zur Ausbildung einer chronischen pulmonalen Hypertonie führen. Beispielhaft sind hier der langfristige Aufenthalt in extremen Höhenlagen oder die extrapulmonale Restriktion durch Thoraxdeformitäten bzw. Atemstörungen durch neuromuskuläre Erkrankungen zu nennen.

Lungenembolien

Eine weitere wichtige Ursache ist die Obstruktion des Lungengefäßbettes durch Lungenembolien. Die akute Lungenembolie kann in der Regel lediglich zu einem

Kleinere, rezidivierende Lungenembolien können zu einer progredienten Einengung des pulmonalen Gefäßquerschnittes führen.

▶ **Vasoaktive Mediatoren**

Nur 2% aller Patienten mit nicht vollständig lysierten Lungenembolien entwickeln eine schwere pulmonale Hypertonie.

Inzidenz: 2 Fälle/1 Mill. Einwohner/Jahr

- **Vasokonstriktion verbunden mit einem pulmonal-vaskulären Remodeling**
- **histologische Zeichen einer primär vaskulären Entzündung**

▶ **Fenfluramin**

Die kapillär verursachte pulmonale Hypertonie ist selten.

Anstieg des pulmonalen Drucks auf max. 40 mmHg führen, da der nicht adaptierte rechte Ventrikel bei größerer Drucksteigerung versagt. Kleinere, rezidivierende Lungenembolien können jedoch zu einer progredienten Einengung des pulmonalen Gefäßquerschnittes führen.

Neben dieser direkten Verminderung verfügbaren Gefäßlumens kommt es durch die Freisetzung ▶ vasoaktiver Mediatoren aus dem thrombotischen Material zur Öffnung pulmonaler Shunts und so zur Hypoxämie. Die hierdurch bedingte Vasokonstriktion (siehe oben) führt zu einer zusätzlichen Erhöhung des Gefäßwiderstandes.

Obwohl chronisch rezidivierende Lungenembolien früher als seltene Ursache einer pulmonalen Hypertonie angesehen wurden, hat die erhöhte Verfügbarkeit diagnostischer Mittel (Ventilations-, Perfusionsszintigraphie) und eine erhöhte Aufmerksamkeit zu einer häufigeren Diagnose geführt. Allerdings entwickeln lediglich 2% aller Patienten mit nicht vollständig lysierten Lungenembolien eine schwere Form der pulmonalen Hypertonie [17].

Primär pulmonale Hypertonie

Eine wichtige präkapilläre Ursache ist die seltene primär pulmonale Hypertonie. Die Inzidenz beträgt etwa 2 Erkrankungsfälle pro 1 Mill. Einwohner und Jahr. Die Lebenserwartung beträgt im Mittel unter 3 Jahren [8]. Die Auslöser der Erkrankung sind völlig unklar, es findet sich jedoch eine familiäre Häufung bei einigen Patienten.

Pathogenetisch findet sich bei dieser Erkrankung eine Vasokonstriktion verbunden mit einem pulmonal-vaskulären Remodeling. Daneben lassen sich histologische Zeichen einer primär vaskulären Entzündung nachweisen.

Ein sehr ähnliches Bild findet sich bei Patienten, die den inzwischen nicht mehr zugelassenen Appetitzügler Aminorex einnahmen. Derivate des Appetitzüglers ▶ Fenfluramin waren in einer neuen Arbeit mit über 6-facher Steigerung des Risikos zur Entwicklung einer primär pulmonalen Hypertonie assoziiert. Bei Einnahme über einen Zeitraum von mehr als 3 Monaten kam es sogar zu einem 23-fach erhöhten Risiko [1]. Tierexperimentelle Untersuchungen haben zeigen können, daß Fenfluramin, Dexfenfluramin und Aminorex repolarisierende Kaliumkanäle in glatten Muskelzellen der pulmonalen Gefäßstrombahn inhibieren und so zur pulmonalen Vasokonstriktion führen [28]. Dies führte dazu, daß die Hersteller der genannten Appetitzügler die meisten derartigen Präparate im vergangenen Jahr in den USA vom Markt zurückgezogen haben. Die Frage nach Einnahme derartiger Medikamente sollte bei Patienten mit unklarer pulmonaler Hypertonie daher niemals vergessen werden.

Kapilläre pulmonale Hypertonie

Die kapillär verursachte pulmonale Hypertonie ist selten, weil das Pulmonalbett an der Regulation des Widertandes nicht teilnimmt. Bei schwerer chronisch-obstruktiver Bronchopneumopathie mit massiver Überblähung kann der alveoläre Druckanstieg jedoch zu einer Kompression dieses Gefäßanteils führen. Ähnliche Auswirkungen hat eine längerfristige maschinelle Atmung mit erhöhtem positiv endexspiratorischem Druck (PEEP-Beatmung). Da es sich hierbei jedoch in der Regel nicht um ein chronisches Problem handelt, entwickelt sich eine chronische pulmonale Hypertonie auf diesem Boden lediglich als Rarität.

Postkapilläre pulmonale Hypertonie

Erhöhter linksventrikulärer Füllungsdrucks

Häufig und wichtig ist die postkapilläre pulmonale Hypertonie auf dem Boden eines erhöhten linksventrikulären Füllungsdrucks bzw. linksatrialen Drucks. Der linksventrikuläre Füllungsdruck addiert sich zu dem durch den pulmonalen Widerstand bedingten Druck. Somit führt jede kardiale Erkrankung mit signifikant erhöhten linksventrikulären Füllungsdrucken zur sekundären pulmonalen Hypertonie. Diese ist häufig nach Besserung der kardialen Funktionsstörung wieder reversibel.

▶ Gefäßwandremodeling

Der chronisch erhöhte Druck vor allem der postkapillären Strombahn führt jedoch auch zu einem ▶ **Gefäßwandremodeling**. Neben den durch mechanischen Streß bedingten Gefäßumbauprozessen kommt es durch Exsudation proteinreicher Flüssigkeit in das Lungeninterstitium bei chronischer Lungenstauung zur Induktion von Entzündungsprozessen im Perivaskulärraum, die schließlich zur chronischen und anatomischen Einengung des Gefäßquerschnitts und so zur Fixierung der pulmonalen Hypertonie führen.

Rezirkulationsvitien

Bei Rezirkulationsvitien (Atriumseptumdefekt, Ventrikelseptumdefekt, Ductus Botalli apertus) werden die sonst für das Recruitment zur Verfügung stehenden Gebiete der Lunge durch das erhöhte HZV bereits durchblutet. In Belastungssituationen steht somit kein zusätzlicher Gefäßquerschnitt zur Verfügung und es kommt zur Ausbildung einer latenten pulmonalen Hypertonie. Daneben treten durch die erhöhte Flußgeschwindigkeit verstärkt Scherkräfte auf, die das ▶ **Gefäßwandremodeling** zu induzieren vermögen.

▶ Gefäßwandremodeling

Dennoch ist unklar, warum manche Patienten mit großem Links-Rechts-Shunt bis in hohe Alter keine pulmonale Hypertonie entwickeln, andere bei gleichem Krankheitsbild jedoch bereits in jungen Jahren einen deutlichen Anstieg des pulmonalen Gefäßwiderstandes aufweisen. Die wichtigsten Ursachen der pulmonalen Hypertonie sind in Tabelle 1 zusammengefaßt.

Tabelle 1
Ursachen der pulmonalen Hypertonie

präkapillär:	• chronisch-obstruktive Bronchopneumopathie • interstitielle Lungenerkrankungen • extrapulmonale Hypoxie • primär pulmonale Hypertonie, Appetitzügler • Autoimmunerkrankungen, Vaskulitis • chronische Lungenembolien
kapillär:	• schwere COPD mit Alveolarüberblähung • Langzeit-PEEP-Beatmung
postkapillär:	• erhöhter LV-Füllungsdruck, erhöhter LA-Druck

Diagnostik

Klinisches Bild

Das klinische Bild ist einerseits geprägt durch die Grunderkrankung (z.B. chronisch obstruktive Bronchopneumopathie, Linksherzinsuffizienz, etc.), andererseits tritt die Symptomatik der pulmonalen Hypertonie hinzu. Die klinische Symptomatik des pulmonalen Hypertonus ist charakterisiert durch rasche Erschöpfbarkeit und verminderte Leistungsfähigkeit, Belastungsdyspnoe sowie in fortgeschrittenen Stadien Tachykardie bis hin zu Symptomen der Rechtsherzinsuffizienz. Tabelle 2 faßt die wesentlichen klinischen Symptome bei pulmonalem Hypertonus zusammen.

Das klinische Bild einerseits geprägt durch die Grunderkrankung, andererseits tritt die Symptomatik der pulmonalen Hypertonie hinzu, die bei mittlerem Schweregrad die Grundkrankheit klinisch in den Hintergrund treten läßt.

Wenn die pulmonale Hypertonie einen mittleren Schweregrad erreicht hat, dominieren die Symptome dieser Erkrankung, die Grundkrankheit tritt dann meist in den Hintergrund.

Tabelle 2
Klinische Symptomatik

- Rasche Erschöpfbarkeit, abnehmende Leistungsfähigkeit
- Belastungsdyspnoe
- Tachykardie
- Akzentuierter 2. Herzton
- Rechtsherzinsuffizienz (Ödeme, epigastrische Schmerzen, gestaute Halsvenen)

Tabelle 3
EKG-Kriterien einer rechtsventrikulären Hypertrophie

- Steil- bis Rechtstyp
- SI/ SII/ SIII-Typ
- pos. Sokolow-Index (RV1 + SV5 ≥ 1,05 mV)
- QRS ≥ 0,11 sec, OUP > 0,03 sec (V1 - V2)
- konvexbogige ST-Streckensenkung
- biphasisches bis präterminal negatives T (V1 - V3)
- P dextroatriale

OUP: oberer Umschlagspunkt

EKG

Das EKG ist eine insensitive diagnostische Methode, 50% aller Patienten mit manifester pulmonaler Hypertonie weisen ein unauffälliges Ruhe-EKG auf. In fortgeschrittenen Stadien der Rechtsherzhypertrophie kommt es jedoch zu den in Tabelle 3 zusammengefaßten typischen EKG-Kriterien einer rechtsventrikulären Hypertrophie.

Das EKG ist geeignet, im positiven Fall den Verdacht auf das Vorliegen einer pulmonalen Hypertonie zu lenken. Aufgrund der ungenügenden Sensitivität hat es für die frühzeitige Diagnose keine Bedeutung, auch der weitere Verlauf läßt sich mit Hilfe dieser Methode nicht prognostizieren. Abbildung 1 zeigt das EKG einer Patientin mit schwerer pulmonaler Hypertonie im Rahmen eines Rezirkulationsvitiums.

Das EKG ist geeignet, im positiven Fall den Verdacht auf das Vorliegen einer pulmonalen Hypertonie zu lenken.

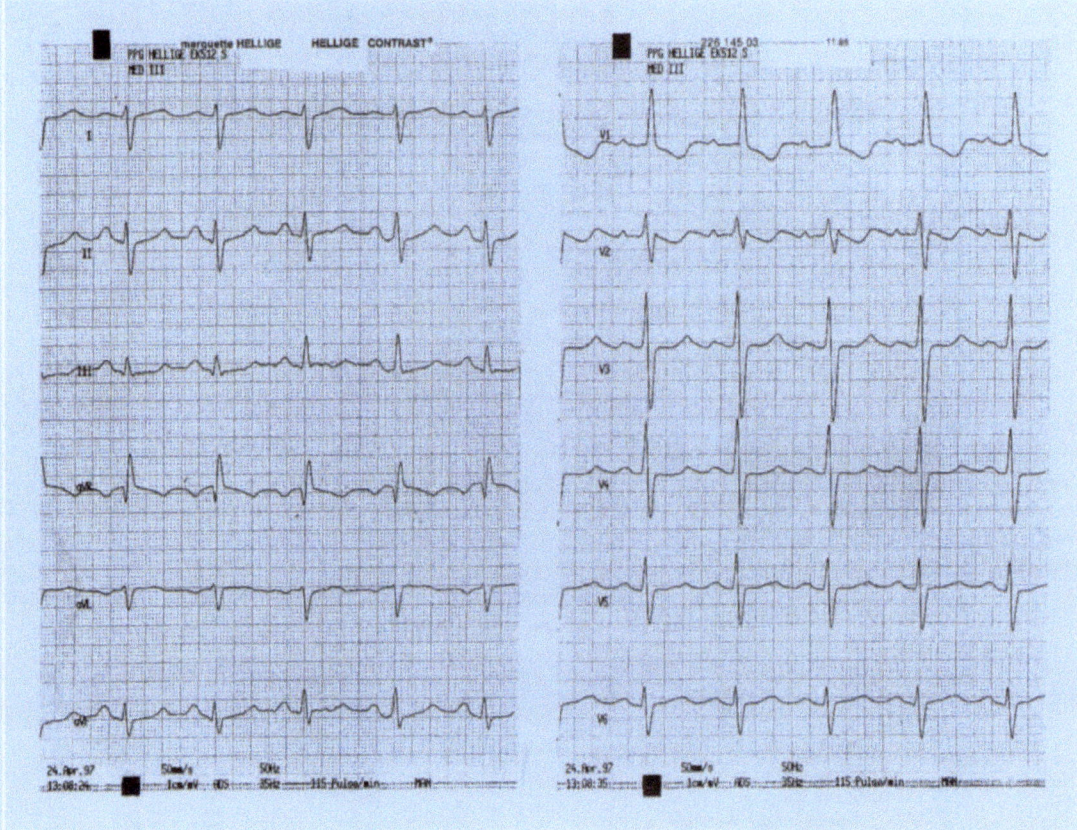

Abb. 1 ▲ **EKG bei schwerer pulmonaler Hypertonie.** Es finden sich ein Rechtstyp, positiver Sokolowindex, konvexbogige ST-Streckensenkung rechts präkordial, Verspätung der oberen Umschlagspunktes in V1 sowie ein P dextro atriale.

Röntgen-Thorax

Das typische Zeichen der pulmonalarteriellen Hypertonie in der Röntgen-Thorax-Übersichtsaufnahme ist die Vergrößerung des Durchmessers der rechts absteigenden Pulmonalarterie in Höhe des Zwischenbronchus:
- < 16 mm: Keine pulmonale Hypertonie
- 16-18 mm: Pulmonale Hypertonie möglich
- > 18 mm: Pulmonale Hypertonie wahrscheinlich.

Neben diesem Kriterium finden sich durch „Recruitment" der apikalen Gefäßprovinzen ▶ **verstärkte vaskuläre Zeichnungen in den oberen Lungenzonen**. Pleuraergüsse weisen bereits auf das Vorliegen eines dekompensierten Cor pulmonale hin.

Weitere Charakteristika der pulmonalen Hypertonie sind eine Verbreiterung der transhilären Distanz (> 13 cm) sowie Kalibersprünge verbreiteter Lungenarterien zur Peripherie hin. Amputierte Hili gelten als typisch für abgelaufene Lungenembolien (Westermark'sches Zeichen).

Echokardiographie

Echokardiographische Kriterien einer pulmonalen Hypertonie sind die im M-Mode und im 4-Kammerblick nachweisbare Dilatation des rechten Ventrikels und rechten Vorhofs. Der echokardiographischen Größenbeurteilung des rechten Ventrikels aus einzelnen Durchmessern sind wegen dessen komplexer Geometrie deutliche Grenzen gesetzt.

Standardmäßig werden die Tiefe der Ausflußbahn des rechten Ventrikels zwischen Vorderwand und Aortenwurzel sowie zwischen Vorderwand und Septum dargestellt. Beim Gesunden entspricht die Größe des präaortalen Durchmessers etwa dem Durchmesser der Aortenwurzel. Die Dicke des rechten Ventrikels kann an der Vorderwand und am Ventrikelseptum gemessen werden; eine saubere Abgrenzung der normal dicken Vorderwand (3–5 mm) ist jedoch schwierig, da häufig Störechos eine Abgrenzung unmöglich machen. Die Dicke des Ventrikelseptums kann nur dann als Zeichen einer Rechtsherzinsuffizienz interpretiert werden, wenn eine Druckbelastung des linken Ventrikels sicher ausgeschlossen ist. Die echokardiographische Bestimmung der rechtsventrikulären Auswurffraktion ist aufgrund der Asymmetrie des rechten Ventrikels nicht standardisiert.

Ausgezeichnet geeignet ist die Echokardiographie zur ▶ **Druckmessung im rechten Kreislauf**, wenn eine auch geringe Trikuspidalinsuffizienz vorliegt. Dopplerechokardiographisch läßt sich mit dem cw-Doppler oder gepulsten Doppler der Druckgradient an der Trikuspidalklappe mit sehr guter Reproduzierbarkeit bestimmen. Durch Addition des abgeschätzten rechtsatrialen Drucks anhand klinischer Parameter (z.B. gestaute Halsvenen) läßt sich der systolische Druck in der A. pulmo-

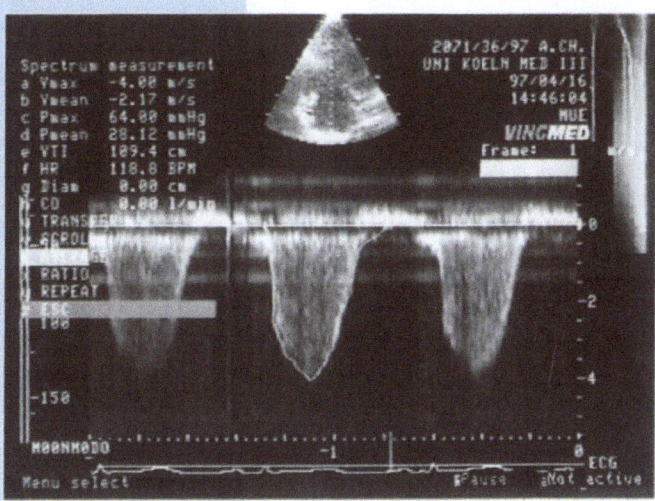

Abb. 2 ◀ **Dopplerechokardiographie der pulmonalen Hypertonie.** Nachweis einer Trikuspidalklappeninsuffizienz mittels cw-Doppler. Maximale Flußgeschwindigkeit 4,0 m/s entsprechend eines Druckgradientens von 64 mmHg an der Trikuspidalklappe. Bei deutlich gestauten Halsvenen ergibt sich ein geschätzter systolischer Druck in der A. pulmonalis von 75-80 mmHg.

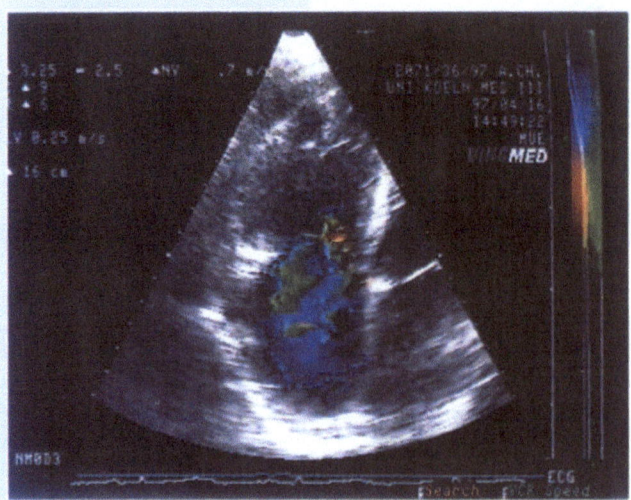

Abb. 3 ◀ Zweidimensionale Echokardiographie und Farbdopplerechokardiographie. Nachweis einer deutlichen Dilatation des rechten Ventrikels und rechten Vorhofs bei derselben Patienten wie in Abbildung 2. Nachweis einer massiven Trikuspidalinsuffizienz mit breitem Regurgitations-Jet in den rechten Vorhof, zusätzlich Nachweis eines 1 cm großen Perikardergusses vor dem rechten Ventrikel.

nalis abschätzen. Vergleichende Untersuchungen haben eine sehr gute Korrelation des so bestimmten Drucks mit invasiv gemessenen Werten ergeben. Abbildung 2 zeigt das Beispiel eines Patienten mit hochgradiger pulmonaler Hypertonie und einem Druckgradienten von 64 mmHg an der Trikuspidalklappe; zugrunde lag eine pulmonale Beteiligung bei Sklerodermie.

Ergänzend erlaubt die ▶ **Farbdopplerechokardiographie** die semiquantitative Abschätzung des Ausmaßes einer begleitenden Trikuspidalklappeninsuffizienz sowie den Größenvergleich zwischen rechten und linksseitigen Herzhöhlen. Abbildung 3 demonstriert die hochgradige Trikuspidalklappeninsuffizienz bei derselben Patienten mit schwerer pulmonaler Hypertonie wie in Abbildung 2. Sollte sich in der Dopplerechokardiographie auch bei subtiler Untersuchungsdurchführung keine Trikuspidalklappeninsuffizienz nachweisen lassen, so ist eine höhergradige pulmonale Hypertonie praktisch ausgeschlossen.

▶ **Farbdopplerechokardiographie**

Sollte sich bei subtiler Untersuchung in der Dopplerechokardiographie keine Trikuspidalklappeninsuffizienz nachweisen lassen, so ist eine höhergradige pulmonale Hypertonie praktisch ausgeschlossen.

Lungenfunktionsuntersuchung

Die Lungenfunktionsuntersuchung dient der Diagnostik und Therapiekontrolle der zugrundeliegenden Lungenerkrankung. Eine ▶ **Blutgasanalyse** erlaubt hierbei die Differenzierung zwischen einer respiratorischen Partialinsuffizienz (PO_2 erniedrigt, PCO_2 normal oder erniedrigt) und einer respiratorischen Globalinsuffizienz (PO_2 erniedrigt, PCO_2 erhöht). Die ▶ **Spirometrie** und Bodyplethysmographie geben Hinweise auf das Vorliegen einer restriktiven oder obstruktiven Ventilationsstörung. Die ▶ **Bodyplethysmographie** hilft weiterhin, ein Emphysem mit typischem keulenartig verformten Druck-Fluß-Diagramm zu diagnostizieren. Typischerweise ist bei einem Emphysem auch das Residualvolumen deutlich erhöht. Eine Einschränkung der Diffusionskapazität, gemessen als ▶ **CO-Transferfaktor**, vermag Hinweise für eine interstitielle Lungenerkrankung oder abgelaufene Lungenembolien zu geben. Die Bedeutung der Lungenfunktion liegt somit nicht in der Diagnostik und Stadieneinteilung der pulmonalen Hypertonie, sondern vielmehr in der Klassifikation und Beurteilung der pulmonalen Grunderkrankung.

▶ **Blutgasanalyse**

▶ **Spirometrie**
▶ **Bodyplethysmographie**

▶ **CO-Transferfaktor**

Lungenperfusionsszintigraphie

Die Lungenperfusionsszintigraphie dient bei fehlenden Hinweisen für eine Lungen- oder Herzerkrankung und nachgewiesener pulmonaler Hypertonie dem ▶ **Ausschluß rezidivierender, chronischer Lungenembolien**. In diesem Fall finden sich segmenttypische Perfusionsausfälle. Im Zweifelsfall ist die zusätzliche Ventilationsszintigraphie hilfreich, um minderbelüftete Areale der Lunge, die selbst zu einer Minderperfusion in diesem Bereich führen können (Euler-Liljestrand-Reflex), zu diagnostizieren. Dies ist insbesondere bei Patienten mit Emphysem, Atelektasen und chronisch obstruktiver Bronchopneumopathie der Fall.

▶ **Ausschluß rezidivierender, chronischer Lungenembolien**

Rechtsherzkatheter-Untersuchung

Die Rechtsherzkatheter-Untersuchung ist die einzige Untersuchungsmethode, mit der direkt der Druck in der A. pulmonalis sowie der pulmonale Verschlußdruck (PC-Druck) gemessen werden können. Dies kann dann wichtig sein, wenn in ▶ **Zweifelsfällen** eine Differenzierung einer primären von einer sekundären pulmonalen Hypertonie auf dem Boden eines erhöhten linksventrikulären Füllungsdrucks notwendig erscheint.

Insbesondere bei primär pulmonaler Hypertonie und chronisch rezidivierenden Lungenembolien, wenn die Lungenfunktion und das Röntgen-Thorax-Bild normal sind, vermag die Rechtsherzkatheter-Untersuchung wichtige Hinweise zu geben. Die invasive Messung erlaubt auch eine ▶ **Diagnostik einer latenten pulmonalen Hypertonie** durch die Rechtsherzkatheter-Untersuchung unter Belastung. In diesem Fall finden sich normale Drucke im rechten Kreislauf, unter einer Ergometerbelastung kommt es jedoch zu einem abnormen Anstieg des Mitteldrucks in der A. pulmonalis auf > 30 mmHg. Zeitweilige Anstiege des Pulmonalarteriendruckes können passagere hypoxische Zustände, Hypokapnien und eine respiratorische Insuffizienz begleiten. Die Diagnose einer pulmonalen Hypertonie darf in akuten Situationen somit nur sehr vorsichtig gestellt werden.

Die Rechtsherzkatheter-Untersuchung ist bei Patienten mit höheren Schweregraden einer pulmonalen Hypertonie mit einem erheblichen Risiko belastet und wegen der verfügbaren nicht-invasiven Verfahren, insbesondere der Echokardiographie nur noch in seltenen Fällen notwendig.

Die ▶ **Pulmonalisangiographie** bei pulmonaler Hypertonie ist bei V.a. chronische Lungenembolien dann indiziert, wenn eine Thrombendarteriektomie (siehe unten) erwogen wird.

Therapiekonzepte

An erster Stelle der therapeutischen Überlegungen muß die Behandlung der Grunderkrankung stehen. Hierdurch ist es häufig möglich, die pulmonale Hypertonie zu bessern, zumindest jedoch einer Verschlechterung durch den zugrundeliegenden Krankheitsprozeß entgegenzuwirken. Da die Beschwerden der Patienten jedoch erst relativ spät im Krankheitsverlauf evident werden, erscheint der Krankheitsverlauf nach Beginn der klinischen Symptomatik sehr kurz. Bei Auftreten der Zeichen einer manifesten Rechtsherzinsuffizienz ist die Lebenserwartung sehr kurz, viele Patienten sterben innerhalb eines Jahres (Ourednik und Susa, 1977).

Die erfolgreiche Behandlung der Grundkrankheit kann insbesondere bei konsequenter antiobstruktiver Therapie der chronisch-obstruktiven Bronchopneumopathie die Progredienz der Erkrankung verlangsamen. Daneben zählen zu den ursächlichen therapeutischen Maßnahmen die Behandlung interstitieller Lungenerkrankungen, z.B. mit Kortikosteroiden sowie die Antikoagulation bei rezidivierenden Lungenembolien.

Vor Einleitung einer Therapie, die die Senkung des pulmonalen Drucks zum Ziel hat, sollte eine ▶ **Reversibilitätsprüfung im Akutversuch** durchgeführt werden. Diese Prüfung dient zur Klärung der Fragen:
- liegt ein fixierter oder reversibler pulmonaler Hypertonus vor?
- führt Sauerstoff zu einer signifikanten Drucksenkung?
- führen Pharmaka zu einer signifikanten Drucksenkung?

Da die Variabilität des mittleren pulmonalarteriellen Druckes relativ groß ist und darüber hinaus eine erhebliche Atemvariabilität besteht, ist eine Prognoseabschätzung für den Einzelpatienten aus einer einzigen Messung problematisch. In Grenzbereichen, sowie bei der alleinigen latenten pulmonalen Hypertonie, sind die Streuungen noch größer, so daß hier eine derartige Testung nicht sinnvoll erscheint.

Bei guter Beschallbarkeit ist die echokardiographische Untersuchung als Screening-Methode in Zusammenhang mit der unblutigen Messung des arteriellen Blutdruckes ausreichend. Der Nachteil gegenüber einer invasiven Untersuchung ist, daß das HZV nicht mitbestimmt werden kann. Die parallele, nicht blutige Messung des arteriellen Blutdrucks erlaubt jedoch eine grobe Abschätzung darüber, ob es sich um eine Drucksenkung auf dem Boden eines erniedrigten HZV oder einer echten pulmonalen Vasodilatation handelt. In Zweifelsfällen ist jedoch angesichts der schlechten Prognose der Grunderkrankung die invasive Messung mittels Swan-Ganz-Katheter gerechtfertigt.

Sauerstofftherapie

Nach der krankheitsspezifischen Therapie steht die Beseitigung oder Besserung der Hypoxämie durch Sauerstoffgabe an zweiter Stelle. Die Gabe von Sauerstoff führt nicht nur zu einer Besserung des Befindens der Patienten, sondern vermag auch die Prognose nachhaltig zu verbessern. Die Langzeit-O_2-Therapie ist die bisher einzige therapeutische Maßnahme, bei der in kontrollierten Studien eine Senkung der Letalität bei Patienten mit chronisch-obstruktiver Bronchopneumopathie und pulmonaler Hypertonie nachgewiesen werden konnte.

Zwei große kontrollierte Studien [13, 23] konnten zeigen, daß bei Patienten mit COPD und Hypoxämie ($PO_2<50$ mmHg) die Gabe von Sauerstoff die Überlebensrate bessern kann. Die MRC-Studie demonstrierte, daß die tägliche über 15 h durchgeführte Sauerstoffgabe im Vergleich zur Kontrollgruppe zu einer Besserung der 4-Jahresüberlebensrate von 25% auf 45% führte [13]. Die NIH-Studie zur gleichen Fragestellung konnte demonstrieren, daß diesbezüglich eine 24-stündige Sauerstoffdauertherapie einen besseren Effekt, als eine 12-stündige, nur nächtliche Gabe hat. Die 2-Jahres-Überlebensraten wurden in der Dauertherapiegruppe im Vergleich zur nächtlichen Applikation von 50% auf 75% gebessert [23]. Diese Studien haben somit klar belegen können, daß in dieser Patienten-Gruppe eine O_2-Gabe über möglichst lange Zeit während des Tages und der Nacht vorteilhaft ist. Weitere Untersuchungen haben demonstrieren können, daß ein positiver Effekt insbesondere dann zu erwarten ist, wenn erst eine mittelgradige pulmonale Hypertonie (PA-Mitteldruck < 35 mmHg) vorliegt.

Wenn eine chronische O_2-Therapie erwogen wird, ist ein ▶ **Langzeittest** notwendig, in dem gezeigt werden muß, daß es durch eine derartige O_2-Supplementation nicht zu einem kritischen Anstieg des PCO_2 kommt. Angestrebt wird die Sauerstoffgabe in einer Dosierung, die einen dauerhaften Anstieg des PO_2 auf > 60 mmHg gewährleistet. Indikation und Entscheidungskriterien zur Anwendung der O_2-Langzeit-Therapie sind durch die ▶ **Empfehlung der Deutschen Gesellschaft für Pneumologie** verbindlich festgelegt worden (Petro, 1989). Diese Entscheidungskriterien sind in Tabelle 4 zusammengefaßt.

Tabelle 4
Indikation und Entscheidungskriterien zur Anwendung der O2-Langzeit-Therapie
Empfehlung der Deutschen Gesellschaft für Pneumologie

- Trotz optimierter Therapie der Grunderkrankung mehrfacher Nachweis eines $PO_2 < 50$-55 mm Hg.
- Sichere Anhebung des $PO_2 > 60$ mm Hg unter O_2-Substitution.
- Ausschluß eines bedrohlichen CO_2-Anstiegs unter Sauerstoffgabe.
- Kooperationsfähigkeit und Motivationsfähigkeit des Patienten, die O_2-Therapie mindestens 16 h täglich durchführen.

Antikoagulation

Eine chronische Antikoagulation, in der Regel mit Phenprocumon (Marcumar) ist bei ▶ **Patienten mit chronisch rezidivierenden Lungenembolien** immer indiziert.

Da die Ätiologie der primär pulmonalen Hypertonie immer noch unklar ist, stützen sich die bisherigen Behandlungskonzepte weitgehend auf die histologisch nachweisbaren Veränderungen der Lungenarterien. So finden sich in einem beträchtlichen Anteil dieser Patienten Gerinnsel der kleinen Pulmonalarterienäste (Wagenvoort, 1970; Pietra et al., 1989). Es ist unklar, ob es sich um kleine Embolien oder lokal entstandene Thrombosen handelt. Dieses war die Basis für den Einsatz der Antikoagulation bei ▶ **Patienten mit primär pulmonaler Hypertonie**. Inzwischen ließ sich nachweisen, daß durch eine derartige Antikoagulation wahrscheinlich auch die Prognose der Patienten gebessert wird [10, 21]. Allerdings handelt es sich hierbei nicht um prospektive und kontrollierte Studien. Dennoch sollte bei Patienten mit primär pulmonaler Hypertonie mangels anderer langfristiger Therapieoptionen eine Antikoagulation immer durchgeführt werden.

Vasodilatantien

Die theoretischen Überlegungen zur Behandlung der pulmonalen Hypertonie mit Vasodilatantien haben die Erwartungen nicht erfüllt. Das Anforderungsprofil an einen Vasodilatator zur Behandlung der pulmonalen Hypertonie umfaßt eine möglichst selektive vasodilatatorische Wirkung an den Pulmonalarterienästen, geringe Wirkungen am systemischen Gefäßsystem sowie anhaltende Wirksamkeit in der Langzeit-Therapie. Umfangreiche Untersuchungen wurden mit Kalziumantagonisten (Nifedipin, Diltiazem, Verapamil), ACE-Hemmern, direkten Vasodilatantien (Hydralazin, Nitrate), Alpha-Blockern (Prazosin, Phentolamin), Beta II-Sympathomimetika (Salbutamol, Tirbutorol) durchgeführt. Häufig findet sich eine effiziente und signifikante Pulmonalarteriendrucksenkung insbesondere unter Therapie mit Kalziumantagonisten bei der akuten Testung. Gleichzeitig wird jedoch der systemische Gefäßwiderstand ebenfalls gesenkt.

Rich et al. [21] konnten in einem Kollektiv von Patienten mit primär pulmonaler Hypertonie bei 26% einen signifikanten hämodynamischen Effekt einer Therapie mit hochdosierten Kalziumantagonisten im Akutversuch nachweisen. Diesen Patienten zeigten unter fortgesetzter Behandlung mit Kalziumantagonisten ein deutlich besseres Überleben als die Patienten, die auf die Therapie im Akutversuch nicht angesprochen hatten. Allerdings handelt es sich hierbei nicht um eine prospektive und kontrollierte Studie. Ob die Behandlungseffekte allein auf die Vasodilatation oder möglicherweise auf das Gefäßwand-Remodeling zurückzuführen sind, ist z.Zt. noch nicht klar [7]. Zusammengefaßt ist es somit sinnvoll, bei Patienten mit pulmonaler Hypertonie den Effekt einer ▶ **Kalziumantagonisten-Therapie** zu überprüfen.

Prostazyklin und Prostazyklin-Derivate

Kürzlich wurden die Ergebnisse einer prospektiven und randomisierten Studie an 81 Patienten mit pulmonaler Hypertonie publiziert [4] wobei die Hälfte der Patienten zusätzlich zur konventionellen Behandlung eine Prostazyklin-Dauertherapie erhielt. Es zeigte sich, daß über einen Zeitraum von 12 Wochen die Gruppe der Patienten, die zusätzlich die ▶ **Prostazyklin-Infusion** bekamen, eine signifikant bessere Prognose aufwiesen. Diese positiven Ergebnisse wurden bereits nach einer offenen, multizentrischen Studie erwartet, in der sich eine deutliche und anhaltende Besserung der Hämodynamik nachweisen ließ [3]. Inzwischen liegen die Ergebnisse der längerfristigen Kontrolle dieser Patienten vor. Die Langzeit-Infusion mit Prostazyclin über im Durchschnitt 16 Monate führte zu einer Besserung der Symptomatik bei 26 von 27 Patienten und einer Abnahme des pulmonalen Widerstandes um 53% [26]. Erste kasuistische Berichte liegen bereits über ein orales Prostazyclin-Analogen (PGI II, Beraprost) mit ebenfalls deutlicher Erniedrigung des pulmonalen Gefäßwiderstandes bei primär pulmonaler Hypertonie vor [25]. Vollkommen ungefährlich ist diese Therapie jedoch nicht, immer wieder wird über Nebenwirkungen bis hin zum Lungenödem und Tod nach Prostazyclin-Infusionen berichtet [27].

Ein neuerer therapeutischer Ansatzpunkt ist die ▶ **Inhalation von Prostazyklin** oder seines stabilen Derivates Iloprost, um durch den inhalativen Applikationsweg eine selektive Vasodilatation der Pulmonalisstrombahn zu erreichen. Erste Erfahrungen mit dieser Therapie zeigten eine Verminderung des pulmonalarteriellen Druckes sowie eine Abnahme des pulmonalen Gefäßwiderstandes bei Anstieg des HZV [14].

Andere Therapieformen

Diuretika haben in der Therapie der pulmonalen Hypertonie keinen Platz. Lediglich bei dekompensiertem Cor pulmonale mit Flüssigkeitsretention ist die Gabe von Diuretika selbstverständlich indiziert.

Über Einzelfälle einer positiven Beeinflussung der klinischen Symptomatik durch Aderlässe bei Patienten mit chronisch-obstruktiver Bronchopneumopathie und pulmonaler Hypertonie wurde immer wieder berichtet, kontrollierte Studien liegen hierzu nicht vor. Darüber hinaus sinkt der Hämatokrit unter einer kontinuierlichen Sauerstoff-Therapie selbstständig ab.

Weitere therapeutische Ansatzpunkte sind möglicherweise aus der Entwicklung von ▶ **Leukotrien-Antagonisten** zu erwarten.

Chirurgische Therapiemaßnahmen

Die ▶ **elektive pulmonale Embolektomie und Endarteriektomie** chronischer, nicht lysierter pulmonaler Thrombembolien hat eine wesentlich geringere Letalität als die ▶ **akute Thrombembolektomie** im Rahmen einer fulminanten Lungenembolie. Diese Operation wird an wenigen spezialisierten Zentren in der Welt mit gutem Erfolg durchgeführt. Hierbei werden in der Regel große Mengen organisierter Thromben aus den zentralen und peripheren Abschnitten der A. pulmonalis einschließlich der inneren Gefäßschichten entfernt. Im Erfolgsfall kommt es zu einer dramatischen Besserung der Symptome und deutlicher Senkung des pulmonalarteriellen Drucks. Diese frühe Reduktion der Pulmonalisdrucke scheint nach bisherigen Untersuchungen dauerhaft anzuhalten. ▶ **Indiziert** ist diese Maßnahme bei Patienten mit nachgewiesenen abgelaufenen Lungenembolien, insuffizienter Lyse und progredienter Verschlechterung der Symptomatik, bei denen die pulmonale Hypertonie nicht auf eine O_2-Gabe oder medikamentöse Therapie anspricht.

Lungentransplantation

Als ▶ **Indikation** für eine Lungentransplantation bei Patienten mit pulmonaler Hypertonie gilt eine fortgeschrittene Erkrankung mit einer durchschnittlichen Lebenserwartung von nicht mehr als 12 Monaten bei fehlender Ansprechbarkeit auf andere Therapiemaßnahmen. Infrage kommen hier die ▶ **einseitige Lungentransplantation** und die kombinierte Herz-Lungen-Transplantation. In früheren Jahren wurde der ▶ **Herz-Lungen-Transplantation** bei chronischem Cor pulmonale auf dem Boden

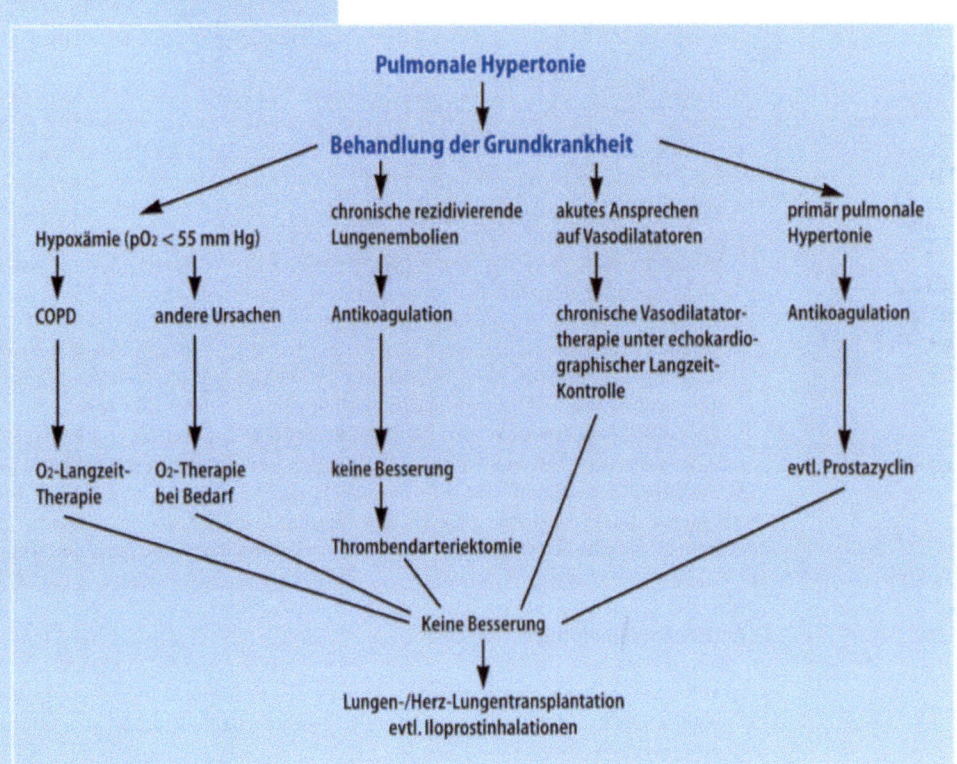

Abb. 4. ◀ Schema der therapeutischen Möglichkeiten bei pulmonaler Hypertonie.

einer pulmonalen Hypertonie im Endstadium Vorrang eingeräumt. Wegen des Mangels an Spenderorganen kann dieser Eingriff jedoch nur sehr selten durchgeführt werden.

Die Zurückhaltung in vergangenen Jahren bezüglich einer einseitigen Lungentransplantation bei pulmonaler Hypertonie bei chronischem Cor pulmonale fußte auf dem Phänomen des Hyperperfusionsschadens der transplantierten Lunge. Als Ursache dieses Phänomens wird u.a. angenommen, daß der überwiegende Teil des HZV unmittelbar postoperativ durch die transplantierte Lunge zirkuliert und es hierdurch einerseits zu einem Lungenödem, andererseits zu einem Ventilations-Perfusions-mismatch kommt. Die perioperative Betreuung dieser Patienten nach einseitiger Lungentransplantation ist daher ganz besonders kritisch. Das „Registry of the International Society for Heart and Lung Transplantation" wies in seinen veröffentlichten Daten jedoch nach, daß 14% aller Patienten, die einer einseitigen Lungentransplantation unterzogen wurden, das Organ wegen einer primär pulmonalen Hypertonie erhielten. Für die Differentialindikation zwischen einer kombinierten Herz-Lungen-Transplantation oder einer einseitigen Lungentransplantation wird somit vor allem die Frage entscheidend sein, ob die pulmonale Hypertonie oder das Lungenversagen auf dem Boden der Grundkrankheit im Vordergrund steht.

Die therapeutischen Optionen insgesamt faßt Abbildung 4 zusammen.

Fragen und Antworten zur Erfolgskontrolle

1. Wann spricht man von einer pulmonaler Hypertonie?

Man unterscheidet 3 Stadien der pulmonalen Hypertonie:
Latente pulmonale Hypertonie: Mitteldruck in der A. pulmonalis in Ruhe unter 20 mmHg, bei Belastung > 30 mmHg
Manifeste pulmonale Hypertonie: Ruhedruck > 20 mmHg
Schwere pulmonale Hypertonie: Zusätzliche Erniedrigung des Herzzeitvolumens und Zeichen der Rechtsherzinsuffizienz.

2. Welche sind die wichtigsten pathophysiologischen Mechanismen bei der pulmonalen Hypertonie?

- chronische Hypoxämie mit Vasokonstriktion
- Gefäßwandremodeling
- extravasale Entzündung

3. Welche sind die häufigsten Ursachen der pulmonalen Hypertonie?

- chronisch obstruktive Bronchopneumopathie
- Erhöhung des linksventrikulären und linksatrialen Füllungsdrucks
- interstitielle Lungenerkrankungen
- extrapulmonal bedingte Hypoxie (Thorax-Deformitäten, Atemstörungen bei neuromuskulären Erkrankungen)

4. Welches ist die wichtigste diagnostische Methode zur Diagnostik und Quantifizierung der pulmonalen Hypertonie?

Dopplerechokardiographie mit Messung des Druckgradienten an der insuffizienten Trikuspidalklappe.

5. Welche Therapiekonzepte führen zu einer Besserung der Prognose?

- Sauerstoff-Langzeittherapie bei chronisch obstruktiver Bronchopneumopathie
- Antikoagulation bei chronisch rezidivierenden Lungenembolien und primär pulmonaler Hypertonie
- Prostazyklin-Infusion bei primär pulmonaler Hypertonie

6. Welche chirurgische Therapiemaßnahme ist bei pulmonaler Hypertonie sinnvoll?

Die pulmonale Embolektomie und Endarteriektomie bei persistierenden Gefäßverschlüssen im Rahmen chronischer Lungenembolien.

7. Wann ist die Lungentransplantation indiziert?

Fortgeschrittene Erkrankungen mit einer durchschnittlichen Lebenserwartung von nicht mehr als 12 Monaten und fehlendem Ansprechen auf andere Therapiemaßnahmen.

Literatur

1. L Abenhaim, Y Moride, F Brenot, St Rich, J Benichou, X Kurz, T Higenbrottam, C Oakley, E Wouters, M Aubie, G Simonneau, B Begaud (1996): **Appetite-Suppressant Drugs and the risk of primary pulmonary hypertension.** N Engl J Med 335: 6o9-616
2. R A Asherson, M A Khammashta, J Ordi-Ros (1989) **The primary antiphospholipid syndrome: major clinical and serologigcal features.** Medicine (Baltimore) 68: 366-374
3. R J Barst, L J Rubin, M D McGoon, E J Caldwell, W A Long, P S Levy (1994) **Survival in Primary Pulmonary Hypertension with Long-Term continuous Intravenous Prostacyclin.** Ann Intern med 121: 409-415
4. R J Barst, L.J. Rubin, W A Long (1196) **A comparison of continuous intravenous epoprostenol (prostacyclin) with conventional therapy for primary pulmonary hypertension.** N Engl J Med 334: 296-30l
5. J Beyne J (1942) **Influence de l`anoxemie sur la grande circulation et sur la circulation pulonaire.** CR Soc Biol 136: 399-400
6. T Burke-Wolin, M S Wolin (1989): **H_2O_2 and cGMP may function as an O_2 sensor in the pulmonary artery.** Appl Physiol 66: 167-17o
7. A Y Butt, T W Higenbottam, G Cremona, M Takao, C Glanville, A MacMahon (1993) **Lack of acute pulmonary vasodilatation does not preclude successful clinical response to prostacyclin (Pg12) in severe pulmonary hypertension (Abs).** Br. Heart J p 77
8. G A D`Alonzo, R J Barst, S M Ayres et al (1991) **Survival in patients with primary pulmonary hypertension: results from a National Prospective Registry.** Ann Intern Med 115: 343-349
9. B F Dickey, A R Myers (1988) **Pulmonary manifestations of collagen-vascular diseases.** In: Fishman AP (ed) Pulmonary diseases and disorders. New York, Mc Graw-Hill, Vol. 2, Part 6: 645-663
10. V Fuster, P M Steele, W D Edwards, B J Gersh, M D McGoon, R L Frye (1984) **Primary pulmonary hypertension: natural history and the importance of thrombosis.** Circulation 7o/4: 58o-587
11. W Long, L J Rubin, R Barst, S Rich, D Badesch et al (1993) **Randomized trial of conventional therapy alone vs conventional therapie + continuous infusions of prostacyclin in primary pulmonary hypertension: a 12 week study (abstract).** Am Rev Respir Dis 147: A538
12. K M Moser, W R Auger, P F Fedullo (1990) **Chronic major-vessel thromboembolic pulmonary hypertension.** Circulation 81: 1735-1743
13. Nocturnal Oxygen Therapy Trial Group (1980) **Continuous or nocturnal oxygen thrapy in hypoxemic chrinic obstructive lung disease: a clinical trial.** Ann Intern Med 93(3): 391-398
14. H Olschewski, D Walmrath, R Schermuly, A Ghofrani, F Grimminger, W Seeger (1996) **Aerosolized Prostacyclin and Iloprost in Severe Pulmonary Hypertension.** Ann Intern Med 124: 820-824
15. C H Orchard, R S de Leon, M K Sykes (1983) **The relationship between hypoxic pulmonary vasoconstriction and arterial oxygen tension in intect dog.** J Physiol 338: 61-74
16. A Ourednik, Z Susa (1977) **Prognose von Patienten mit pulmonaler Hypertension bei chronisch obstruktiven Lungenerkrankungen.** Atemwegs Lungenkrankh 4: 124
17. J A Parrakos, S J Aldestein, Re Smith, R D Rickmann, W Grossman, L Dexter, J E Dalen (1973) **Late prognosis of acute pulmonary embolism.** N Engl J Med 289: 55-58
18. W Petro (1998) **Sauerstoff-Langzeittherapie.** Thieme, Stuttgart, New York
19. G G Pietra, W D Edwards, J M Kay, S Rich, J T Kernis et al (1989) **Histopathology of primary pulmonary hypertension.** A qualitative and quantitative study of pulmonary blood vessels from 58 patients in the National Heart, Blood and Lung Institute, Primary Pulmonary Hypertension Registry. Circulation 8o:1198-12o6
20. B A Reitz, J I Wallwork, S A Hunt, J I Pennock, M E Billingham, P E Oyer et al (1982) **Heart-lung transplantation.** N Engl J Med 306: 557-564
21. S Rich, D R Dantzker, S M Ayres, et al (1987) **Primary pulmonary hypertension: a national prospective study.** Ann Intern Med 107: 216-223
22. S Rich, E Kaufmann, P S Levy (1992) **The effect of high doses of calcium-channel blockers on survival in primary pulmonary hypertension.** N Engl J Med 327: 76-81
23. S C Stuart-Harris, D C Flenley, J M Bishof, et al (1981) **Long term domiciliary oxygen therapy in chronic hypoxic cor pulmonale complicating chronic bronchitis and emphysema: report of the Medical Research Council Working Party.** Lancet 1(8222): 681-686
24. C A Wagenvoort, N Wagenvoort (1970) **Primary pulmonary hypertension: A pathologic study of the lung vessels in 156 clinically diagnosed cases.** Circulation 42: 1163-1183
25. Hashida H, Hamada M, Shigematsu Y, Ikeda S, Kuwahara T, Kawakami H, Hara Y, Kodama K, Kohara K, Hiwada K (1998) **Beneficial hemodynamic effects of oral prostacyclin (PGI2) analogue, beraprost sodium, on a patient with primary pulmonary hypertension – a case report.** Angiology 49(2):161-164
26. McLaughlin VV, Genthner DE, Panella MM, Rich S (1998) **Reduction in pulmonary vascular resistance with long-term epoprostenol (prostacyclin) therapy in primary pulmonary hypertension (see comments).** N Engl J Med 29;338(5):273-277
27. Palmer SM, Robinson LJ, Wang A, Gossage JR, Bashore T, Tapson VF (1998) **Massive pulmonary edema and death after prostacyclin infusion in a patient with pulmonary venoocclusive disease.** Chest 113(1):237-240
28. Weir EK, Reeve HL, Huang JM, Michelakis E, Nelson DP, Hampl V, Archer SL (1996) **Anorexic agents aminorex, fenfluramine and dexfenfluramine inhibit potassium current in rat pulmonary vascular smooth muscle and cause pulmonary vasoconstriction.** Circulation 94(9):2216-2220

Der innovative ADP-Antagonist von Bristol-Myers Squibb.

neu

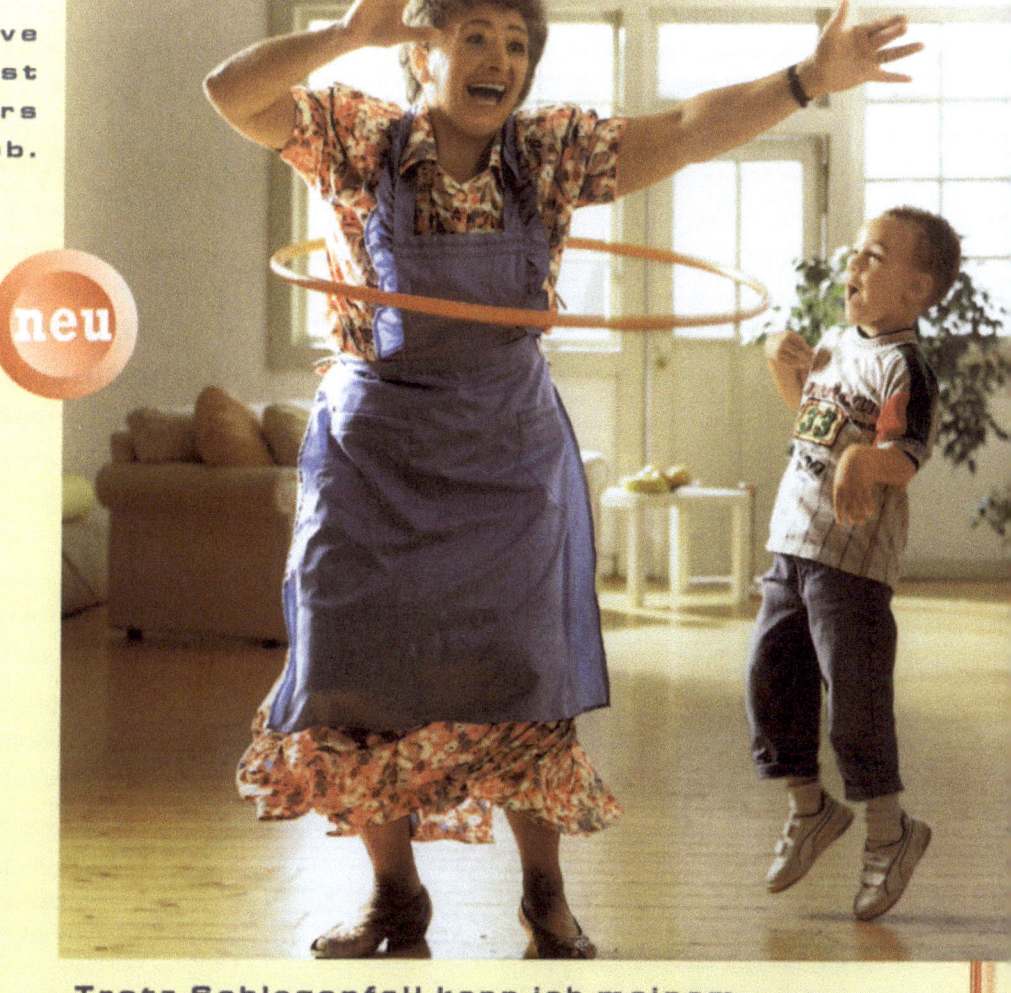

„Trotz Schlaganfall kann ich meinem Enkel noch die Schau stehlen."

Kraftvoller Schutz für Herz und Gehirn.

Bei Patienten nach Herzinfarkt, Schlaganfall oder mit pAVK[1]: Iscover® kann jedes dritte atherothrombotische Ereignis (z.B. Herzinfarkt, Schlaganfall) verhindern[2]. Die neue Chance: Iscover®

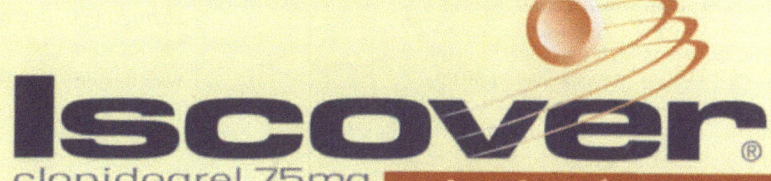

Iscover®
clopidogrel 75mg

Mehr Schutz für Herz und Gehirn.

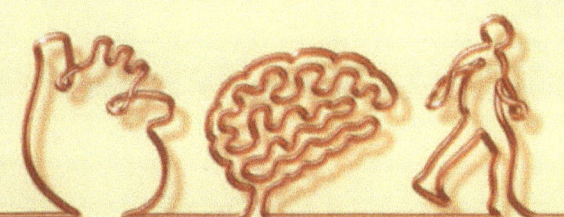

1) siehe Basisinformation
2) CAPRIE, Lancet 1996; 348: 1329 - 1339

Iscover® 75 mg Filmtabletten; Wirkstoff: Clopidogrelhydrogensulfat. **Zusammensetzung:** Arzneilich wirksamer Bestandteil: 1 Filmtablette Iscover® 75 mg enthält: 97,875 mg Clopidogrelhydrogensulfat (entspr. 75 mg Clopidogrel). Sonstige Bestandteile: Lactose, Maisquellstärke, Macrogol 6000, mikrokristalline Cellulose, hydriertes Rizinusöl, Hypromellose, Carnaubawachs, Titandioxid (E 171), Eisenoxid (E 172). **Anwendungsgebiete:** Reduzierung atherosklerotischer Ereignisse (Herzinfarkt, Schlaganfall, vaskulär bedingter Tod) bei Patienten mit anamnestisch bekannter symptomatischer Atherosklerose, definiert durch ischämischen Schlaganfall (7 Tage bis 6 Monate zurückliegend), Herzinfarkt (wenige Tage bis 35 Tage zurückliegend) oder nachgewiesene periphere arterielle Verschlußkrankheit. **Gegenanzeigen:** Überempfindlichkeit gegen Clopidogrelhydrogensulfat oder andere Bestandteile der Filmtablette. Schwere Leberfunktionsstörungen. Akute pathologische Blutung, wie bei Magen-Darm-Geschwüren oder intrakraniellen Blutungen. Schwangerschaft (mangels entspr. Daten), Stillzeit. **Relative Gegenanzeigen:** Bei Patienten mit akutem Herzinfarkt sollte die Therapie nicht innerhalb der ersten Tage nach akutem Herzinfarkt begonnen werden. Instabile Angina, PTCA (Stent-Implantation), aorto-koronarer Venen-Bypass, akuter ischämischer Schlaganfall (weniger als 7 Tage zurückliegend). Bei Pat. mit erhöhtem Blutungsrisiko infolge von Operationen, Verletzungen oder anderen pathologischen Zuständen. Wegen verlängerter Blutungszeit vorsichtige Anwendung bei Pat. mit Läsionen (insbesondere gastrointestinale und intraokulare Blutungen). Vorsichtige Anwendung bei Nieren- und Leberfunktionsstörungen mit hämorrhagischer Diathese (begrenzte therapeutische Erfahrung). **Nebenwirkungen:** Gelegentlich Blutungen: gastrointestinale Blutungen, Purpura / blaue Flecken / Blutergüsse, Nasenbluten, Hämatome, Hämaturie, Augenblutungen (vor allem Bindehaut); in Einzelfällen intrakranielle Blutungen. Sehr selten schwere Neutropenie, ein Fall von aplastischer Anämie, selten schwere Thrombozytopenie. Gastrointestinale Nebenwirkungen, z.B. Bauchschmerzen, Dyspepsie, Diarrhoe und Übelkeit wurden am häufigsten berichtet, weniger häufig Obstipation, Zahnbeschwerden, Erbrechen, Blähungen, Gastritis. Gelegentlich waren die genannten gastrointestinalen Nebenwirkungen schwerwiegend. In Einzelfällen Magen- oder Duodenalulzera. Gelegentlich Hautausschlag, Pruritus. Häufig Kopfschmerzen, Benommenheit, Schwindel und Parästhesien. Gelegentlich Leber- und Gallestörungen. **Hinweise:** Clopidogrel ist 7 Tage vor operativem Eingriff abzusetzen, wenn keine Thrombozytenaggregationshemmung gewünscht ist. Rasche Normalisierung der Blutungszeit durch Plättchentransfusion möglich. **Dosierung:** Erw. und ältere Pat. erhalten tägl. 1 Filmtablette unabhängig von den Mahlzeiten. Bei Kindern und Jugendl. < 18 Jahre Sicherheit und Wirksamkeit nicht untersucht. **Wechselwirkungen sowie weitere Hinweise:** siehe Gebrauchs- und Fachinformation. **Handelsformen:** Iscover® 75 mg: 28 Tabl. (N2); 84 Tabl. (N3), Klinikpackung. **Verschreibungspflichtig.** Bristol-Myers Squibb Pharma EEIG, Swakeleys House, Milton Road, Ickenham UB10 8PU, Großbritannien. Für Informationen zu diesem Arzneimittel wenden Sie sich bitte an den lokalen Vertreter des Zulassungsinhabers: Bristol-Myers Squibb GmbH, Volkartstr. 83, 80636 München. Stand der Information: Juli 1998.

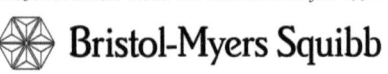

Schriftenreihe Medizinrecht

A. Wienke, H.-D. Lippert, W. Eisenmenger (Hrsg.)

Die ärztliche Berufsausübung in den Grenzen der Qualitätssicherung

1998. XIV, 181 S. 6 Abb., 1 Tab. Brosch. **DM 128,-**; öS 935,-; sFr 116,50 ISBN 3-540-64396-6

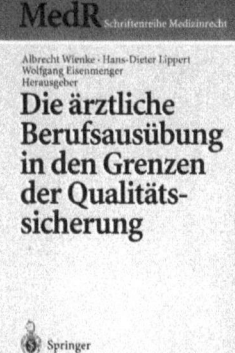

Der Gesetzgeber und die ärztlichen Selbstverwaltungsorgane haben in jüngster Zeit die Anforderungen an die ärztlichen Qualitätssicherungsmaßnahmen verschärft. Eine Vielzahl medizinisch-wissenschaftlicher Fachgesellschaften hat Leitlinien vorgelegt und so einen Beitrag zur Qualitätssicherung geleistet.
Viele Mediziner fühlen sich dadurch in ihrer ärztlichen Berufsausübung beschränkt und beklagen eine Überreglementierung, die nicht der Sicherung der ärztlichen Qualität, sondern vornehmlich der Kontrolle medizinischer Leistungen diene. Die Deutsche Gesellschaft für Medizinrecht (DGMR) e.V. hat sich dieses medizinrechtlichen Spannungsfeldes angenommen und Empfehlungen erarbeitet, die sich vorrangig an die Organe der ärztlichen Selbstverwaltung im Gesundheitswesen und an den Gesetzgeber richten.

S. Hauberichs

Haftung für neues Leben im deutschen und englischen Recht

Eine Darstellung am Beispiel der unerwünschten Geburt eines gesunden Kindes.

1998. XXV, 327 S. Brosch. **DM 148,-**; öS 1081,-; sFr 135,- ISBN 3-540-64309-5

Am Beispiel der unerwünschten Geburt eines gesunden Kindes wird untersucht, ob, wann und in welchem Umfang Ärzte und Krankenhausträger den Eltern wegen durchkreuzter Familienplanung haften. Hierfür wählte die Autorin die rechtsvergleichende Methode. Besondere Berücksichtigung finden die medizinischen Grundlagen von Sterilisation und Schwangerschaftsabbruch als den beiden wichtigsten Eingriffen in der forensischen Praxis.

Springer

Preisänderungen vorbehalten (auch bei Irrtümern) · d&p.5211.MNT/V/2h

Springer-Verlag · Postfach 31 13 40 · D-10643 Berlin
Tel.: 030 / 82 787 - 232 · http://www.springer.de

WEITERBILDUNG

Der Pleuraerguß

A. Reithmeier und H. Lydtin
Medizinische Klinik, Krankenhaus des Landkreises Starnberg, Akademisches Lehrkrankenhaus der Ludwig-Maximilian-Universität München

Die Beiträge der Rubrik „Weiterbildung" sollen dem Stand des zur Facharztprüfung für den Internisten ohne Schwerpunktbezeichnung notwendigen Wissens entsprechen und zugleich dem niedergelassenen Facharzt als Repetitorium dienen. Die Rubrik beschränkt sich auf klinisch gesicherte Aussagen zum Thema.

Physiologie

▶ Normale Pleuraflüssigkeit ca. 20-30 ml

Eine geringe seröse Flüssigkeitsmenge von ca. ▶ 20 bis 30 ml zwischen parietaler und viszeraler Pleura ermöglicht als Gleitschicht bei den Atemexkursionen die Bewegung der Lunge gegen Thorax, Zwerchfell sowie Mediastinum und somit eine gleichmäßige Belüftung. Die elastischen Retraktionskräfte der Lunge bewirken einen Unterdruck im Pleuraspalt, annähernd gleich dem intrathorakalen Druck, der je nach Ort und Atemexkursion variiert und entweder direkt oder indirekt im Ösophagus gemessen werden kann.

Unterdruck im Pleuraspalt

Pathologie

Erkrankungen, welche die Pleura in Mitleidenschaft ziehen, können zu einer Entzündung mit sekundärer Verklebung, zu einer Gewebszunahme und/oder einer Flüssigkeitsvermehrung im Pleuraspalt führen. Diese sammelt sich der Schwerkraft und dem intrapulmonalen Druck entsprechend in den costophrenischen Winkeln, kann jedoch auch nur subpulmonal, interlobär oder abgekapselt sein. Dadurch können ein Zwerchfellhochstand oder ein pulmonaler bzw. pleuraler Tumor (▶ Pseudotumor) vorgetäuscht werden. Je nach Ausmaß und Lage wird die Belüftung der Lunge behindert und Lungengewebe komprimiert (restriktive Lungenfunktionseinschränkung).

Pleuraerguß:
- *costophren. Winkel*
- *subpulmonal*
- *interlobär*
- *abgekapselt*

Ein Pleuraerguß führt zu einer restriktiven Lungenfunktionseinschränkung

▶ „Pseudotumor"

Ätiologie

Die Pleuraflüssigkeit wird von der Pleura parietalis produziert, kann aber auch aus den interstitiellen Spalten der Lunge über die Pleura visceralis oder durch feine Verbindungen über das Zwerchfell aus dem Bauchraum in den Pleuraspalt gelangen. Wird die ▶ Resorptionskapazität des Lymphsystems der Pleura parietalis und visceralis [2] überstiegen (20mal höher als die normale Produktionsrate), entsteht ein Erguß.

▶ Resorptionskapazität 20 mal größer als normale Produktionsrate

Der Pleuraerguß stellte eine relativ einförmige Reaktion des Organs „Pleura" auf verschiedene Erkrankungen (Tabelle 1) dar.

Prinzipiell zu unterscheiden ist der ▶ transsudative Erguß, bedingt durch eine Störung des Gleichgewichts zwischen Bildung und Re-

▶ Transsudat: Störung zwischen Bildung und Resorption bei normaler Pleura

Dr. A. Reithmeier, Medizinische Klinik, Krankenhaus des Landkreises Starnberg, Oßwaldstraße 1, D-82319 Starnberg

Tabelle 1
Differentialdiagnosen des Pleuraergusses

Transsudativer Pleuraerguß	Exsudativer Pleuraerguß	
Dekompensierte Herzinsuffizienz Perikarderkrankungen Leberzirrhose Nephrotisches Syndrom Peritonealdialyse Vena cava superior-Syndrom Myxödem Lungenembolien	Neoplasie • Metastasen • Pleuramesotheliom Infektionen • Bakterien, Viren, Pilze • Tuberkulose • Parasiten • Amöben Lungenembolien Gastrointestinale Erkrankungen • Ösophagusperforation • Pankreatitis, Pankreaskarzinom • intraabdomineller Abszeß • Zwerchfellhernie • Nach Bauchoperationen • Ösophagusvarizen-Sklerosierung • Morbus Whipple Kollagenosen-Vaskulitis • Rheumatoide Arthritis, • Systemischer Lupus erythematodes • Sjögren-Syndrom • Wegenersche Granulomatose • Churg-Strauss-Syndrom	Postkardiotomie-Syndrom Familiäres Mittelmeerfieber Asbestexposition Sarkoidose Urämie Meigs-Syndrom Yellow nail Syndrom Medikamenten induziert: • Nitrofurantoin • Dantrolene • Methysergid, • Bromocriptin • Procarbazine • Amiodarone Strahlentherapie Stromunfall Harnwegsobstruktion Iatrogene Verletzung Hämatothorax Chylothorax

▶ **Exsudat: erhöhte Kapillarpermeabilität bei Entzündung, Tumor oder Lymphabflußstörung**

sorption von Pleuraflüssigkeit bei sonst normaler Pleura, vom ▶exsudativen Erguß infolge entzündlicher oder tumoröser Erkrankungen mit erhöhter Kapillarpermeabilität und Austritt von Eiweiß mit Fibrinogen oder infolge Lymphabflußstörung (Tabelle 2). Weitere Merkmale sind der Zell- und/oder Fettgehalt (lymphozytär, granulozytär, blutig, chylös) sowie das Vorkommen bestimmter Serumparameter (z.B. Amylase) (Abb.2). Bei der komplexen Differentialdiagnose erfolgt die Zuordnung zu einer bestimmten Krankheit schrittweise unter Wertung der Anamnese und der klinischen Befundkonstellation. So sprechen z.B. Fieber und atemabhängige Thoraxschmerzen für eine Pleuritis mit nachfolgender Ergußbildung, höheres Alter mit vorangegangener Tumorkrankheit und Gewichtsabnahme für eine maligne Ursache. Ein niedriges Serumalbumin mit erhöhten Blutfettwerten sowie eine vorausgegangene Systemkrankheit sind Indizien für eine Schrankenstörung im Rahmen eines nephrotischen Syndroms.

Ergußqualität:
• *lymphozytär*
• *granulozytär*
• *blutig*
• *chylös*

Wichtig: Anamnese und klinischer Befund

Nachweis

Uhrmeister hat in der gleichen Zeitschrift vor kurzem die radiologischen Merkmale des Pleuraergusses beschrieben [4]. Hervorzuheben ist der hohe Stellenwert der ▶Ultraschalluntersuchung, mit der nicht nur kleinste Ergußmengen (50 bis 100ml) nachgewiesen werden

▶ **Ultraschall: Ergußmengen ab 50 bis 100 ml**

Tabelle 2
Transsudat - Exsudat

	Transsudat	Exsudat
Eiweiß im Erguß/Eiweiß im Serum	<0,5	>0,5
LDH im Erguß/LDH im Serum	<0,6	>0,6
LDH im Erguß <2/3 des oberen Normwerts im Serum		größer

können [5, 6], sondern die auch Voraussetzung für eine komplikationsarme diagnostische oder therapeutische Punktion ist. Erinnert sei auch an die perkutorische Bestimmung der ▶ Ellis-Damoiseauschen-Linie, eine konkav geformte obere Begrenzungslinie des Ergusses auf der Thoraxwand (bei Ergüssen über 300 bis 400ml), an die Aufhebung des Stimmfremitus und der Bronchophonie im Bereich des Ergusses sowie an das verschärfte Atemgeräusch oberhalb der Ergußbegrenzung (▶„Kompressionsatmen"), Zeichen, die sowohl den Verdacht auf einen vorliegenden Erguß lenken als auch zur Verlaufskontrolle unter Therapie dienen können.

▶ Ellis-Damoiseausche Linie

▶ Kompressionsatmen

Diagnostisches Vorgehen

Läßt sich anhand der Anamnese, der Klinik, der Serumroutine sowie bildgebender Verfahren (z.B. Röntgen-Thorax, Echokardiographie) der Erguß nicht einer dekompensierten Herzinsuffizienz zuordnen und bildet sich der Pleuraerguß unter adäquater Therapie nicht zurück, wird unter Beachtung der Kontraindikationen (z.B. schwere Gerinnungsstörungen) eine Pleurapunktion durchgeführt und der Erguß zuerst bezüglich Aussehen (serös, blutig eitrig, chylös) und Geruch (fötide: Anaerobier?) beurteilt.

Nach dem Eiweißgehalt und der Laktatdehydrogenase (LDH) in der Pleuraflüssigkeit und im Serum wird zwischen einem ▶ Exsudat und einem Transsudat differenziert (Tabelle 2). Handelt es sich nach den aufgeführten Kriterien um ein ▶ Transsudat, brauchen in der Regel keine weiteren Untersuchungen des Ergusses vorgenommen zu werden. Die in Tabelle 1 in Frage kommenden Ursachen sind durch entsprechende diagnostische Maßnahmen abzuklären und zu behandeln.

Findet sich ein Exsudat, werden als nächstes die Konzentrationen von Glukose und Amylase bestimmt, die Zellzahl ermittelt und differenziert, eine bakteriologische Kultur angelegt und eine zytologische Untersuchung veranlaßt. Bei einem ▶ chylös erscheinenden Erguß bestätigt die Triglyceridbestimmung die Diagnose.

In wenigen Fällen kommen weitere Untersuchungen wie die Bestimmung des pH-Wertes, der antinukleären Antikörper, des Rheumafaktors oder der Adenosin-Deaminase zum Einsatz (siehe unten).

▶ Exsudat

▶ Transsudat

▶ Chylöser Erguß:
 - Triglyceride

Beurteilung nach:
• *Aussehen.*
 - *serös*
 - *eitrig*
 - *blutig*
 - *chylös*
• *Geruch: fötide?*

Zur Unterscheidung Exsudat-Transsudat: LDH und Eiweiß in Erguß und Serum

Exsudat:
• *Glukose*
• *Amylase*
• *Zellzahl*
• *Bakteriologie*
• *Zytologie*

Weitere Untersuchungen: pH, ANA's, RF, Adenosin-Deaminase

Pleurapunktion

Sowohl die diagnostische wie die therapeutische Punktion der Pleuraflüssigkeit erfolgt am besten nach sonographischer Festlegung des sichersten Punktionsorts (vor allem bei abgekapselter Ergußbildung), damit eine Verletzung von Lunge und abdominellen Organen mit sekundärer Einblutung und/oder Pneumothorax vermieden werden. Zumeist wird sie in sitzender Position in der mittleren oder hinteren Axillarlinie oberhalb des Zwerchfells durchgeführt. Nach Desinfektion der Haut und steriler Abdeckung wird mit sterilen Handschuhen (bei abwehrgeschwächten Patienten gegebenenfalls auch Mundschutz) zunächst eine Lokalanästhesie bis zur Pleura parietalis durchgeführt und anschließend streng an der Oberkante der jeweils unteren Rippe punktiert, um eine Verletzung des an der Rippenunterkante verlaufenden Gefäß-Nervenbündels zu vermeiden (Abb.1). Während der Punktion sollte die freie Hand an der Thoraxwand abgestützt werden, um bei Reflexbewegungen des Patienten einen Richtungswechsel oder ein zu tiefes Eindringen der Nadel mit möglicher Verletzung des Lungenparenchyms zu vermeiden. Je nach angestrebter Untersuchung reichen für die diagnostische Punktion 20 bis 50ml. Bei kleineren Ergußmengen ist auf den im Pleuraraum herrschenden negativen Druck zu achten, welcher bei Trennung von

Sonographische Festlegung des Punktionsortes

Punktion streng an Rippenoberkante

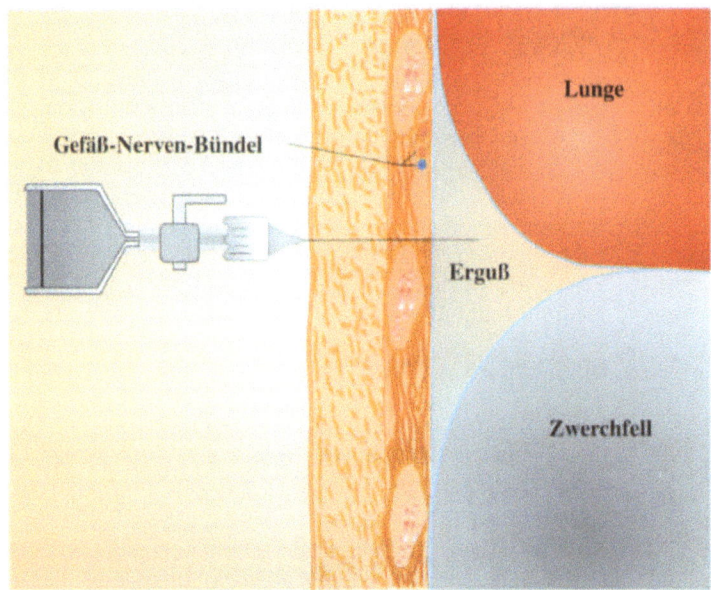

Abb. 1. Punktionstechnik beim Pleuraerguß

Nadel und Spritze zu einem Pneumothorax führt. Bei großen Pleuraergüssen herrscht zumeist ein positiver Druck, der einen passiven Austritt von Ergußflüssigkeit bis zum Ausgleich des Druckniveaus zur Folge hat. Bei therapeutischen Punktionen sollte auch aus Sterilitätsgründen ein geschlossenes Punktionssystem (z.B. Pleurocath) verwendet werden. Zur Vermeidung eines infolge rascher Dekompression von Lungengewebe auftretenden Lungenödems dürfen höchstens 1000ml in einer Sitzung entnommen werden. Bei größeren Ergüssen empfiehlt sich die Anlage einer Pleuradrainage, über die der Erguß fraktioniert abgelassen werden kann. Neben den angesprochenen Komplikationen ist während der Punktion an die Möglichkeit einer vagalen Reaktion des Patienten (Druckabfall, Bradykardie bis zur Synkope) zu denken.

Die wichtigste Kontraindikation ist eine deutliche Blutungsneigung z.B. unter Antikoagulantientherapie. Bei erschwerter Punktion oder Komplikationen sollte möglichst bald ein Thoraxbild in Exspirationsstellung zum Ausschluß eines Pneumothorax angefertigt werden.

Pleurabiopsie und Thorakoskopie

Alle persistierenden Pleuraergüsse, deren ▸ Ätiologie mit den beschriebenen Untersuchungen nicht geklärt werden kann, sollten einer Pleurabiopsie oder Thorakoskopie zugeführt werden. Rezidivierende Ergußpunktionen sind zu vermeiden, da durch eine Verklebung der Pleurablätter weitere Untersuchungen bzw. die Therapie erschwert oder unmöglich werden. Der Vorteil der ▸ Thorakoskopie ist die Inspektion des Pleuraraums mit gezielter Gewebentnahme aus der Pleura parietalis und visceralis und, wenn nötig, aus der Lunge, sowie die gleichzeitige Pleurodese vorwiegend bei malignen Ergüssen. Die diagnostische Trefferquote bezüglich Tumor und Tuberkulose beträgt 95 bis 99% [6]. Sollte eine Thorakoskopie wegen Verklebung der Pleurablätter nicht möglich sein, ist vor allem bei diffuser Pleuraverdickung eine ▸ Stanzbiopsie vorzuziehen. Nach Literatur beträgt die Trefferquote zwischen 28 und 88% [2]. Findet sich histologisch eine unspezifische Pleuritis, ist zur Klärung der Diagnose eventuell eine ▸ offene, thoraxchirurgische Pleuraentnahme durchzuführen (z.B. bei fortbestehend. Verdacht auf ein Pleuramesotheliom).

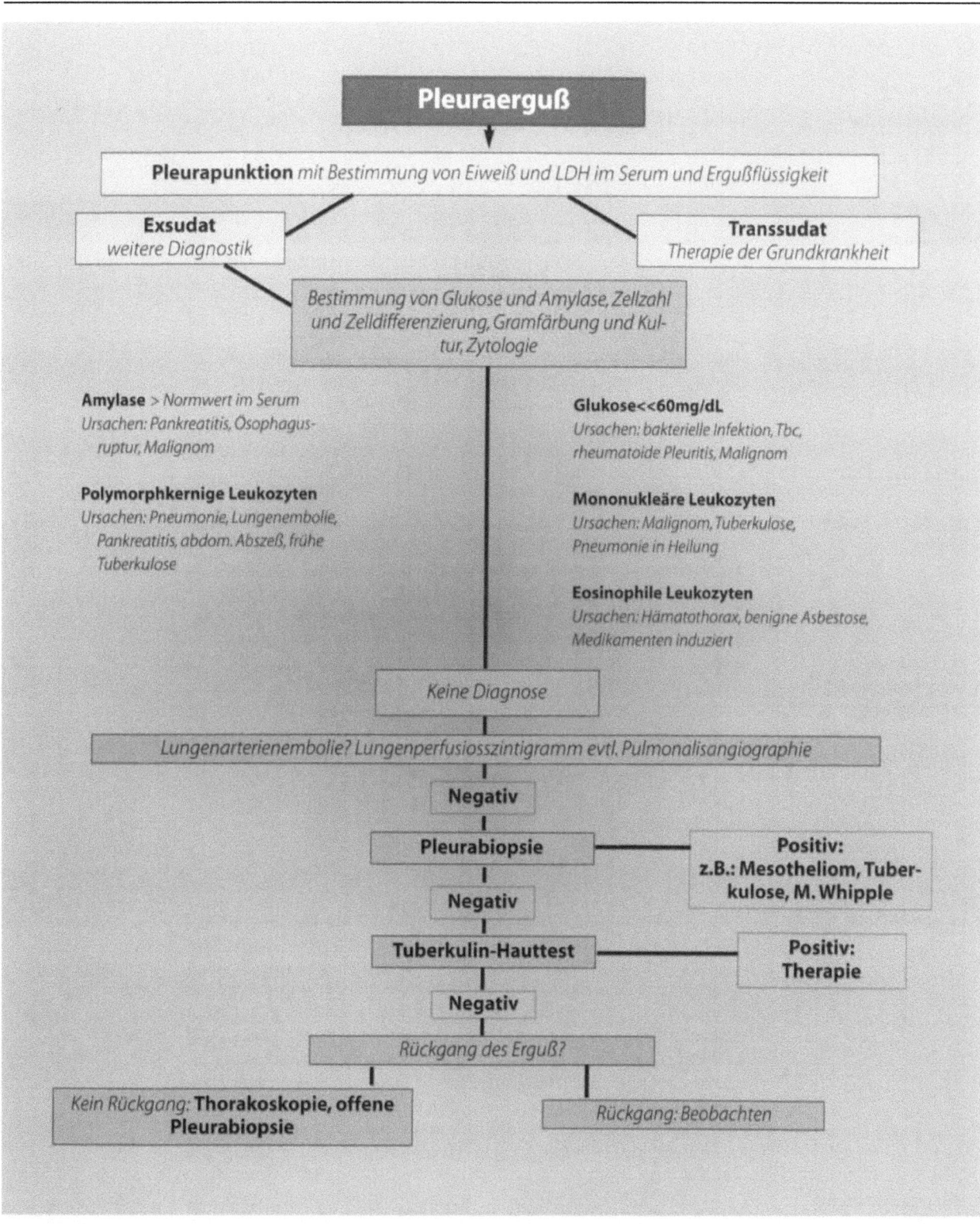

Abb. 2. Diagnostischer Algorithmus bei Pleuraerguß

WEITERBILDUNG

Bronchoskopie

▸ Bronchoskopie

Bei infiltrativen Lungenprozessen oder Verdacht auf eine Tuberkulose sowie zum Ausschluß eines Bronchialkarzinoms kann auch der Einsatz der ▸ Bronchoskopie zur Abklärung eines Pleuraergusses sinnvoll sein.

Transsudative Ergußbildung

▸ Herzinsuffizienz

Die dekompensierte ▸ Herzinsuffizienz ist die häufigste Ursache eines Pleuraergusses. Sie findet sich bei Linksherzinsuffizienz in über 50% der Fälle und wird durch den erhöhten pulmonalkapillären Druck hervorgerufen. Bei einer isolierten Rechtsherzinsuffizienz tritt ein Erguß nur in etwa 10% der Fälle auf und entsteht durch die verminderte Lymphdrainage über die Pleura parietalis infolge des erhöhten Venendrucks. Die Ergüsse sind meist bilateral symmetrisch (ca. 60%) und bilden sich unter adäquater Therapie zurück, so daß bei fehlenden Entzündungszeichen auf eine Pleurapunktion verzichtet werden kann. Zu beachten ist, daß unter diuretischer Therapie ein ▸ „Pseudoexsudat" infolge Anstiegs der Eiweißkonzentration in der Ergußflüssigkeit entstehen kann.

Ergüsse bilden sich meist bilateral ohne Entzündungszeichen

▸ „Pseudoexsudat"

▸ Hepatischer Hydro-Thorax

Eine Besonderheit stellt der ▸ hepatische Hydrothorax dar, dessen Häufigkeit bei Leberzirrhose mit 5-6% angegeben wird. Über feine Verbindungskanäle im Zwerchfell kommt es zu einer Verschiebung der Peritonealflüssigkeit in den Pleuraraum, wobei sich die Ergußbildung überwiegend rechtsseitig findet und häufig beträchtliche Ausmaße annimmt. Über den gleichen Pathomechanismus kommt es wohl auch bei der ▸ Peritonealdialyse gelegentlich zu einem Pleuraerguß. Auch ein erniedrigter onkotischer Druck oder eine ▸ Sklerosierung von Ösophagusvarizen bei Leberzirrhose kann zur Pleuraergußbildung führen.

Ergußbildung meist rechtsseitig

▸ Peritonealdialyse
▸ Ösophagusvarizensklerosierung

▸ Nephrotisches Syndrom

Im Rahmen eines ▸ nephrotischen Syndroms kann es sowohl über einen erniedrigten Eiweißgehalt im Plasma als auch infolge von Lungenembolien (z.B. bei AT III-Mangel) zu einer pleuralen Ergußbildung kommen.

Exsudative Ergußbildung

▸ Lungenembolie

Eine Sonderstellung nimmt die ▸ Lungenembolie ein, die infolge Rechtsherzinsuffizienz mit erhöhtem Venen- und Kapillardruck in der Pleura parietalis sowohl zu einem Transsudat als auch zu einem Lungeninfarkt mit Exsudatbildung führen kann. Einen charakteristischen Befund gibt es nicht, neben hämorrhagischen Ergüssen finden sich auch häufig Granulozyten oder Lymphozyten im Punktat, so daß die Lungenembolie bei unklarer Ergußbildung die am häufigsten verkannte Diagnose ist. Deshalb sollten in unklaren Fällen nach vollständiger Abpunktion der Flüssigkeit eine Perfusionsszintigraphie oder, wenn möglich, eine Pulmonalisangiographie und eventuell weiterführende Untersuchungen (Emboliequelle?) angeschlossen werden.

Lungenembolie kann sowohl zu einem Exsudat als auch einem Transsudat führen

Die Lungenembolie ist die häufigste Ursache bei unklarer Ergußbildung

▸ Parapneumonischer Erguß

Mit am häufigsten ist der ▸ parapneumonische Pleuraerguß, der bei bakteriellen Pneumonien, bei Lungenabszessen und Bronchiektasen auftreten kann. Da es sich sowohl um einen Begleiterguß als auch um ein Pleuraempyem handeln kann, sollte bei deutlicher Ergußbildung (z.B. >1cm bei Thoraxaufnahmen in Seitenlage) zuerst eine Pleurapunktion erfolgen. Der Nachweis von Eiter und/oder Bakterien in der Gram-Färbung, einer Glukosekonzentration unter 50mg/dl oder einem pH-Wert unter 7,0 beziehungsweise um 0,15 unter dem arteriellen pH-Wert erfordert eine Pleuradrainage. Anderenfalls ist

Pleuradrainage bei:
- *Eiter*
- *Bakteriennachweis*
- *Glukose <50mg/dl*
- *pH <7,0*
- *LDH >1000 IU/l*

Tabelle 3
Häufigkeit von Pleuraergüssen (mit Bakteriennachweis) bei bakteriellen Pneumonien (nach Light 1990)

Erreger	Pleuraerguß (%)	Mit Bakterien (%)
Anaerobier	35	90
Pneumokokken	40–60	1–5
Staphylokokken	40	20
Escherichia coli	40	80
Pseudomonas	50	40
Klebsiella	10	20
Haemophilus influenzae	45	20
Proteus	20	50
Legionella	30–50	?

▶ **Empyem**

▶ **Viren, Mykoplasmen, Chlamydien, Ricksettsien**

▶ **Karzinome und Lymphome**

▶ **Pleuramesotheliom**

▶ **Asbestexposition**

mit dem gehäuften Auftreten pleuraler Verklebungen mit Abkapselung eines zum Teil nur schwer erreichbaren ▶ Empyems und eventuell einem septischen Krankheitsverlauf zu rechnen. Bei einem pH-Wert unter 7,2 und einer LDH über 1000 IU/l empfiehlt sich das gleiche Vorgehen, allerdings kann darauf verzichtet werden, wenn unter antibiotischer Therapie bei kurzfristiger Kontrolle der pH-Wert steigt und die LDH fällt. Die Häufigkeit von Pleuraergüssen (mit Bakteriennachweis) bei unterschiedlichen Erregern geht aus Tabelle 3 hervor.

Pulmonale Infektionen mit ▶ Viren, Mykoplasmen, Chlamydien und Rickettsien führen zwar häufig zu pleuralen Reaktionen, klinisch bedeutsame Ergußbildungen treten jedoch selten auf [2]. Die Diagnose erfolgt hauptsächlich durch Nachweis von Serumtiterbewegungen, welche aus Kostenfragen und mangelnder klinischer Relevanz nur selten zu verfolgen sind. Das Perikard kann mitreagieren.

▶ Bronchialkarzinome, Mammakarzinome und maligne Lymphome sind in 75% der Fälle Ursache eines malignen - entweder asymptomatischen - oder von Thoraxschmerzen und/oder Dyspnoe begleiteten Ergusses. Vor allem beim Mammakarzinom, aber auch beim Bronchialkarzinom kommen lymphozytäre Ergüsse ohne Nachweis maligner Zellen vor (Verlegung des Lymphabflusses durch Metastasen). Der zytologische Nachweis maligner Zellen im Ergußsediment gelingt in etwa 60% der Fälle [6] und stellt die wichtigste Untersuchung dar, in etwa 10% findet sich ein erhöhter Amylasewert. Niedrige Glukosewerte sprechen für eine fortgeschrittene Tumorausbreitung mit schlechter Prognose. CEA ist vor allem bei metastasierenden Adenokarzinomen nachweisbar.

Das ▶ Pleuramesotheliom ist eine seltene bösartige Erkrankung der Pleura und wird vorwiegend nach Asbestexposition mit einer Latenzzeit von über 20 Jahren gefunden (selten auch ohne Asbestexposition). Nach der häufigen Asbestverarbeitung früherer Jahre (z.B. Dachdecker, Schiffsbau, Isolierer, Schweißer etc.) muß mit einer deutlichen Zunahme an asbestverursachten Malignomen nach dem Jahr 2000 gerechnet werden [9]. Zu den führenden klinischen Befunden gehören neben Thoraxschmerzen und Dyspnoe ein therapierefraktärer Pleuraerguß, der häufig hämorrhagisch ist und in über 50% eine erhöhte Hyaluronsäurekonzentration aufweist [2, 7]. Die Diagnose kann selten aus der Pleuraergußzytologie gestellt werden, meist ist entweder eine Pleurabiopsie (40 bis 50% positiv) oder eine Thorakoskopie (97% positiv) notwendig. Nach ▶ Asbestexposition tritt in ca. 3% der Fälle ein meist asymptomatischer, exsudativer Pleuraerguß ohne Malignom (Mesotheliom oder Bronchialkarzinom) auf. Die Annahme eines benignen Pleuraergusses ist grundsätzlich

Kurzfristige Kontrolle von pH und LDH

Evtl. Perikarderguß

Zum Teil lymphozytärer Erguß infolge Verlegung des Lymphabflusses

Niedrige Glukosewerte sprechen für fortgeschrittene Tumorausbreitung

Anamnese: Asbest?

Mit Zunahme der Inzidenz an Mesotheliomen muß gerechnet werden

Benigner Pleuraerguß ist selten und eine Ausschlußdiagnose

frühestens nach zweijähriger Beobachtung zulässig (Malignome, Tbc!).

Das gleichzeitige Vorkommen von Aszites und Pleuraerguß bei Patientinnen mit einem gutartigen Ovarialtumor wird als ▶ Meigs-Syndrom bezeichnet. In ca. 70% der Fälle findet sich der Erguß linksseitig und verschwindet nach operativer Tumorentfernung rasch.

▶ Meigs-Syndrom

Gastrointestinale Ursachen für Pleuraergüsse sind vor allem die akute und chronische ▶ Pankreatitis sowie ▶ intraabdominelle Abszesse, welche zu einer „sympathischen" Mitreaktion der Pleura oder einem transdiaphragmalen Übergreifen der Entzündung vom Bauchraum auf die Pleura führen, mit vorwiegend steriler, granulozytärer Ergußbildung und möglichem Nachweis von Amylase in der Pleuraflüssigkeit. Auch bei einer Ösophagusruptur läßt sich Amylase im Erguß nachweisen, die aus den Speicheldrüsen stammt.

▶ Pankreatitis
▶ Intraabdominelle Abszesse

Amylase im Erguß:
- *Pankreatitis*
- *abdom. Abszesse*
- *Ösophagusruptur*
- *Malignome*

Der ▶ tuberkulöse Pleuraerguß enthält vorwiegend kleine Lymphozyten und wird häufig durch eine Hypersensitivitätsreaktion auf Tuberkelprotein hervorgerufen. Dennoch sollte auf eine Ziehl-Neelson-Färbung zum Nachweis säurefester Stäbchen und die Anlage einer Kultur nicht verzichtet werden. In Einzelfällen kann auch die Polymerasekettenreaktion (PCR) auf Mycobacterium tuberculosis hilfreich sein, auch wenn dieser Test für Pleuraflüssigkeit noch nicht standardisiert ist [8]. Die Diagnose einer tuberkulösen Pleuritis erfolgt durch den Nachweis verkäsender Granulome in der Pleurabiopsie, wobei eine Adenosin-Deaminase-Konzentration über 70 U/l im Erguß die Diagnose sehr wahrscheinlich macht und ein Wert unter 40 U/l nahezu ausschließt. Eine erniedrigte Glukosekonzentration findet sich nur in 20% [6].

▶ Tuberkulöser Pleuraerguß

Tuberkulöse Pleuritis:
- *verkäsende Granulome*
- *Adenosin-Deaminase*
- *Ziehl-Neelson*
- *(PCR)*

Für eine ▶ rheumatoide Pleuritis spricht neben einer Glukosekonzentration unter 30mg/dl, einem pH-Wert unter 7,2 und einer LDH über 700 IU/l ein hoher Rheumafaktortiter von über 1:320. Über 40% der Patienten mit einem ▶ systemischen Lupus erythematodes entwickeln im Verlauf ihrer Erkrankung einen Pleuraerguß, der nicht selten die Erstmanifestation darstellt und im Rahmen einer Polyserositis auftritt. In der Pleuraflüssigkeit finden sich neben einer Erniedrigung der Komplementfaktoren C3 und C4 mit Nachweis von Immunkomplexen und LE-Zellen meist Antinukleäre Antikörper (ANA) mit einem Titer über 1:160. Das ▶ Dressler-Syndrom, auch Postkardiotomie-Syndrom, tritt zumeist 3 Wochen (3 Tage bis zu einem Jahr) nach einer Herzoperation oder einem Myokardinfarkt mit Pleura- und/oder Perikardergüssen in Erscheinung. Der Erguß ist hier häufig sanguinolent bis blutig.

▶ Rheumatoide Pleuritis

▶ Systemischer LE

▶ Dressler-Syndrom = Postkardiotomie-Syndrom

Der ▶ Morbus Whipple ist eine insgesamt seltene systemische Infektionskrankheit mit Tropheryma whippelii, die wahrscheinlich wegen ihrer unspezifischen Symptome und Seltenheit häufig erst nach vielen diagnostischen Irrwegen erkannt wird. Neben dem Gastrointestinaltrakt können nahezu alle Organe betroffen werden, darunter auch die Lunge mit chronischem Husten und Pleuraergüssen. Die Diagnose erfolgt durch Nachweis von PAS-positiven Einschlußkörperchen in Makrophagen oder direkte elektronenmikroskopische Darstellung des Erregers. Neuerdings kann mittels PCR die bakterielle RNA sowohl in befallenem Gewebe als auch im peripheren Blut nachgewiesen werden (1).

▶ Morbus Whipple

Tropheryma whipelii
Histologie oder PCR

Ein ▶ Hämatothorax, dessen Hämatokrit über 50% des Bluthämatokrits liegt, findet sich nach Thoraxtraumen, aber auch iatrogen zum Beispiel nach Anlage eines Subclaviakatheters. Durch Austritt von Chylus aus dem Ductus thoracicus nach Traumen oder bei malignen Lymphomen (eventuell auch bei sich in den Lymphbahnen ausbreitenden anderen Tumoren, z.B. Leiomyomen) entsteht ein ▶ Chylo-

▶ Hämatothorax

▶ Chylothorax

thorax mit meist milchig-weißlichem Erguß. Charakteristisch ist ein Triglyceridgehalt über 110mg/dl, Werte unter 50mg/dl schließen einen Chylothorax aus. Dazwischen erbringt die Lipoproteinelektrophorese mit Nachweis von Chylomikronen die Diagnose. Der ▸ Pseudochylothorax zeigt eine erhöhte Cholesterinkonzentration bei fehlenden Chylomikronen und kommt bei chronischen, oft jahrelang bestehenden Ergüssen, vor allem nach einer Pneumothorax-Therapie, tuberkulöser oder rheumatischer Pleuritis vor.

▸ **Pseudochylothorax**

▸ **Unklare Ergüsse**

Pathogenetisch ▸ unklare Ergüsse machen circa 10 bis 20% der Exsudate aus [2] und weisen häufig einen erhöhten Gehalt an eosinophilen Zellen auf.

Ergüsse, deren Ursache nicht geklärt werden kann, enthalten häufig eosinophile Zellen

Selbstverständlich kann nicht auf alle in Tabelle 1 aufgeführten Ursachen eingegangen werden. Ein Flußdiagramm mit möglichen Laborparametern in der Pleuraflüssigkeit findet sich in Abb.2.

Therapie des refraktären Pleuraergusses

Geht trotz adäquater Therapie der Grundkrankheit der Pleuraerguß nicht zurück, oder treten Rezidive mit Beeinträchtigung der Lungenfunktion und Dyspnoe auf, sollte eine ▸ Pleurodese, das heißt eine gezielte Verklebung der Pleurablätter durchgeführt werden (möglichst keine wiederholten Punktionen wegen der Gefahr abgekapselter Ergußbildungen). Bei malignen Pleuraergüssen wird dieses Vorgehen fast zur Regel.

▸ **Pleurodese**

Pleurodese ist häufig bei Ergüssen maligner Genese notwendig

Durch Einbringen unterschiedlicher Substanzen wird eine aseptische Pleuritis mit folgender fibröser Durchbauung des Pleuraspalts hervorgerufen. Im Laufe der Zeit wurden mit wechselndem Erfolg verschiedene Substanzen instilliert (z.B. Kaolin, Talkumpuder, Quanicrine, Erythromycin, Yttrium-90-Silikat, NaOH- und Glukoselösung), von denen vor allem Tetrazykline und Fibrinkleber sowie die thorakoskopische Pleurodese Erfolg versprechen.

Erfolgversprechend vor allem:
- *Tetrazykline*
- *Fibrinkleber*
- *thorakoskopisch*

Voraussetzung ist die Anlage einer ▸ Pleuradrainage nach Bülau mittels „Mini-Thorakotomie" (Schnitt parallel zum Interkostalraum und stumpfe Präparation am Rippenoberrand bis in den Pleuraraum, um eine Verletzung von Lungenparenchym zu vermeiden) [10], über die der Erguß zunächst vollständig abgelassen werden muß. Da die folgende Pleuritis sehr schmerzhaft ist, sollte zunächst ein Lokalanästhetikum, z.B. Lidocainhydrochlorid (1 bis 2%ig) 3 bis 4mg/kg, eingebracht werden. Manche Autoren empfehlen zusätzlich die systemische Gabe eines zentral wirkenden Analgetikums (z.B. Tramadol 5mg oder Buprenorphin 0,2mg). Wir instillieren anschließend Tetrazyklin ca. 500mg (2 bis 20mg/kg) in 50ml physiologischer Kochsalzlösung, da die erheblich teurere Fibrinpleurodese keinen erkennbaren Vorteil bietet. Anschließend wird die Drainage für 2 h abgeklemmt, und der Patient dreht sich in verschiedene Körperpositionen. Nach Wiederöffnen der Drainage sollte ein Sog von 15cm H_2O für mindestens 24 h, besser noch, bis die tägliche Flüssigkeitsproduktion weniger als 100ml beträgt, angelegt werden. Die ▸ Erfolgsquote bei korrekter Durchführung beträgt 68 bis 92% [2, 3], Therapieversager treten vor allem bei gekammerten Ergüssen, nicht vollständiger Entfernung oder sehr rascher Nachbildung des Ergusses auf.

▸ **Drainage nach Bülau**

Wichtig: ausreichende Lokalanästhesie, „Mini-Thorakotomie"

▸ **Erfolgsquote 70-90%**

Therapieversager vor allem bei:
- *gekammertem Erguß*
- *nicht vollständiger Entfernung*
- *raschem Nachlaufen*

WEITERBILDUNG

Fragen zur Erfolgskontrolle

1. Nach welchen Kriterien unterscheidet man Pleuraergüsse?

   1. Nach Aussehen (serös, eitrig, blutig, chylös) und Geruch (fötide)
   2. Nach Eiweißgehalt und LDH (Exsudat und Transsudat).

2. Warum sollten wiederholte Ergußpunktionen unterbleiben?

   Weil es hierdurch zu Verklebungen zwischen den Pleurablättern kommen kann, wodurch abgekapselte Empyeme entstehen können und weitere Therapiemöglichkeiten (z.B. Pleurodese) erschwert werden.

3. Wie wird eine Pleurapunktion durchgeführt?

   Unter sterilen Bedingungen, nach sonographischer Festlegung des Punktionsortes, streng an der Rippenoberkante, mit geschlossenen Punktionssystemen.

4. Warum sollte man bei der Punktion max. 1000ml ablassen?

   Weil es durch eine rasche Dekompression des Lungengewebes zu einem Lungenödem kommen kann.

5. Woran muß bei unklarer Ergußbildung gedacht werden?

   Eine der häufigsten Ursachen unklarer Ergußbildung ist die Lungenembolie, bei der es sowohl zu einem Exsudat als auch zu einem Transsudat kommen kann.

6. Welches sind die Kriterien für die Anlage einer Pleuradrainage bei einem parapneumonischen Erguß?

   Nachweis von Eiter, Bakterien, Glukose <50mg/dl, pH <7,0 und LDH >1000 IU/l.

Literatur

1. William O, Dobbins MD (19??) The diagnosis of whipple's disease. N Engl J (332):390-392
2. Ferlinz R, Loddenkemper R (1994) Pneumologie in Praxis und Klinik. Thieme, Stuttgart, New York, S 696, 747, 716, 722
3. Loddenkemper R, Frank W (1992) Therapie der Pleuraergüsse. Dtsch Med Wochenschr 117:1527-1531
4. Uhrmeister P, Ferstl FJ, Blum U (1995) Röntgenbefunde bei Pleuraerkrankungen. Internist 36: 937-948
5. Kelbel C, Lorenz J (1993) Ultraschalldiagnostik in der Pneumonologie. Internist 34: 1012-1019
6. Loddenkemper R (1992) Diagnostik der Pleuraergüsse. Dtsch Med Wochenschr 117:1487-1491
7. Petterson T, Fröseth B, Riska H, Klockars M (1988) Concentration of hyaluronic acid in pleural fluid as a diagnostic aid for malignant mesothelioma. Chest 94:1037-1039
8. Rüsch-Gerdes S (1995) Diagnostik der Tuberkulose. Internist 36:957-960
9. Raithel HJ, Kraus T, Hering KG, Lehnert G (1996) Asbestbedingte Berufskrankheiten. Dtsch Ärztebl 93, Heft 11:546-553
10. Richard B, McElvein MD (1990) Conn's Current Therapy. Rakel RE (ed). Saunders, Philadelphia 162

Dyspnoe

F. X. Kleber
Medizinische Klinik und Poliklinik I, Zentrum für Innere Medizin Universitätsklinikum Charité

Einführung

Dyspnoe ist ein subjektives Mißempfinden bei der Atmung, das wie wenige andere Symptome als beängstigend und bedrohend empfunden wird. Einer Vielzahl durch die Patienten geschilderter Mißempfindungen stehen zahlreiche Erklärungshypothesen gegenüber, die lange Zeit miteinander konkurrierten. Durch Arbeiten aus den letzten 10 Jahren ist heute klar, daß die Dyspnoe beim Gesunden wie beim Kranken als Ermüdungszeichen und damit als Schutzmechanismus der Atemmuskulatur verstanden werden kann. Das Fehlen oder die Dämpfung dieses Schutzmechanismus (bzw. die Adaptation an die Dyspnoe) kann lebensgefährliche Situationen hervorrufen. Die Diagnostik der Dyspnoe und deren ätiologisch begründete Therapie fordern ein genaues pathophysiologisches Verständnis der sehr differenten Ursachen, so daß eine eingehende Abklärung unumgänglich ist. Der vorliegende Artikel faßt das gegenwärtige Verständnis der Dyspnoe zusammen, legt die komplexe Pathophysiologie dar und schlägt diagnostische Algorithmen vor.

Die Dyspoe ist ein subjektives Mißempfinden bei der Atmung, ein Zeichen der Ermüdung der Atemmuskulatur, die unter unphysiologischen Bedingungen arbeiten muß.

Wahrnehmung und Messung der Dyspnoe

Dyspnoe ist ein subjektives Mißempfinden. Dementsprechend unterliegt es in hohem Maße der Persönlichkeit des Patienten, Lernprozessen im Krankheitsverlauf, der subjektiven Einstellung zu diesem Symptom und der Gewöhnung. Akutes Auftreten, eine ängstliche Persönlichkeitsstruktur und eine bedrohliche Situation fördern das subjektive Mißempfinden, während chronische Krankheiten, die mit täglicher Dyspnoe verbunden sind, das Empfinden der Atemnot reduzieren. Wie die ebenfalls als komplexes und verwandtes Krankheitsbild auftretende Müdigkeit der peripheren Muskulatur ist die Dyspnoe schwer meßbar. Semiquantitative Messungen sind vor allem mittels der ▶ Borg-Skala (Borg 1982, vergl. Tabelle 1a) möglich. Bei bestimmten Grunderkrankungen werden weitere Skalen verwendet, wie etwa die ▶ New York Heart Association-Klassifikation bei der Herzinsuffizienz (Tabelle 1b). Alle diese Graduierungsmöglichkeiten kennen nur den Sammelbegriff „Dyspnoe".

▶ Borg-Skala

▶ New York Heart Klassifikation

Die Borg-Skala ist eine numerische Skala, die zwischen minimaler und sehr schwerer subjektiver Anstrengung bei körperlicher Belastung in numerischen Schweregraden differenziert.

Bei der New York Heart Klassifikation (NYHA) werden 4 Schweregrade unterschieden:

I = Keine Einschränkung; II = geringe Einschränkung; III = Einschränkungen im Alltagsleben; IV = Beschwerden in Ruhe.

Prof. Dr. Franz X. Kleber, Medizinische Klinik und Poliklinik I, Zentrum für Innere Medizin, Universitätsklinikum Charité, Medizinische Fakultät der Humboldt-Universität zu Berlin, D-10098 Berlin

Tabelle 1a
Wahrnehmung der Anstrengung in 12 Schweregraden (Borg-Skala)

Grad	Ausmaß der subjektiven Anstrengung
0	Gar nicht
0,5	Sehr, sehr leicht; eben bemerkbar
1	Sehr leicht
2	Leicht
3	Mäßig
4	Etwas schwer
5	Schwer
6	
7	Sehr schwer
8	
9	
10	Sehr, sehr schwer

(Modifiziert nach Borg 1982)

Tabelle 1b
New York Heart Association Classification (NYHA)

Klasse I	Keine Limitierungen: Normale körperliche Tätigkeit führt nicht zu ungewöhnlicher Müdigkeit oder Dyspnoe.
Klasse II	Leichte Limitierungen: Die Patienten haben in Ruhe keine Beschwerden. Normale körperliche Tätigkeit führt jedoch zu Müdigkeit oder Dyspnoe.
Klasse III	Erhebliche Limitierungen: Obwohl die Patienten sich in Ruhe wohlfühlen, führt weniger als alltägliche körperliche Aktivität bereits zu Dyspnoe oder Müdigkeit.
Klasse IV	Schwere und schwerste Limitierungen: Unfähigkeit, körperliche Aktivitäten ohne Beschwerden durchzuführen. Dyspnoe und Müdigkeit bestehen bereits in Ruhe. Mit jeder körperlichen Aktivität werden die Beschwerden verstärkt

Patienten hingegen präsentieren diverse Mißempfindungen wie Tachypnoe, Erschwerung der Ausatmung, flache Atmung (erschwertes „Durchatmen"), anstrengendes Atmen, Erstickungsgefühl, Lufthunger und Kurzatmigkeit, beengte Atmung oder tiefe und heftige Atmung. Die Verteilung dieser Symptome auf die unterschiedlichen Dyspnoeätiologien ist unterschiedlich; dies wird bisher diagnostisch unzureichend berücksichtigt (siehe Tabelle 2; Simon 1990). Erhöhte Atemarbeit und Atemmuskulaturschwäche sind die physiologischen Variablen, die über das Spektrum der Ätiopathogenese die engste Beziehung zum subjektiven Empfinden der Dyspnoe haben.

Differentialdiagnostisch müssen Dyspnoe, Hyperpnoe und Hyperventilation unterschieden werden. Während die Dyspnoe lediglich die subjektiven Mißempfindungen beschreibt, ist die Hyperpnoe, wie sie vor allem bei Herzinsuffizienz beobachtet wird, eine isokapnische Ventilationssteigerung im Verhältnis zum Gasaustausch. Hingegen ist die Hyperventilation eine verstärkte Abatmung von Kohlendioxid, entweder aus funktionellen/psychogenen Ursachen oder zur Kompensation einer metabolischen Azidose. Auch bei zentralnervösen Störungen wird eine Hyperventilation beobachtet.

Die Quantifizierung der Dyspnoe jenseits der semiquantitativen Erfassung mittels oben genannter Skalen ist heute noch schwierig. Wissenschaftlich kommen Methoden, wie die Messung der Deoxygenierung der Atemmuskulatur, der maximal von der Atemmuskulatur entwickelten inspiratorischen Drücke, der transdiaphragmalen Druckentwicklung und anderes zum Einsatz. Da der wichtigste Para-

Differentialdiagnostisch müssen Dyspnoe, Hyperpnoe und Hyperventilation unterschieden werden

Tabelle 2
Differenzierung der Mißempfindungen des Patienten bei Dokumentation des Begriffs Dyspnoe
(Modifiziert nach Simon, Am. Rev. Respir. Dis. 1990)

Beschwerden-beschreibung	Vaskuläre Genese pulmonale HTN	Neuro-muskuläre Erkrankungen	Herzinsuffi-zienz	Schwanger-schaft	Interstitielle Lungen-erkrankung	Asthma	COAE
Rasche Atmung	x		x				
Ausatmung erschwert						x	
Flache Atmung		x					
Atemarbeit erhöht		x			x	x	x
Erstickungs-gefühl			x				
Lufthunger			x	x			x
Engegefühl						x	

meter in der Genese der Dyspnoe (s. u.) die erhöhte Atemarbeit ist, ist die Messung der Atemwegswiderstände einerseits und die Messung der Atemminutenvolumina, ggf. unter Belastung, andererseits von besonderer Wichtigkeit. In vielen atemphysiologischen Labors werden daher ▶ Resistance und ▶ Hyperpnoe als wesentliche Parameter der Dyspnoe gemessen. Zur Messung der Hyperpnoe bedarf es der Quantifizierung der Ventilation, welche wiederum in Bezug gesetzt werden muß zum Gasaustausch. So werden die respiratorischen Äquivalente für Sauerstoff (VE/VO_2) und Kohlendioxid (VE/VCO_2) gemessen. Während Gesunde 12,5 bis 15 l ventilieren müssen, um 0,5 l Kohlendioxid zu eliminieren (Habedank 1994), müssen z. B. Patienten mit Herzinsuffizienz 20 bis 50 l atmen, um dieselbe Kohlendioxidelimination zu erreichen. Fällt, wie bei der Herzinsuffizienz häufig, noch zusätzliches Kohlendioxid an, muß die Ventilation weiter gesteigert werden. Diese hohen ventilatorischen Volumina sind ähnlich den hohen Widerstandsbelastungen bei Atemwegsobstruktionen dann die Ursache für die erhöhte Atemarbeit und die vorzeitige Ermüdung der Atemmuskulatur.

▶ Resistance
▶ Hyperpnoe

Die Messung der Dyspnoe ist im wesentlichen die Messung der Atemwegswiderstände und der respiratorischen Äquivalente. Respiratorisches Äquivalent für Sauerstoff VE/VO_2, respiratorisches Äquivalent für Kohlendioxid VE/VCO_2.

Pathophysiologie und Ätiopathogenese

Dyspnoe beobachtet man insbesondere bei folgenden Entitäten:

- Erhöhte Widerstandsarbeit, z. B. Asthma bronchiale, chronisch obstruktive Lungenerkrankungen;
- erhöhte Volumenarbeit a) Erhöhung des anatomischen Totraumes, z. B. bei restriktiven Lungenerkrankungen, b) Erhöhung des physiologischen Totraumes, z. B. bei Lungenembolie und Herzinsuffizienz, pulmonale Hypertonie, c) Verstellung des Regulationswertes (setpoint) für die arterielle Kohlendioxidspannung, z. B. bei Azidose, d) Erhöhter Kohlendioxidanfall, z. B. bei Herzinsuffizienz oder Anämie;
- geschwächte Atemmuskulatur, z. B. bei neuromuskulären Erkrankungen, Kachexie oder Tumoren.

Viele der erwähnten Beispiele haben eine gemischte Pathophysiologie, d. h. sie tragen auf verschiedene Art und Weise zur Dyspnoe bei. Die Entstehung der Dyspnoe selbst und deren neurale Schalt-

Dyspnoe findet man bei erhöhter Widerstandsarbeit der Atemmuskulatur, erhöhter Volumenarbeit für die Atemmuskulatur, geschwächter Atemmuskulatur.

▶ **Zentralnervöses Phänomen**

mechanismen sind vielfach diskutiert worden. Insbesondere ist die Dyspnoe wegen Fehlen einer engen Beziehung zu physiologischen Variablen der Atemfunktion als ▶ zentralnervöses Phänomen gedeutet worden. Hierfür spricht auch die Verstärkung durch psychologische Einflüsse. Weiterhin sind Beziehungen zu den Regel- und Stellmechanismen der Atmung, insbesondere zu den chemischen Kontrollstationen (zentrale CO_2- und pH- und periphere O_2- und pH-Sensoren), den proprioceptiven Afferenzen und intrapulmonalen Rezeptoren wie den nicht myelinierten C-Faser-Nervenendigungen im Lungenparenchym, den J-Fasern und ähnlichen Fasern in den Bronchien und den pulmonalen Gefäßen betont worden. Gegen eine wichtige Funktion dieser Strukturen und Bahnen sprechen jedoch eine Reihe von Beobachtungen.

So kann eine Entfernung der Carotiskörperchen bei Patienten mit schwerer Atemnot die Dyspnoe dramatisch verbessern, was initial als ein direkter Effekt gedeutet wurde. Die weitere Beobachtung dieser Patienten zeigte jedoch, daß dadurch die Ventilation reduziert wird, was die Atemmuskulatur entlastet. Gleichzeitig beobachtet man jedoch eine Verschlechterung der Blutgase und eine schwerst eingeschränkte Prognose (Stulbarg 1989, Nakayama 1963, Chang 1978). Dagegen sprechen auch Befunde, daß ein Training der Atemmuskulatur die Dyspnoe sowohl bei chronisch obstruktiven Atemwegserkrankungen (Harver 1989) als auch bei Herzinsuffizienz (Mc Parland 1992) bessern kann.

▶ **Direkte Reflexe aus der Atemmuskulatur**

Hingegen scheinen ▶ direkte Reflexe aus der Atemmuskulatur (Zwerchfell und Atemhilfsmuskulatur) Dyspnoe zu vermitteln. Hierfür spricht u.a., daß die Ausschöpfung der ventilatorischen Reserve bei Lungenerkrankungen und die Deoxygenierung der Atemmuskulatur mit der subjektiv empfundenen Dyspoe gemessen an der Borg-Skala korrelieren (Matsushita 1992). Auch die Besserung der Dyspoe durch CPAP als mechanische Atemhilfe ist damit gut vereinbar (Petrof 1990).

▶ **Sensitivität der Chemorezeptoren**

Die ▶ Sensitivität der Chemorezeptoren und die Wahrnehmung der Dyspnoe ist (möglicherweise genetisch bedingt) unterschiedlich. So haben Patienten mit vergleichbar schwerem Asthma cardiale einen prognostisch ungünstigeren Verlauf, wenn ihre Chemosensitivität für hypoxische Reize und ihre Dyspnoeperzeption auf Widerstandssteigerung reduziert ist (Kikuchi 1994). Diese Unterschiede tragen möglicherweise auch zu den unterschiedlichen Erscheinungsformen von Patienten mit chronisch obstruktiven Atemwegserkrankungen bei: Den ▶ Pink puffern mit weitgehend normalen arteriellen Gaskonzentrationen und schwerer Dyspnoe im Gegensatz zu den ▶Blue bloatern mit geringer Dyspnoe und beträchtlicher Hyperkapnie und Hypoxie. Die Erreichung des individuellen Stellwertes der Blutgase wird beim Gesunden durch Steigerung der Tätigkeit der Atemmuskulatur leicht hergestellt, kann im Krankheitsfall jedoch unter Umständen nur auf Kosten einer Anstrengung der Atemmuskulatur erreicht werden, die als subjektiv unangenehm gemeldet wird.

▶ **Pink puffer**

▶ **Blue bloater**

Eine chronische Anstrengung der Atemmuskulatur kann entweder zur (Teil-)Adaptation der Leistung der Atemmuskulatur führen, wie dies bei Lungenerkrankungen mit großer Regelmäßigkeit beobachtet wird oder, wenn die Anforderungen an die Atemmuskulatur zu hoch sind, zur chronischen Hyperkapnie und Hypoxie führen. Durch Gewöhnung und metabolische Adaptation kann hierbei ein neues Steady state eintreten. Eine Störung der Stellmechanismen wie die Entfernung der Carotiskörperchen (Stulbarg 1989) oder die Einnahme von Opiaten (Woodcock 1981) kann durch fehlende weitere Stimulation der Atemmuskulatur die Dyspnoe zwar bessern, jedoch eine gefährliche Hypopnoe bewirken.

„Pink puffer" haben weitgehend normale arterielle Gaskonzentrationen und schwere Dyspnoe.

„Blue bloater" haben eine geringe Dyspnoe und beträchtliche Hyperkapnie und Hypoxie.

Tabelle 3

Erhöhte Widerstandsarbeit	Erhöhtes Atem-Minuten-Volumen				Geschwächte Atemmuskulatur
	Bezogen auf CO_2-Abgabe			Bezogen auf O_2-Aufnahme	
	Physiologischer Totraum erhöht	Anatomischer Totraum erhöht	pa CO_2-Setpoint erniedrigt	CO_2-Anfall erhöht	
• Asthma • COAE • Tracheal-/Bronchialstenose • Glottisödem	• Lungenembolie • Primäre pulmonale Hypertonie • Sekundäre pulmonale Hypertonie • Pulmonale Venenverschlußkrankheit • Herzinsuffizienz	• Restriktive Lungenerkrankung • Lungenfibrose • Interstitielle Lungenerkrankung • Thoraxdeformitäten • Pleuraschwarte • Thorakoplastik • Pneumektomie • Herzinsuffizienz	• Urämie • Diabetisches Koma • Schädelhirntrauma • Shunt-Vitien	• Respiratorische Partialinsuffizienz • Trainingsmangel • Anämie • Schwangerschaft	• Herzinsuffizienz • Kachexie • Tumoren • Eosinophilie-Myalgie Syndrom • Myopathien • Myasthenien • Neuromuskuläre Erkrankungen

Grunderkrankungen, Leitsymptome und Diagnose

Die wichtigsten Erkrankungen, die zur Dyspnoe führen, sind in Tabelle 3 zusammengestellt.

▶ **Obstruktive Atemwegserkrankungen**

Patienten mit ▶ obstruktiven Atemwegserkrankungen haben als führendes und wichtigstes Symptom stets die Dyspnoe. Akute Atemwegsobstruktionen können die großen Luftwege betreffen, wie bei Aspiration, Glottisödem, Trachealstenosen. Zu der Diagnose führen in der Regel Anamnese und Stridor. Die Obstruktion kann die kleinen Atemwege betreffen und durch Sekretverhaltungen verstärkt sein. Dementsprechend stehen entweder die emphysematische und obstruktive Komponente oder mehr die entzündliche Komponente im Vordergrund. Bei der *akuten* Verengung der kleinen Atemwege, dem Asthma bronchiale, führen Vorgeschichte und Allergie-Anamnese sowie der körperliche Untersuchungsbefund mit dem verlängerten Exspirium und Pfeifen in der Regel weiter. *Chronische* Atemwegsobstruktionen werden oft erst in der Lungenfunktionsprüfung erfaßt.

▶ **Erkrankungen des Lungenparenchyms**

▶ Erkrankungen des Lungenparenchyms: Hierunter fallen eine Vielzahl unterschiedlicher Erkrankungen wie Pneumonie, Staublunge, diverse entzündliche Lungenerkrankungen wie Sarkoidose und Alveolitiden. Neben der Tachypnoe sind hier insbesondere die bildgebenden Untersuchungen, vor allem das Röntgenbild, wegweisend.

▶ **Restriktive Atemwegserkrankungen**

▶ Restriktive Atemwegserkrankungen sind großenteils durch interstitielle Lungenerkrankungen bzw. deren Folgen ausgelöst, aber auch durch extrapulmonale Ursachen wie Pleuraverschwartungen oder Thoraxdeformitäten. Körperliche Untersuchung, Röntgenbild und Lungenfunktionsprüfung sind wegweisend.

▶ **Erkrankungen des pulmonalen Gefäßbettes**

Bei den ▶ Erkrankungen des pulmonalen Gefäßbettes ist Dyspnoe meist das Leitsymptom. Es kommen besonders ausgeprägte Ventilationssteigerungen im Verhältnis zum Gasaustausch vor. Wegen des akuten Auftretens und der u. U. begleitenden Hämoptoe oder Hämoptysen sowie den venösen Begleitsymptomen ist die Lungenembolie oft frühzeitig als klinische Verdachtsdiagnose zu stellen. Schwieriger ist die Diagnose der pulmonalen Hypertonien. Durch die nichtinvasive Pulmonalisdruckmessung mittels Dopplerechokardiografie ist diese Diagnose jedoch heute auch nichtinvasiv zu stellen. Schwierig

Lungenembolie: früher Verdacht bei akutem Auftreten, ggf. begleitender Hämoptoe und venösen Begleitsymptomen

Pulmonale Hypertonie: Diagnose durch Dopplerechokardiographie

bleibt die Diagnose der pulmonalen Venenverschlußkrankheit, die nach wie vor häufiger vom Pathologen als vom Kliniker gestellt wird. Wegweisend sind pulmonale Hypertonie, normaler oder erhöhter pulmonaler Verschlußdruck und die Neigung zu Lungenstauung oder Lungenödem.

Bei ▶ Herzinsuffizienz ist Dyspnoe das führende Symptom. Charakteristisch (aber keineswegs eindeutig pathognomonisch) sind die Orthopnoe und die paroxysmale nächtliche Dyspnoe. Die Dyspnoe bei Herzinsuffizienz ist, soweit sie unter Belastung auftritt, eine Mischung aus frühem anaeroben Energiestoffwechsel durch mangelndes Angebot an Sauerstoffträgern (niedriges Herzzeitvolumen) und Atemeffizienzstörung durch Erhöhung des physiologischen Totraumes. Die Ruhedyspnoe ist ausschließlich ein Ausdruck dieser Atemeffizienzstörung, der (neben gering erhöhter Ventilation durch Erhöhung des anatomischen Totraumes) alveoläre Minderperfusion und ungleichmäßige Verteilung von Ventilation und Perfusion zugrunde liegen. Die sekundäre Obstruktion (Asthma cardiale) spielt eine relativ kleine Rolle in der Symptomgenese der kardialen Dyspnoe. Ebenso sind sekundäre Veränderungen der alveolären Diffusionsmembran von nur geringem Einfluß.

Bei ▶ neurogenen und neuromuskulären Störungen können Schwäche oder gar Paralyse der Atemmuskulatur zu Atemversagen und Dyspnoe führen. Hinweis sind meistens die Zeichen und Symptome der neuromuskulären Störungen an anderen Prädilektionsorten, so insbesondere an der peripheren Muskulatur.

Die bei ▶ Schwangerschaft auftretende Dyspnoe ist eine Kombination aus verstärktem CO_2-Anfall und reduzierten Atemzugvolumina und damit verstärkter Ventilation des anatomischen Totraumes durch den Zwerchfellhochstand. Bei ▶ Anämie kann es zu Gewebshypoxie und damit verstärktem CO_2-Anfall durch Pufferung der sauren Valenzen durch Natriumbikarbonat kommen. Das verstärkt gebildete CO_2 muß wie bei frühem anaeroben Stoffwechsel aus anderer Ursache (Herzinsuffizienz) abgeatmet werden, was zu einer verstärkten Ventilation und bei entsprechendem Ausmaß zur Dyspnoe beiträgt. Auch bei ▶ Trainingsmangel kann ein verfrühter anaerober Energiestoffwechsel zu Leistungseinschränkung durch Dyspnoe führen.

Die verstärkte Atemarbeit, die jede Form von Dyspnoe begleitet, wird durch die Perzeption und die psychische Reaktion auf die Dyspnoe modifiziert. Hinweise auf eine starke ▶ funktionelle und vegetative Beteiligung geben eine häufige Seufzeratmung, bizarre und unregelmäßige Atemexkursionen sowie das psychopathologische Bild. Bei Angstneurosen kann eine Dyspnoe auch ohne erkennbare organische Ursache an Lungen- und Atemmuskulatur beobachtet werden. Bei der psychogenen Hyperventilation ist regelhaft eine Hypokapnie zur Etablierung der Diagnose notwendig. Der Unerfahrene tendiert gelegentlich dazu, organische Dyspnoeursachen zu übersehen und die Dyspnoe für psychogen zu halten.

Differentialdiagnose

Die eingehende Anamnese erfragt die Charakteristika der Mißempfindungen beim Atmen, so daß eine Abgrenzung gegenüber anderen thorakalen Mißempfindungen (z. B. Engegefühl bei Angina pectoris) und gleichzeitig eine erste ätiologische Zuordnung möglich wird. So stehen beispielsweise bei den pulmonalvaskulären Ursachen die Tachypnoe, bei der Herzinsuffizienz dagegen der Lufthunger und das Erstickungsgefühl im Vordergrund. Beim Asthma wird oft die Atemarbeit, insbesondere die exspiratorische Atemarbeit, erwähnt (s. Tabelle 2). Ist erst anhand der typischen Symptome die Dyspnoe gesichert, ist die differentialdiagnostische Ursachensuche für Prognosestellung und Behandlung von höchster Wichtigkeit.

Die Abklärung der Dyspnoe muß Atemmechanik, Gasaustausch, Pathoanatomie von Lunge, Pleura und Herz, Lungendurchblutung und Druckverhältnisse in der Lungenstrombahn, metabolische Störungen und weitere Begleiterkrankungen berücksichtigen. Bei der Bewertung des Schweregrades der Störung müssen die multiplen Verbindungen zwischen diesen Entitäten berücksichtigt werden, so daß relativ leichtgradige kombinierte Störungen dennoch zu einer sehr prominenten Dyspnoe führen können (siehe unten).

▶ **Störungen der Atemmechanik** sind am leichtesten zugänglich, da sie sowohl bei der körperlichen Untersuchung als auch in der Lungenfunktionsprüfung auffallen. Während Emphysem und chronische Bronchitis in Abwesenheit einer obstruktiven Komponente oft noch nicht mit Dyspnoe einhergehen, führt der dysproportionale Anstieg der Atemarbeit bei höheren Atemminutenvolumina unter Belastung bereits bei beginnender Obstruktion zur Belastungsdyspnoe. Ebenso führt bei restriktiven Störungen der zu geringe oder fehlende Anstieg des Atemzugvolumens unter körperlicher Belastung zu erhöhter Totraumventilation und somit zu vermehrter Atemarbeit. Somit können relativ subtile Veränderungen der in Ruhe gemessenen physiologischen Parameter unter Belastung bereits erhebliche Einschränkungen bewirken. Hinzu kommen die bei obstruktiven und restriktiven Lungenerkrankungen beobachteten Steigerungen des Druckes im Lungenkreislauf, die ihrerseits über eine Erhöhung des physiologischen Totraumes die Atemarbeit weiter vergrößern (s. u.).

Lungenfunktionsanalyse

Die Untersuchung des ▶ **Gasaustausches**, üblicherweise neben der Blutgasbestimmung gemessen an Hand der Sauerstoffsättigung unter Belastung oder durch die Bestimmung des Kohlenmonoxidtransfers in Ruhe (CO-Diffusionskapazität) weist auf Störungen der alveolokapillären Membran mit Verlängerung der Diffusionsstrecke oder auf eine Verkleinerung der Austauschfläche hin. Bei Diffusionsstörungen für Kohlenmonoxid muß neben den interstitiellen Lungenerkrankungen nach Alveolitiden, ggf. auch durch bronchoalveoläre Lavage und durch bildgebende Verfahren, gesucht werden. Daneben ist zu berücksichtigen, daß die Verringerung der Austauschfläche bei erhaltener Ventilation und gestörter Perfusion, wie sie bei Lungenembolie, Herzinsuffizienz und pulmonaler Hypertonie beobachtet wird, ebenfalls einen gestörten globalen CO-Transfer verursacht, da für den CO-Transfer nicht das gesamte ventilierte Luftvolumen zur Verfügung steht. Der Sauerstoffsättigungsabfall unter körperlicher Belastung ist ein spezifisches Zeichen, kann jedoch durch venöse Beimischung, insbesondere bei Shuntvitien und bei intrapulmonalen Shunts im Rahmen einer pulmonalen Hypertonie bezüglich der Diagnose einer Diffusionsstörung der alveolokapillären Membran ebenfalls ein falsch positives Bild ergeben.

Blutgasanalyse

▶ **Pathoanatomie:** Große Luftwege, Lungenparenchym, Pleura, Herz und große Gefäße müssen mit bildgebenden Verfahren untersucht werden, um die Ursachen der Dyspnoe abzuklären. Hierzu gehören die Überprüfung der freien Durchgängigkeit der großen Luftwege vom Kehlkopf zu den Hauptbronchien (Laryngoskopie, Saugpreßversuch, Bronchoskopie), die radiologische Untersuchung des Thorax (Pneumonien, Staublunge, Pleuraverdickungen, Emphysemblasen), das Computertomogramm ggf. in High-resolution-Technik zur Erkennung feiner interstitieller Veränderungen und selbstverständlich die echokardiografisch gestützte Untersuchung des Herzens.

Bildgebende Verfahren (Röntgen, CT, Echo) und Laryngoskopie bzw. Bronchoskopie

▶ Störungen der Atemmechanik

▶ Störungen des Gasaustausches

▶ Pathomorphologie von Luftwegen, Lunge, Herz und großen Gefäßen

Die Echokardiografie liefert Hinweise auf die Belastung des Lungenkreislaufes (rechtsventrikuläre Herzhöhlen), gibt direkte Aufschlüsse über den Druck im Lungenkreislauf (Dopplerechokardiografie siehe unten), gibt Hinweise auf Shuntvitien, Herzleistung, Störungen der Muskelmechanik und der Klappenfunktion.

Echokardiografie

Im Falle einer schwierigen Differentialdiagnose zwischen Dyspnoe und Angina pectoris-Äquivalenten muß die diagnostische Herzkatheteruntersuchung mit herangezogen werden, um kardiale Ursachen zu verifizieren oder auszuschließen. So kann z. B. eine fortgeschrittene koronare Dreigefäßerkrankung bei fehlender Angina pectoris über ihre schwere ischämische Pumpstörung, die durch Belastung provoziert wird, die Ursache für ein fehlendes Ansteigen des Herzzeitvolumens unter Belastung darstellen und auf diese Weise zu einer frühen Umstellung des Stoffwechsels in eine anaerobe Energiebereitstellung führen. Diese führt dann zu vermehrtem CO_2-Anfall und damit zu erhöhter Atemarbeit, um das CO_2 wieder abzuatmen. Gleichzeitig kann durch Rückwärtsversagen eine Lungenstauung entstehen, die über eine Reduktion der Lungencompliance und ggf. über eine Einschränkung der Vitalkapazität zu einer weiteren Erhöhung der Atemarbeit führt. Darüberhinaus kann eine Lungenstauung zu einer reaktiven Bronchospastik (über im Nervus vagus verlaufende J-Fasern) und ggf. zusätzlich zu einem Schleimhautödem der Bronchialschleimhaut führen und so ein Asthma cardiale provozieren.

Herzkatheter-untersuchung

▶ **Störungen der Lungendurchblutung** haben besonders großen Einfluß auf die Entstehung von Dyspnoe. Durch Lungenperfusions- und -ventilationsszintigramm sowie durch Untersuchung der Bein- und Beckenvenen (Doppler) müssen akute oder rezidivierende Lungenembolien gesucht werden. Lungenembolien führen über Atemeffizienzstörungen mit gesteigerter Ventilation zur Dyspnoe. Sie kann durch arterielle Hypoxämie infolge von intrapulmonalen Shunts verstärkt werden. Aber auch sekundäre und primäre pulmonale Hypertonie führen durch reduzierte alveoläre Perfusion bei weitgehend erhaltener Ventilation über verminderte Atemeffizienz zur Ventilationssteigerung.

▶ **Störungen der Lungendurchblutung**

Lungenperfusions- und -ventilations-szintigramm

Besonders bei den ▶ **primären pulmonalen Hypertonien** treten ähnlich wie bei schweren Lungenembolien intrapulmonale Shunts auf, die eine arterielle Hypoxämie verursachen können. Diese arterielle Hypoxämie wird bei Belastung stärker, einmal durch eine Drucksteigerung und damit zusätzliches Shuntblut, zum anderen dadurch, daß das zentralvenöse Blut unter Belastung stärker entsättigt wird. Damit kann es selbst bei gleichbleibenden Shuntvolumina zu einer arteriellen Sauerstoffentsättigung kommen. Besonders erwähnenswert, wenn auch selten, ist die pulmonale Venenverschlußkrankheit, bei der ebenfalls eine ausgeprägte pulmonale Hypertonie vorliegt.

▶ **Primäre pulmonale Hypertonie**

Eine reduzierte Lungendurchblutung führt auch dann zur Dyspnoe, wenn keine Lungenstauung vorliegt, so bei der reinen Rechtsherzinsuffizienz oder bei der fortgeschrittenen Pulmonalklappenstenose. Auch hierbei liegt wahrscheinlich eine gestörte Perfusionsverteilung in der Lunge zugrunde infolge einer veränderten Vasomotorik (Verschiebung des Gefäßtonus von vasodilatierenden zu vasokonstringierenden Einflüssen). Für die Störungen der Lungendurchblutung liefert die Dopplerechokardiografie (indirekte Messung des Pulmonalarteriendruckes anhand der Strömungsgeschwindigkeit über eine trikuspidale Regurgitation) wiederum entscheidende Hinweise. Auch aus diesem Grunde sollte die eingehende echokardiografische Untersuchung bei der Abklärung der Dyspnoe niemals fehlen. Im Einzelfall spielen zusätzlich die invasive Druck-

Metabolische Störungen

messung, ggf. unter Belastung, und die Pulmonalisangiografie eine Rolle.

▶ Metabolische Störungen: Eine gesteigerte Atmung wird auch bei allen Formen der Azidose, so beim diabetischen Koma und bei der Urämie, beobachtet. Möglicherweise infolge der gleichzeitig bestehenden Vigilanzstörungen wird die Dyspnoe bei diesen Erkrankungen nicht in gleicher Weise wahrgenommen. Die Dyspnoe kommt bei diesen Erkrankungen durch eine pH-Veränderung des Blutes zustande. Durch diese pH-Absenkung wird der setpoint für die arterielle Kohlendioxidspannung reduziert, was über die Atmung ausgeglichen werden muß. Da damit ein niedrigeres Gefälle zwischen arteriellen und alveolären CO_2-Teildrucken besteht, ist die Ventilation pro CO_2-Abgabe nicht gleichermaßen effektiv, so daß die Atemeffizienz reduziert ist. Hingegen ist bei der Anämie ein durch Gewebshypoxie vermehrter CO_2-Anfall zu verzeichnen, welcher abgeatmet werden muß. Dieser durch Gewebshypoxie, Gewebsazidose und Pufferung entstehende CO_2-Anfall führt zu einer Ventilationssteigerung obwohl die Atemregulation normal anspricht.

Alle Formen der Azidose führen zur gesteigerten Atmung, z. B. Coma diabeticum oder Urämie

Tumorpatienten

Dyspnoe bei weiteren Begleiterkrankungen: Bei ▶ Tumorpatienten im Endstadium ist die Dyspnoe ein sehr häufiges Symptom. Nach Reuben (Reuben 1986) leiden bis zu 70% der Tumorpatienten in den letzten Wochen ihres Lebens unter Dyspnoe. Zugrunde liegt wahrscheinlich eine durch Kachexie oder Toxine aus den Tumoren bedingte Schwächung der Atemmuskulatur, so daß es einer vermehrten Anstrengung bedarf, normale Atemminutenvolumina zu fördern. Darüberhinaus können bei Tumorerkrankungen und anderen fortgeschrittenen Allgemeinerkrankungen durch Sekretstau bedingte Atelektasen, Pneumonien oder Einschränkungen der Vitalkapazität durch Pleuraergüsse bestehen.

Differentialtherapie

Die Therapie der Dyspnoe ist in aller Regel die Therapie der Grunderkrankung. Die ausführliche Erläuterung der Therapie aller Grunderkrankungen geht über den Rahmen dieses Artikels hinaus. Eine spezifische Therapie der Dyspnoe ist nur in den seltensten Fällen angezeigt. Andererseits ist jedoch ein verstärktes Augenmerk auf dieses schwere Symptom im Therapieplan der verschiedenen Grunderkrankungen notwendig, um die Beschwerden des Patienten optimal zu lindern.

Therapeutisch steht entsprechend der Pathophysiologie der Entstehung der Dyspnoe eine Reduktion der Atemarbeit im Vordergrund. Hierzu gehört eine Beseitigung oder Besserung der Bronchialobstruktion, die Verhinderung von Sekretstau in den Luftwegen bei obstruktiven Atemwegserkrankungen und die Reduktion des erhöhten physiologischen Totraumes bei Herzinsuffizienz und pulmonaler Hypertonie. Für letzteres sind Vasodilatantien, insbesondere bei der Herzinsuffizienz ACE-Hemmer, gut geeignet (Cowley 1984, Reindl 1995). Eine direkte Trainingsbehandlung der Atemmuskulatur ist für Herzinsuffizienz (McParland 1992) und für chronisch obstruktive Atemwegserkrankungen (Harver 1989) in ersten Berichten als günstig beschrieben. Bei chronisch überlasteter Atemmuskulatur bei Lungenerkrankungen mit ventilatorischer Insuffizienz wird jedoch auch die Gefahr einer Überlastung durch das Training betont [Schönhofer und Köhler: Internist (1995): 36: 769-778]. Bei allen Grunderkrankungen mit niedrigem Herzzeitvolumen führt eine Verbesserung des Herzzeitvolumens über eine Reduktion des anaeroben Energiestoffwechsels zu vermindertem CO_2-Anfall und damit zu verbesserter Atmung. Aus diesem Grund sind Herzinsuffizienztherapie, Sauerstoffbehandlung bei pulmonaler Hypertonie zur Drucksenkung und damit zur rechtsventrikulären Entlastung, korrigierende Operationen bei Klappen- und Shuntvitien hilfreich. Die Sauerstofftherapie bei Hypoxämien ist darüberhinaus als lebensverlängernd ausgewiesen (Nocturnal Oxygen-Therapy Trial Group 1980, Dean 1992).

Eine Verstärkung des Circulus vitiosus aus Angst und Atemsteigerung kann gelegentlich eine Sedierung, öfters eine Psychotherapie, notwendig machen. Vor einer direkten Beeinflussung des Atemantriebs über Opiate oder, wie es experimentell früher versucht wurde, durch Entfernung der Carotiskörperchen ist wegen der Verschlechterung der Atemgase zu warnen. Sie sind prognostisch ungünstig. Insbesondere in der Entwöhnungsphase nach einer längeren Beatmung ist eine Unterstützung der Atemmuskulatur durch CPAP-Atmung nicht nur zur Verbesserung der Atemarbeit sondern auch zur Verbesserung der Dyspnoe belegt. (Petrof 1990). Das therapeutische Hauptproblem stellt weiterhin die primäre pulmonale Hypertonie dar, da in den meisten Fällen eine spezifische Senkung des Pulmonalarteriendruckes pharmakologisch bisher nicht erreicht wurde. Die Inhalation von Prostaglandinen oder von NO sind neue, noch experimentelle therapeutische Ansätze.

Fragen und Antworten zur Erfolgskontrolle

1. Wie läßt sich Dyspnoe messen oder quantifizieren?

Die Quantifizierung erfolgt mittels der Borg-Skala oder der NYHA in 12 bzw. 4 Schweregraden. Eine pathophysiologische Messung erfolgt in speziell eingerichteten Labors durch Resistance-Bestimmung einerseits und Messung der respiratorischen Äquivalente, d. h. der Ventilation im Verhältnis zur Sauerstoffaufnahme oder Kohlendioxidabgabe.

2. Welche Pathophysiologie liegt der Dyspnoe zugrunde?

Der Dyspnoe liegt eine Ermüdung der Atemmuskulatur zugrunde durch erhöhte Widerstandsarbeit, erhöhte Volumenarbeit oder eine Schwächung der Atemmuskulatur.

3. Welche sind die häufigsten Grunderkrankungen?

Obstruktive Atemwegserkrankungen, Lungenparenchymerkrankungen mit und ohne pulmonale Hypertonie, restriktive Atemwegserkrankungen, Erkrankungen des pulmonalen Gefäßbetts mit Verlegung der Lungenstrombahn und/oder pulmonaler Hypertonie, Herzinsuffizienz, neurogene und neuromuskuläre Störungen. Schwangerschaft, Anämie, Trainingsmangel und psychogene Faktoren können zur Dyspnoe führen.

4. Welche Störungen muß die Differentialdiagnose der Dyspnoe berücksichtigen?

Die Differentialdiagnose muß die Atemmechanik (Lungenfunktionsprüfung) und den Gasaustausch testen, die Anatomie oder Pathoanatomie der großen Luftwege, des Lungenparenchyms, der Pleura, des Herzens und der großen Gefäße mit bildgebenden Verfahren untersuchen. Sie muß die Lungendurchblutung prüfen (angiografisch oder szintigrafisch), die Lungendrücke messen (dopplerechokardiografisch). Sie muß die metabolischen Störungen, die zu einer Azidose führen können, ausschließen/verifizieren, muß ggf. eine Tumorsuche einschließen.

5. Welche Differentialtherapie der Dyspnoe ist zu beachten?

Die Differentialtherapie hat die unterschiedlichen pathophysiologischen Entstehungsmechanismen zu berücksichtigen. Die Erleichterung der Atemarbeit durch Reduktion der Atemminutenvolumina (geringerer CO_2-Anfall oder effektivere Atmung) bzw. der Widerstände gegen die Atmung (bronchospasmolytische Therapie) stehen im Vordergrund. Eine direkte Beeinflussung der Dyspnoe über

Dämpfung der Regel- und Stellmechanismen ist nicht wünschenswert (außer im Endstadien infauster Erkrankungen).

Literatur

1. Borg G. v (1982) Psychophysical bases of perceived exertion. Med Sci Sports Exe 14:377-381
2. Chang KC, Morrill CG, Chai H (1978) Impaired response to hypoxia alter bilateral carotid body resection for treatment of bronchial asthma. Chest 73:667-669
3. Cowley AJ, Rowley JM, Stainer K, Hampton JR (1984) Effects of captopril on abnormalities of the peripheral circulation and respiratory function in patients with severe heart failure. Lancet 2:1120-1124
4. Dean NC, Brown JK, Himelman RB, Doherty JJ, Gold WM, Stulbarg MS (1992) Oxygen may improve dyspnea and endurance in patients with chronic obstructive pulmonary disease and only mild hypoxemia. Am Rev Respir Dis 146:941-945
5. Habedank D, Reindl I, Sonntag CF, Kleber FX (1994) Ventilatory efficacy in healthy volunteers during cardiopulmonary exercise testing. Eur J Appl Physiol 69 (Suppl. 3):14
6. Harver A, Mahler DA, Daubenspeck JA (1989) Targeted inspiratory muscle training improves respiratory muscle function and reduces dyspnea in patients with chronic obstructive pulmonary disease. Ann Intern Med 111:117-124
7. Kikuchi Y, Okabe S, Tamura G, Hida W, Homma M, Shirato K, Takishima T (1994) Chemosensitivity and perception of dyspnea in patients with a history of near-fatal asthma. N Engl J Med 330:1329-1334
8. Matsushita H (1992) Dyspnea and inspiratory muscle function during exercise in severe chronic obstructive pulmonary disease (COPD). Nippon Kyobu Shikkan Gakkai Zasshi 30:1242-1429
9. McParland C, Krishnan B, Wang Y, Gallagher C (1992) Inspiratory muscle weakness and dyspnea in chronic heart failure. Am Rev Respir Dis 146:467-472
10. Nakayama K (1963) The surgical significance of the carotid body in relation to bronchial asthma. J Int Coll Surg 39:374-389
11. Nocturnal oxygen therapy trial group (1980) Continuous or nocturnal oxygen therapy in hypoxemic chronic obstructive lung disease. Ann Intern Med 93:391-398
12. Petrof BJ, Legare M, Goldberg P, Milic-Emili J, Gottfried SB (1990) Continuous positive airway pressure reduces work of breathing and dyspnea during weaning from mechanical ventilation in severe chronic obstructive pulmonary disease. Am Rev Respir Dis 141:281-289
13. Reindl I, Kleber FX (1995) Exertional hyperpnea in patients with chronic heart failure is a reversible cause of exercise intolerance. Basic Res Cardiol (im Druck)
14. Reuben DB, Mor V (1986) Dyspnea in terminally ill cancer patients. Chest 89:234-236
15. Simon P, Schwartzstein RM, Weiss JW, Fencl V, Teghtsoonian M, Weinberger SE (1990) Distinguishable types of dyspnea in patients with shortness of breath. Am Rev Respir Dis 142:1009-1014
16. Stulbarg MS, Winn WR, Kellett LE (1989) Bilateral carotid body resection for the relief of dyspnea in severe chronic obstructive pulmonary disease. Physiologic and clinical observations in three patients. Chest 95:1123-1128
17. Woodcock AA, Gross ER, Gellert A, Shah S, Johnson M, Geddes DM (1981) Effects of dihydrocodeine, alcohol, and caffeine on breathlessness and exercise tolerance in patients with chronic obstructive lung disease and normal blood gases. N Engl J Med 305:1611-1616

Schwindel

Die häufigsten Formen

Th. Brandt
Neurologische Klinik, Klinikum Großhadern, Ludwig-Maximilians-Universität München

Schwindel ist keine Krankheitseinheit, sondern Ausdruck unterschiedlicher Erkrankungen, vor allem des vestibulären Systems, und ist neben Kopfschmerz eines der häufigsten Leitsymptome nicht nur in der Neurologie. Anstelle eines Überblicks vieler seltener Schwindelformen sollen hier die beiden häufigsten vorgestellt werden. Der ▶ benigne paroxysmale Lagerungsschwindel und der von uns erstmals beschriebene phobische Schwankschwindel [3, 5, 6]. Beide haben einen ganz unterschiedlichen Pathomechanismus; der eine beruht auf einer mechanischen Funktionsstörung eines Bogengangs im Innenohr, der andere entsteht rein psychisch durch ängstliche Introspektion mit subjektivem Schwankschwindel bei objektiv erhaltenem Gleichgewicht.

Die relative Häufigkeit der einzelnen Diagnosen hängt davon ab, ob die Erhebung in einer neurologischen, in einer HNO-Klinik oder einer Spezialambulanz erfolgt. Bei unserer ersten Übersicht der häufigsten Schwindelformen einer unselektionierten Gruppe stationär und ambulant behandelter Patienten (572 von 9254 neurologischen Patienten) Anfang der 80er Jahre stellten der benigne paroxysmale Lagerungsschwindel, die Neuritis vestibularis, der phobische Schwankschwindel und der Morbus Menière – in dieser Reihenfolge – zusammen 85% des Spektrums [3]. Nach Aufbau einer überregionalen Spezialambulanz für Schwindel verschoben sich in einer zweiten Übersicht der Jahre 1989–1992 (768 Patienten) sowohl das Gesamtspektrum als auch die relative Häufigkeit der einzelnen Diagnosen (Tabelle 1).

Der benigne paroxysmale Lagerungsschwindel war weiterhin mit 21% (vorher 39%) die häufigste Ursache. Dieser Prozentsatz deckt sich mit Erhebungen nordamerikanischer Spezialambulanzen [2]. Der ▶ phobische Schwankschwindel wurde jetzt mit 17% (vorher 12%) die zweithäufigste Diagnose, gefolgt von zentralvestibulären Schwindelformen überwiegend bei vaskulären und entzündlichen Erkrankungen des Hirnstamms. Die basiläre Migräne – keineswegs eine ausschließliche Erkrankung jüngerer Frauen – weist einen zweiten Häufigkeitsgipfel im 6. Lebensjahrzehnt auf und stand jetzt an 4. Stelle der Diagnosen unserer Patienten, wurde damit häufiger gesehen als der Morbus Menière und die Neuritis vestibularis.

Prof. Dr. Th. Brandt, Neurologische Klinik, Klinikum Großhadern, Ludwig-Maximilians-Universität, Marchioninistraße 15, D-81377 München

---

▶ Benigner paroxysmaler Lagerungsschwindel: die häufigste klinische Schwindelform

▶ Phobischer Schwankschwindel: zweithäufigste klinische Schwindelform

---

Die Beiträge der Rubrik Weiterbildung sollen dem Stand des zur Facharztprüfung für den Internisten ohne Schwerpunktbezeichnung notwendigen Wissens entsprechen und zugleich dem niedergelassenen Facharzt als Repititorium dienen. Die Rubrik beschränkt sich auf klinisch gesicherte Aussagen zum Thema.

Die vielerorts übliche klinische Unterscheidung zwischen einem „systematischen" (vestibulären) und einem „unsystematischen" (nichtvestibulären) Schwindel ist neurophysiologisch nicht sinnvoll. Vestibuläre, optokinetische und somatosensorische Bewegungsinformationen konvergieren im Hirnstamm, Thalamus und vestibulären Kortex. Schon die Vestibulariskernneurone können eine reale Körperbeschleunigung nicht von einer optokinetisch induzierten scheinbaren Eigenbewegung durch Anschauen großflächiger Musterbewegungen unterscheiden. Unter Schwindel versteht man also nicht nur vestibuläre, sondern multisensorische Syndrome. Häufigkeitsangaben differieren schon deshalb in vielen Arbeiten, weil die Begriffsbestimmung unterschiedlich weit gefaßt ist.

Tabelle 1
Häufigkeit einzelner Diagnosen bei 768 Patienten einer Spezialambulanz für Schwindel (1989–1992)

Diagnose	Häufigkeit	
	n	%
1 Benigner paroxysmaler Lagerungsschwindel	158	20,6
2 Phobischer Schwankschwindel	129	16,8
3 Zentralvestibulärer Schwindel	98	12,8
4 Basiläre Migräne	52	6,8
5 Morbus Menière	45	5,9
6 Neuritis vestibularis	31	4,0
7 Psychogener Schwindel (ohne 2)	27	3,5
8 Vestibularisparoxysmie	16	2,1
9 Bilaterale Vestibulopathie	10	1,3
10 Otolithenschwindel	4	0,5
11 Labyrinthfistel	4	0,5
– Unklare Ätiologie	48	6,2
– Andere (zentralvestibuläre Syndrome ohne Schwindel)	146	19,0

▶ Nichtvestibuläre Funktionsstörungen

▶ Zentralvestibuläre Funktionsstörungen

Der Vergleich von Häufigkeitsangaben verschiedener Kliniken und Fachrichtungen wird dadurch erschwert, daß der Begriff Schwindel unterschiedlich weit gefaßt wird, entweder als subjektives Symptom oder als objektivierbare vestibuläre Funktionsstörung. Beides ist unbefriedigend, da das Symptom Schwindel einerseits bei ▶ nichtvestibulären Funktionsstörungen (orthostatische Dysregulation) vorkommt und andererseits ▶ zentralvestibuläre Funktionsstörungen (Lateropulsion beim Wallenberg-Syndrom) auch ohne subjektiven Schwindel vorkommen. Schon eine Gegenüberstellung der eigenen Daten belegt die Abhängigkeit von Art und Differenziertheit der Einteilungskriterien und der Patientenselektion durch Überweisungspraxis. Verschiebungen des Spektrums entstehen z.B. dadurch, daß Patienten mit leicht diagnostizierbaren Erkrankungen, wie dem benignen paroxysmalen Lagerungsschwindel, der Neuritis vestibularis und auch dem gut bekannten Morbus Menière, von den niedergelassenen Ärzten und Kliniken nicht mehr in eine Spezialambulanz geschickt werden. Dort häufen sich dann weniger bekannte Diagnosen wie die an sich seltene Vestibularisparoxysmie durch neurovaskuläre Kompression des VIII. Hirnnervs, die basiläre Migräne und v.a. der phobische Schwankschwindel.

Orthostasissyndrom: Schwindel als subjektives Syndrom einer nichtvestibulären Funktionsstörung.

Globale Hirndurchblutungsstörungen imponieren als Präsynkopen.

Benigner paroxysmaler Lagerungsschwindel

Der benigne paroxysmale Lagerungsschwindel, erstmals um die Jahrhundertwende zunächst von Adler, dann von Barany beschrieben, ist die häufigste Schwindelform, vor allem ▶ im Alter mit einem Maximum im 6.–8. Lebensjahrzehnt. Er ist charakterisiert durch kurze Drehschwindelattacken mit gleichzeitigem rotierendem Lagerungsnystagmus zum untenliegenden Ohr, z.T. auch Übelkeit, ausgelöst durch Kopfreklination, Kopfseitlagerung oder Herumdrehen im Bett zum betroffenen Ohr.

▶ 30% der über 70jährigen hatten schon einmal einen benignen paroxysmalen Lagerungsschwindel

Klinik

Drehschwindel und Nystagmus treten nach der Lagerung mit einer kurzen Latenz von Sekunden in Form eines Crescendo-/Decrescendoverlaufs mit maximal 30–60 s auf. In Primärposition der Augen schlägt der Nystagmus rotierend zum untenliegenden Ohr (im Uhrzeigersinn bei Erkrankung des linken Ohrs, im Gegenuhrzeigersinn bei Erkrankung des rechten Ohrs). Die Schlagrichtung des Nystagmus hängt von der Blickrichtung ab, überwiegend rotierend beim Blick zum untenliegenden Ohr und überwiegend vertikal zur Stirn schlagend beim Blick zum obenliegenden Ohr. Diese Änderung der Schlagrichtung läßt sich durch ampullofugale Erregung des hinteren vertikalen Bogengangs des untenliegenden Ohrs erklären, da die Zugrichtung der aktivierten Augenmuskeln von der Blickrichtung abhängig ist.

Pathomechanismus: Cupulolithiasis vs. Canalolithiasis

Nach dem von Schuknecht 1969 [14] histologisch nachgewiesenen ▶ Cupulolithiasismodell lagern sich traumatisch oder spontan degenerativ abgelöste, anorganische, spezifisch schwere Partikel des Utrikulus-Otolithen der Cupula in der beim aufrechten Stand unmittelbar darunterliegenden Ampulle des hinteren Bogengangs an. Während Cupula und Endolymphe normalerweise gleiches spezifisches Gewicht haben, wird die Cupula hierdurch spezifisch schwerer, d.h. der Bogengang wird von einem Drehbeschleunigungs- in einen Linearbeschleunigungs- oder Winkelpositionssensor umfunktioniert. Diese Hypothese wurde allgemein über viele Jahre akzeptiert, auch wenn sich mit ihr mehrere der typischen Nystagmuskriterien des Lagerungsschwindel nicht erklären ließen. Die aufgrund dieser Unstimmigkeiten schon früher diskutierte und jetzt belegte ▶ Canalolithiasishypothese kann alle Kriterien des Lagerungsnystagmus erklären [7, 16]. Anstelle fest auf der Cupula haftender Steinchen werden bei der Canalolithiasis frei im Bogengang bewegliche, aus vielen Teilchen zusammengesetzte und das Lumen des Bogengangs annähernd ausfüllende „schwere Konglomerate" als Ursache des Lagerungsschwindels angenommen. Ein valides Modell zum ▶ Pathomechanismus des benignen paroxysmalen Lagerungsschwindels muß Richtung, Latenz, Dauer und Ermüdbarkeit des typischen Nystagmus erklären und die Veränderungen dieser Parameter durch andere Kopflagerungsmanöver voraussagen können (Abb. 1, [8]).

▶ *Latenz:* Drehschwindel und Nystagmus treten auf, sobald sich die Teilchen im Kanal durch die Schwerkraft in Bewegung setzen und dadurch verursachte Cupulaauslenkung nach 1–5 s die Reizschwelle des Sinnesepithels überschreitet.

▶ *Dauer:* Die Teilchen bewegen sich nach dem Lagewechsel auf den tiefsten Punkt innerhalb des Bogengangs zu und setzen sich dort ab. Abhängig von ihrer Größe und Beschaffenheit benötigen sie dazu etwa 10 s.

▶ *Attackenverlauf:* Die Teilchen führen nach der Lagerung eine durch die Gravitation beschleunigte, von der gekrümmten Bogengangswand geführte Fallbewegung aus. Sie werden aus dem Stillstand beschleunigt, erreichen im Fall die maximale Geschwindigkeit und kommen am tiefsten Punkt des Bogengangs wieder zum Stillstand. Dementsprechend ist der zeitliche Verlauf der Attacken, wobei die Cupulazeitkonstante die Dauer verlängert.

▶ *Nystagmusrichtung:* Durch die ampullofugale Reizung der Cupula des posterioren Bogengangs werden über den vestibulo-okulä-

▶ **Cupulolithiasis:** spezifisch schwere Partikel (z.B. Otokonien) lagern sich der Cupula des Bogengangs fest an

▶ **Canalolithiasis:** spezifisch schwere Partikel bilden einen frei im Bogengang beweglichen Pfropf

▶ **Pathomechanismus der Canalolithiasis**

▶ **Verzögertes Einsetzen von Drehschwindel und Nystagmus nach der Kopflagerung**

▶ **Begrenzte Dauer der Schwindelattacke und des Lagerungsnystagmus**

▶ **Crescendo-/Decrescendoverlauf während einer Attacke**

▶ **Linear-rotatorischer Nystagmus**

Differentialdiagnostisch müssen zentrale Lageschwindelformen bei vestibulariskernnahen Läsionen im Bereich um den IV. Ventrikel abgegrenzt werden: z.B. ein in Kopfhängelage nach unten schlagender Lagenystagmus durch zentralvestibuläre Nodulusläsion. Zentraler Lageschwindel kann mit heftigem Erbrechen einhergehen, meist ist die Übelkeit jedoch gering. Im Gegensatz zum benignen paroxysmalen Lagerungsschwindel sind Nystagmus und Schwindel häufig dissoziiert; der Nystagmus ist ein nichtparoxysmaler Lagenystagmus, ist weitgehend unabhängig von der Lagerungsgeschwindigkeit, ist wenig erschöpflich, kann in Abhängigkeit von der Kopfposition seine Schlagrichtung ändern und ist in der Regel mit anderen Störungen der Blickfolge- und Blickhaltefunktion assoziiert.

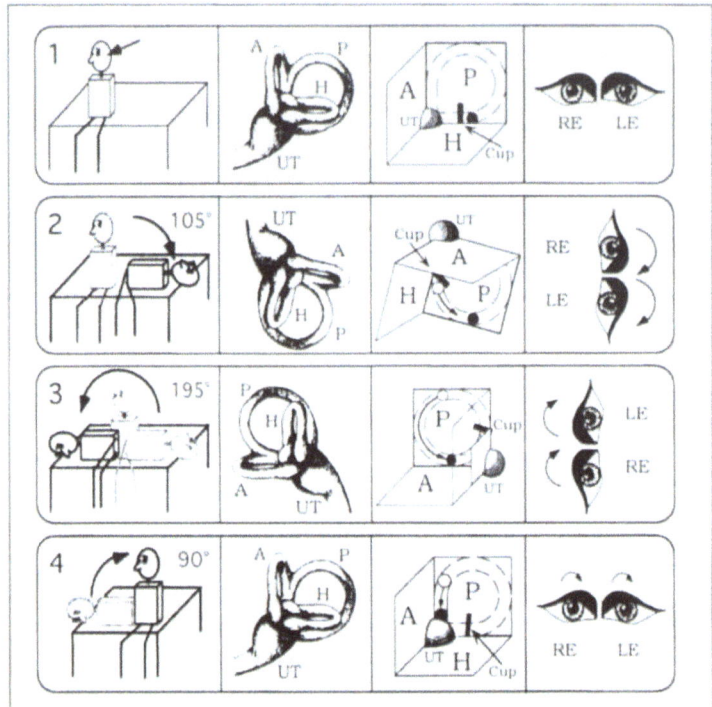

Abb. 1. Schematische Zeichnung des physikalischen Befreiungsmanövers bei einem Patienten mit typischem benignem paroxysmalem Lagerungsschwindel des linken Ohrs. *Kästen von links nach rechts:* Kopf- und Körperposition, jeweilige Lage des Labyrinths im Raum, Lage und Bewegung des spezifisch schweren Klümpchens im posterioren Bogengang mit der resultierenden Cupulaauslenkung sowie *rechts* die Richtung des rotierenden Lagenystagmus. Das Klümpchen im Kanal ist als *Kreis* dargestellt, das *schwarze Klümpchen* zeigt die durch die Lageänderung induzierte neue Ruheposition des Fremdkörpers im Bogengang an. *1:* Zu Beginn des Manövers sitzt der Patient mit dem Kopf horizontal 45° zum nicht betroffenen Ohr gedreht. Das Klümpchen, schwerer als Endolymphe, ruht an der Basis neben der Cupula des posterioren Bogengangs. *2:* Der Patient führt eine seitliche Kippung um etwa 105° in Richtung des linken (betroffenen) Ohrs aus. Die Änderung der Kopfposition relativ zur Schwerkraft verursacht eine Bewegung des Klümpchens, das sich entsprechend der Schwerkraft wieder zum untersten Teil des Kanals bewegt und dabei die Cupula durch Sogwirkung ampullofugal auslenkt. Dies löst eine typische Lageschwindelattacke mit rotierendem Nystagmus zum untenliegenden Ohr aus. Der Patient hält diese Position für 2–3 min ein, bis alle Anteile des Klümpchens sedimentiert sind. *3:* Der Patient wird in einer raschen Bewegung und einer Raumebene etwa 195° zur anderen Seite geschwenkt, so daß nun die Nase nach unten zeigt. Dies verursacht wegen der Schwere des Klümpchens erneut eine Bewegung ampullofugal in Richtung des Kanalausgangs. Die Richtung des Endolymphflusses lenkt die Cupula wieder ampullofugal aus, so daß bei einem erfolgreichen Lagemanöver der ausgelöste Nystagmus wiederum zum betroffenen linken Ohr schlägt, das nun oben liegt. Der Patient ruht erneut etwa 2–3 min in dieser Position. *4:* Der Patient richtet sich langsam wieder zur initialen sitzenden Position auf, eine Bewegung, die nun das Klümpchen aus dem Bogengang in den Utrikulusraum spült. Abkürzungen: *APH* anteriorer, posteriorer und horizontaler Bogengang; *Cup* Cupula; *UT* Utriculus; *RE* rechtes Auge; *LE* linkes Auge. (Nach [8])

▶ **Umkehr von Schwindel und Nystagmusrichtung nach Wiederaufrichten zur sitzenden Ausgangsposition**

ren Reflex kompensatorische Augenbewegungen um eine zur Bogengangsebene senkrechte Augendrehachse ausgelöst. Dem betrachtenden Arzt erscheint dies als eine Kombination von linearen und rotatorischen Augenbewegungen zum untenliegenden Ohr.

▶ *Nystagmusumkehr:* Wird die Richtung der Lagerungsbewegung beim Aufrichten umgekehrt, so bewegen sich die Teilchen ebenfalls in Gegenrichtung. Nun wird die Cupula in die entgegengesetzte (ampullopetale) Richtung ausgelenkt, woraus die Umkehr des Drehschwindels und der Nystagmusrichtung resultiert.

▶ *Ermüdbarkeit:* Die einen Pfropf oder Klumpen bildenden Teilchen hängen lose zusammen und fallen bei den Kopflagewechseln zunehmend auseinander. Unabhängig voneinander bewegte kleine Teilchen können auf die Cupula nicht den Sog oder Druck ausüben, den ein einzelner, das Volumen des Bogengangs ausfüllender Klumpen erzeugt. Wenn der Patient seinen Kopf über mehrere Stunden ruhig hält (z.B. im Schlaf), so fügen sich die vorher auseinandergefallenen Teilchen an der tiefsten Stelle innerhalb des Bogengangs wieder zu einem Klumpen zusammen und lösen bei Kopflagewechsel wieder Schwindel aus.

▶ *Befreiungsmanöver:* Nur bei der Canalolithiasis, d.h. bei einem frei beweglichen Pfropf im Bogengang kann man sich die von uns erstmals 1980 beschriebene wirkungsvolle Therapie [4] durch Kopflagerungsmanöver erklären. Durch rasche Kopflagerung zur Gegenseite kann der Pfropf aus dem Bogengang herausgeschwemmt werden und verursacht dann keinen Lageschwindel mehr.

Befreiungsmanöver

Zur wirkungsvollen physikalischen Lagerungstherapie stehen verschiedene Verfahren zur Verfügung, das von Brandt u. Daroff 1980 [4] eingeführte (Rechts-/Linksseitlagerungen aus sitzender Position in Serie), das von Sémont et al. 1988 [15] beschriebene Befreiungsmanöver (180°-Kippung aus der auslösenden Kopfposition in Gegenrichtung) und die von Epley 1992 [9] vorgeschlagene Variante (Drehung aus der liegenden Position in leichter Kopfhängelage; Übersicht in [8]). In Abb. 1 ist die Ausführung eines einzelnen Befreiungsmanövers für einen Lagerungsschwindel vom hinteren Bogengangstyp links in einzelnen Schritten dargestellt. Bei richtiger Ausführung (d.h. schnell, ohne Unterbrechung und in der Ebene des Bogengangs) ist ein einzelnes Manöver in 70–80% der Fälle erfolgreich. Dies zeigt sich daran, daß der ▶ Nystagmus bei Lagerung zum gesunden Ohr erneut zum kranken Ohr schlägt (Abb. 1, 3. Spalte). Dieses Manöver kann bei mangelhaftem Erfolg wiederholt werden oder vom Patienten in Form der von uns angegebenen Rechts-links-Wechsellagerungen zu Hause selbständig durchgeführt werden.

Die physikalische Therapie ist so wirkungsvoll, daß wir unter einigen 100 Patienten mit typischem benignem paroxysmalem Lagerungsschwindel nur einen einzigen Therapieversager sahen, bei dem schließlich eine operative Durchtrennung des hinteren ampullären Bogengangnervs als Ultima ratio durchgeführt wurde. Pace-Balzan u. Rutka haben in den letzten Jahren wiederholt über die erfolgreiche Behandlung des Lagerungsschwindel durch operative Ausschaltung (Okklusion) des Bogengangs berichtet [13]. Wir sind aufgrund unserer Erfahrungen überzeugt, daß hier die Möglichkeiten der physikalischen Therapie nicht ausreichend ausgeschöpft wurden und die Indikation zur Operation zu großzügig gestellt wurde. Eine medikamentöse Therapie des benignen paroxysmalen Lagerungsschwindels ist nicht sinnvoll und bis auf eine unspezifische allgemeine Sedierung des vestibulären Systems (Antivertiginosa) nicht möglich.

▶ Vorübergehende Ermüdbarkeit von Drehschwindel und Nystagmus durch Mehrfachlagerungen

▶ Gute Therapiebarkeit durch physikalische Lagerungsmanöver (Befreiungsmanöver) in der Ebene des Bogengangs

▶ Die Schlagrichtung des Nystagmus zum betroffenen Ohr zeigt den Erfolg des physikalischen Befreiungsmanövers an

Der benigne paroxysmale Lagerungsschwindel ist eine Alterserkrankung (Maximum im 6.–7. Lebensjahrzehnt). Etwa die Hälfte aller Fälle muß als idiopathisch (Frauen:Männer = 2:1) eingeordnet werden, während die symptomatischen Fälle (Frauen:Männer = 1:1) am häufigsten auf ein Schädeltrauma (17%) oder eine Neuritis vestibularis (15%) zurückgeführt werden. Der benigne paroxysmale Lagerungsschwindel tritt häufig nach längerer Bettlägerigkeit auf, d.h. als Sekundärkomplikation anderer Erkrankungen. 10% der spontanen Fälle und 20% der traumatischen Fälle zeigen einen beidseitigen, meist asymmetrisch betonten Lagerungsschwindel. Benigne wird die Erkrankung genannt, weil sie meist innerhalb von Wochen oder Monaten wieder spontan abklingt. Die spontanen Bewegungen bei Lagerungen wirken offenbar ähnlich wie das gezielte Befreiungsmanöver.

WEITERBILDUNG

▶ **Paroxysmaler Lagerungsschwindel vom horizontalen Bogengangstyp**

Canalolithiasis des horizontalen Bogengangs

Viel seltener gibt es auch einen benignen paroxysmalen Lagerungsschwindel durch Canalolithiasis des ▶ horizontalen Bogengangs [1]. Kopfdrehung um die Körperlängsachse löst dann im Liegen eine ampullopetale Cupulaauslenkung aus, wenn die Drehung zur Seite des betroffenen Ohres erfolgt. Eine Kopfdrehung zur gegenüberliegenden Seite führt ebenfalls zu Schwindel, dann durch ampullofugale Cupulaauslenkung. Der Nystagmus schlägt bei dieser Unterform nicht rotierend, sondern horizontal linear zum untenliegenden Ohr und zeigt im Verlauf der Attacke häufig eine Richtungsumkehr (entsprechend dem postrotatorischen Nystagmus I und II bei der Drehprüfung auf dem Drehstuhl).

Phobischer Schwankschwindel

Das Syndrom des phobischen Schwankschwindels läßt sich gut von der Agoraphobie, der Akrophobie und auch der von Marks 1981 [12] beschriebenen „space phobia" abgrenzen [3, 5]. Charakteristisch ist die Kombination eines Schwankschwindels mit subjektiver Stand- und Gangunsicherheit, v.a. bei Patienten mit zwanghafter Persönlichkeitsstruktur. Die monosymptomatische subjektive Störung des Gleichgewichtgefühls zeigt attackenartige Verschlechterungen, die beim selben Patienten mit oder ohne erkennbare Auslöser auftreten, mit oder ohne begleitende ▶ Angst. Das Fehlen erkennbarer Auslöser und der Schwindel ohne Begleitangst lassen sowohl den Patienten als auch gelegentlich den Arzt an der Diagnose einer psychogen-funktionellen Störung zweifeln. Die Patienten suchen in der Regel nicht den Psychiater auf, sonden einen Spezialisten (Neurologe, HNO-Arzt) für ihre Hauptbeschwerde, den Schwindel. Kennt man die typischen diagnostischen Merkmale, so kann man diesen Patienten wiederholte Arztwechsel und invasive diagnostische Verfahren ersparen.

▶ **Phobischer Schwankschwindel ist keine typische Panikerkrankung und tritt auch ohne Angst auf**

Es erscheinen uns 6 Kriterien wichtig für die Diagnose des phobischen Schwankschwindels [6, 11]:

• Der Patient klagt über Schwankschwindel und subjektive Stand-/Gangunsicherheit bei normalem neurologischem Befund und unauffälligen Gleichgewichtstests.
• Der Schwindel wird beschrieben als eine fluktuierende Unsicherheit von Stand und Gang mit attackenartiger Fallangst ohne Sturz, z.T. nur als einzelne unwillkürliche Körperschwankung.
• Während oder kurz nach diesen Attacken werden (häufig erst auf Befragen) Angst und vegetative Mißempfindungen angegeben, wobei die meisten Patienten auch über Schwindelattacken ohne Angst berichten.
• Die Attacken treten oft in typischen Situationen auf, die auch als externe Auslöser anderer phobischer Syndrome bekannt sind (Brücken, Autofahren, leere Räume, große Menschenansammlungen im Kaufhaus oder Restaurant). Im Verlauf entsteht eine Generalisierung mit zunehmendem Vermeidungsverhalten auslösender Reize.
• Patienten mit phobischem Schwankschwindel zeichnen sich meist durch zwanghafte Persönlichkeitszüge und eine reaktiv depressive Symptomatik aus.
• Der Beginn der Erkrankung läßt sich häufig auf eine initiale vestibuläre Erkrankung (z.B. Neuritis vestibularis) oder besondere Belastungssituationen zurückverfolgen.

Schwindel gilt auch als eines der häufigen Symptome der Panikerkrankungen, kann Hauptbeschwerde einer Depression oder hysterischen Entwicklung sein oder als bizarre Leibgefühlsstörung im Rahmen einer schizophrenen Psychose auftreten. Der phobische Schwankschwindel ist keine typische Panikerkrankung, da er monosymptomatisch auch ohne Angst entstehen kann.

Hypothetischer Mechanismus: Entkoppelung der „Efferenzkopie"

Die illusionäre Wahrnehmungsstörung des Schwankschwindels und der Standunsicherheit haben wir versucht durch die Hypothese zu erklären, daß es bei diesen Patienten zu einer Störung des Raumkonstanzmechanismus kommt mit teilweiser Entkoppelung der Efferenzkopie für aktive Kopfbewegungen. Unter normalen Umständen nehmen wir die beim freien aufrechten Stand selbst generierten feinen Körperschwankungen oder unwillkürlichen Kopfbewegungen nicht als Beschleunigungen wahr. Auch die Umwelt wirkt während der aktiven Bewegung als ruhend, obwohl retinale Bildverschiebungen durch Relativbewegungen entstehen. Diese „Raumkonstanz" wird offenbar dadurch erhalten, daß mit dem Willkürimpuls, eine Bewegung zu initiieren, gleichzeitig eine adäquate Parallelinformation zur Identifikation ausgesandt wird. Diese ▶ Efferenzkopie nach v. Holst u. Mittelstaedt [10] stellt möglicherweise ein durch frühere Bewegungserfahrung eingeeichtes sensorisches Erwartungsmuster bereit, welches dann die durch die Bewegung ausgelöste aktuelle Sinnesinformation so interpretiert, daß Eigenbewegung gegenüber einer stationären Umwelt wahrgenommen wird (Abb. 2). Fehlt diese Efferenzkopie, z.B. wenn wir mit dem Finger von außen den Bulbus bewegen, so kommt es zu Scheinbewegungen der Umwelt: Oszillopsien. Die Schilderung der Schwindelsensationen phobischer Patienten, daß unwillkürlich Körperschwankungen entstehen und gelegentlich einzelne Kopfbewegungen als verunsichernde exogene Beschleunigung mit gleichzeitiger Umweltscheinbewegung wahrgenommen werden, kann durch transiente Störungen der Abstimmung zwischen der Efferenz und der Efferenzkopie, d.h. zwischen erwarteter und ausgeführter Bewegung, erklärt werden. Gesunde können solche leichten Schwindelsensationen ohne Begleitangst im Zustand starker Müdigkeit erfahren, wenn sich Unterschiede willkürlicher Kopfbewegungen und unwillkürlicher Schwankungen vermischen. Beim phobischen Patienten könnte diese teilweise Entkoppelung durch die angstbelegte ständige Kontrolle und Überprüfung der Gleichgewichtsregulation zustande kommen [5]. So wird eine Wahrnehmung sensomotorischer Regelvorgänge gebahnt, die sonst unbewußt über erlernte (reflexartig abgerufene) Programme verschiedener Aktivierungsmuster der Haltungsmuskulatur ablaufen.

▶ **Die Fehlabstimmung von Efferenzkopie (erwartete Bewegung) und „reafferenter" Bewegungsmeldung kann zu subjektivem Schwankschwindel führen, obwohl das Gleichgewicht objektiv nicht beeinträchtigt ist**

Therapie und Verlauf

Wichtigster therapeutischer Schritt scheint uns zu sein, den Patienten durch sorgfältige Untersuchung und Erklärung dieses psychogenen Mechanismus von der Angst einer organischen Krankheit zu entlasten. Üblicherweise leiten wir keine lange Psychotherapie ein, sondern erklären dem Patienten Möglichkeiten einer selbstkontrollierten Desensibilisierung im Rahmen einer Verhaltenstherapie. Um den Verlauf des phobischen Schwankschwindels und auch die Sicherheit der Diagnose zu überprüfen, haben wir eine katamnestische Studie an 78 Patienten durchgeführt, 6 Monate bis zu $5^{1}/_{2}$ Jahre nach der Erstuntersuchung. Erfreulicherweise ergab sich retrospektiv bei keinem der Patienten ein Anhalt für eine Fehldiagnose, und 72% waren inzwischen entweder beschwerdefrei oder deutlich gebessert [6]. Der Leidensdruck der Patienten mit phobischem Schwankschwindel, die Bereitschaft, den psychogenen Mechanismus zu verstehen und durch Eigendesensibilisierung zu überwinden, sind eine positive Erfahrung für den behandelnden Arzt.

Im Vergleich zum phobischen Schwankschwindel ist die spontane Prognose psychogenfunktioneller Gangstörungen in der Neurologie deutlich schlechter. Es lohnt sich also, den phobischen Schwankschwindel zu kennen und zu behandeln.

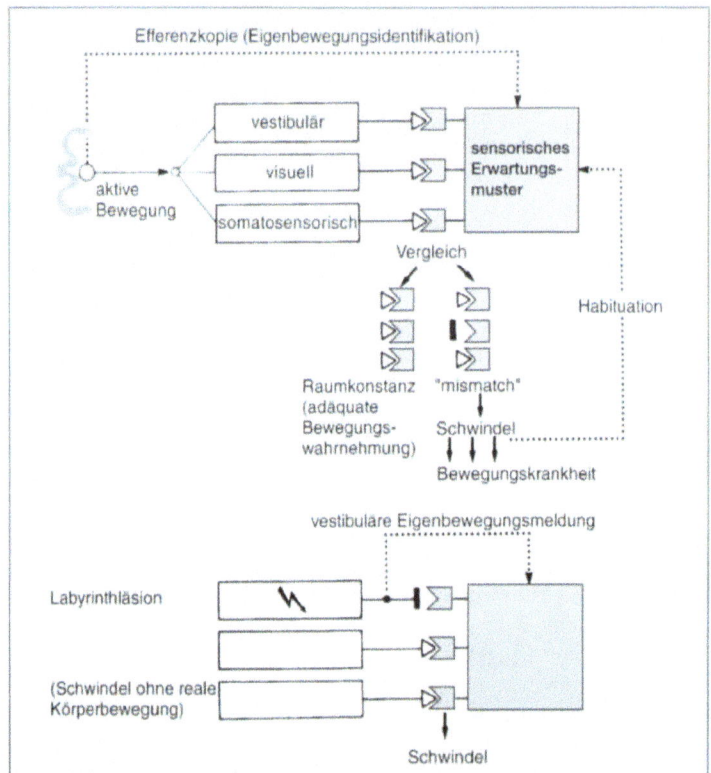

Abb. 2. Schematische Darstellung der Entstehung von Schwindel und Bewegungskrankheit durch inkongruente Sinnesmeldungen. Aktive Körperbewegungen führen zu einer Reizung der vestibulären, visuellen und somatosensorischen Sinnesorgane, deren Meldungen mit einem durch frühere Bewegungserfahrungen eingeeichten, multisensorischen Erwartungsmuster verglichen werden. Das Erwartungsmuster wird durch die gleichzeitig mit dem Bewegungsimpuls parallel ausgesandte Efferenzkopie bereitgestellt. Stimmen aktuelle Sinnesreizung und Erwartungsmuster überein, so wird die Bewegung unter Erhaltung der Raumkonstanz wahrgenommen; besteht eine Inkongruenz zwischen eingehendem und erwartetem Muster, so entsteht Schwindel und bei wiederholter Reizung durch Summation Bewegungskrankheit. Gewöhnung wird zentral dadurch erreicht, daß durch wiederholte Auslösung das zentral gespeicherte Erwartungsmuster umprogrammiert wird (Habituation). Beim phobischen Schwankschwindel entsteht die subjektive Gleichgewichtsstörung offenbar durch eine Inkongruenz von Efferenz und Efferenzkopie bei ängstlicher Introspektion normalerweise unterbewußt ablaufender Gleichgewichtsreaktionen. Im Fall einer einseitigen Labyrinthläsion wird vestibulär eine scheinbare Körperbeschleunigung gemeldet, die im Widerspruch steht zu den gleichzeitig eingehenden visuellen und somatosensorischen Informationen. (Nach [5])

Fragen und Antworten zur Erfolgskontrolle

1. Was löst beim benignen paroxysmalen Lagerungsschwindel die Drehschwindelattacke aus?

Ein frei im Bogengang beweglicher „spezifisch schwerer" Pfropf sedimentiert durch die Kopflageänderung zum jeweils untersten Teil des Bogengangs. Dadurch wird über Endolymphe auf die Cupula ein Sog ausgeübt. Die Cupulaauslenkung ruft den typischen Drehschwindel und den Lagenystagmus hervor.

2. Wie behandelt man den benignen paroxysmalen Lagerungsschwindel?

Durch ein rasch aus der auslösenden Kopfposition zur Gegenseite durchgeführtes Lagerungsmanöver gelingt es, den im Bogengang beweglichen Pfropf herauszuspülen, bis er in anderen Räumen des Labyrinths zu liegen kommt, von wo er die Cupula bei Kopflageänderungen nicht mehr auslenken kann.

3. Wodurch kann der phobische Schwankschwindel von einer Panikerkrankung unterschieden werden?

Beim phobischen Schwankschwindel treten die subjektive Stand- und Gangunsicherheit sowie die kurzdauernden Schwankschwindelattacken auch ohne Angst und die Merkmale einer Panikattacke auf.

Literatur

1. Baloh RW, Jacobsen K, Honrubia V (1993) Horizontal semicircular canal variant of benign positional vertigo. Neurology 43: 2542–2549
2. Baloh RW, Honrubia V (1990) Clinical Neurophysiology of the Vestibular System. 2nd edn. Davis, Philadelphia
3. Brandt T (1991) Vertigo: its multisensory syndromes. Springer, Berlin Heidelberg New York Tokyo
4. Brandt Th, Daroff RB (1980) Physical therapy for benign paroxysmal positional vertigo. Arch Otolaryngol 106: 484–485
5. Brandt T, Dieterich M (1986) Phobischer Attacken-Schwankschwindel, ein neues Syndrom. MMW 128: 247–250
6. Brandt T, Huppert D, Dieterich M (1994) Phobic postural vertigo: A first follow-up. J Neurol 241: 191–195
7. Brandt T, Steddin S (1993) Current View of the mechanism of benign paroxysmal positioning vertigo: Cupulolithiasis or canalolithiasis. J Vestib Res 3: 373–382
8. Brandt T, Steddin S, Daroff RB (1994) Therapy for benign paroxysmal positioning vertigo (BPPV) revisited. Neurology 44: 796–800
9. Epley JM (1992) The canalith repositioning procedure: for treatment of benign paroxysmal positioning vertigo. Otolaryngol Head Neck Surg 107: 399–404
10. Holst E v, Mittelstaedt H (1950) Das Reafferenzprinzip (Wechselwirkungen zwischen Zentralnervensystem und Peripherie). Naturwissenschaften 137: 461–476
11. Huppert D, Brandt Th, Dieterich M, Strupp M (1994) Phobischer Schwankschwindel, zweithäufigste Diagnose in einer Spezialambulanz für Schwindel. Nervenarzt 65: 421–223
12. Marks JM (1981) Space „phobia": a pseudo-agoraphobic syndrome. J Neurol Neurosurg Psychiatry 48: 729–235
13. Pace-Balzan A, Rutka JA (1991) Non-ampullary plugging of the posterior semicircular canal for benign paroxysmal positional vertigo. J Laryngol Otol 105: 901–906
14. Schuknecht HF (1969) Cupulolithiasis. Arch Otolaryngol Head Neck Surg 90: 113–126
15. Sémont A, Freyss G, Vitte W (1988) Curing the BPPV with a liberatory maneuver. Adv Otorhinolaryngol 42: 290–293
16. Steddin S, Brandt T (1994) Benigner paroxysmaler Lagerungsschwindel. Differentialdiagnose der posterioren, horizontalen und anterioren Canalolithiasis. Nervenarzt 75: 505–510

WEITERBILDUNG

10/95

Redaktion:
Prof. H.-P. Schuster, Hildesheim (Schriftleitung)
Prof. H. Lydtin, Starnberg
Prof. K. Wilms, Würzburg
Dr. U.K. Lindner, Heidelberg

Wiss. Beirat:
Prof. F. Krück, Bonn
Dr. H. Stöckle, Gräfelfing
Prof. E. Wetzels, Bernau
Prof. W. Wildmeister, Kempen

▶ **Desoxygeniertes Hb**

▶ **Anämie**

Internist (1995) 36:1019-1030 © Springer-Verlag 1995

Zyanose

Die Beiträge der Rubrik Weiterbildung sollen dem Stand des zur Facharztprüfung für den Internisten ohne Schwerpunktbezeichnung notwendigen Wissens entsprechen und zugleich dem niedergelassenen Facharzt als Repititorium dienen. Die Rubrik beschränkt sich auf klinisch gesicherte Aussagen zum Thema.

R. Oertel und N. Konietzko, Ruhrlandklinik

Als Zyanose wird eine bläuliche Verfärbung der sichtbaren Haut und Schleimhäute bezeichnet, welche durch eine erhöhte Konzentration von reduziertem Hämoglobin (Hb) in den Kapillaren hervorgerufen wird. Das Wort „Zyanose" leitet sich aus dem griechischen „κυανεοσ" ab und bedeutet übersetzt „stahlblau, dunkel". Der Nachweis dieses klinischen Zeichens ist nicht notwendigerweise an Beschwerden der betroffenen Patienten gekoppelt.

Eine Zyanose sollte immer ätiologisch abgeklärt werden, da sie zumeist auf eine klinisch relevante Veränderung hinweist, deren Ursache häufig therapiert werden kann. Auf der anderen Seite erlaubt der fehlende Nachweis einer Zyanose keineswegs den Schluß auf eine ausreichende Oxygenierung des Gewebes. So führen Verbindungen zwischen Hb und Kohlenmonoxid (HbCO) zu einer hellroten Farbe des Kapillarbettes und täuschen in diesen Fällen fälschlicherweise eine gute O_2-Versorgung des Gewebes vor.

Pathogenese der Zyanose

Obwohl die Zyanose durch eine breite Palette von organbezogenen Veränderungen verursacht werden kann, ist allen Formen eines gemein: sie weisen einen erhöhten absoluten Gehalt an ▶ desoxygeniertem Hb in den Erythrozyten auf.

Bei der Zyanose ist der absolute Gehalt an desoxygeniertem Hb erhöht

Im desoxygenierten Zustand führen ungepaarte Elektronen in der äußeren Hülle des Eisenatoms zu einer Verschiebung in den Blaubereich des Spektrums. Kommt es zu einer Oxygenierung des jeweils 4 Eisenatome enthaltenden Hb-Moleküls, so führt das Vorliegen gepaarter Elektronen in der äußeren Hülle der Eisenatome zu einer Verschiebung in den Rotbereich des Spektrums. Die sukzessive Oxygenierung der 4 Eisenatome führt zur Veränderung der quartären Struktur des Hb-Moleküls und beeinflußt dessen physikochemische Eigenschaften wesentlich. Unter ansonsten physiologischen Bedingungen sind alle 4 Eisenatome bei einem PO_2 von 150 mm Hg mit Sauerstoff gesättigt.

An Beispielen mit unterschiedlichem Hb-Gehalt im Blut läßt sich veranschaulichen, daß der absolute erhöhte Gehalt an desoxygeniertem Hb entscheidend für das Vorliegen einer Zyanose ist (s. auch Abb. 1). Im Fall einer schweren ▶ Anämie mit einem Gesamt-Hb-Gehalt von 5 g/dl ist das Auftreten einer Zyanose und eines

Das Vorliegen einer Anämie oder Polyglobulie beeinflußt die Entstehung einer Zyanose

Dr. R. Oertel, Ruhrlandklinik, Abteilung Pneumologie – Universitätsklinik, Tüschener Weg 40, D-45239 Essen

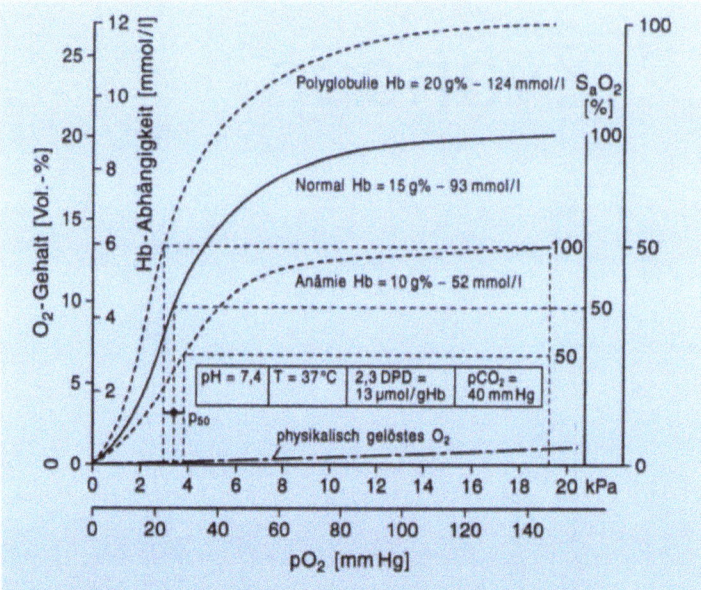

Abb. 1. Darstellung der Zusammenhänge zwischen S_aO_2, pO_2 und O_2-Gehalt sowie der Einfluß von Anämie und Polyglobulie auf den O_2-Gehalt und den Halbsättigungsdruck (p_{50}). (Nach Matthys [5])

▶ Polyglobulie

▶ Veränderungen des Hb-Moleküls

▶ Methämoglobin

▶ Sulfhämoglobin

Mindestgehaltes von 5 g/dl desoxygeniertem Hb aufgrund der damit verbundenen massiven Hypoxie praktisch nicht mit dem Leben vereinbar. Liegt hingegen eine ▶ Polyglobulie mit einem erhöhten Hb-Gehalt im Blut von z.B. 20 g/dl vor, so tritt eine zyanotische Verfärbung bereits bei Desoxygenierung von „nur" einem Viertel der Hb-Eisenatome auf. Im letzteren Fall liegen immer noch 15 g/dl oxygeniertes Hb sowie ein ausreichender O_2-Partialdruck im Blut vor, dennoch ist aber hier klinisch eine Zyanose nachweisbar. Beide Beispiele verdeutlichen, daß der Nachweis einer Zyanose allein keineswegs eine verläßliche Aussage über den kapillären O_2-Gehalt geben kann.

Entscheidend für die respiratorischen Prozesse auf Zellebene ist u.a. das absolute Angebot an Sauerstoff, welches trotz Vorliegen einer Zyanose bei gleichzeitiger Polyglobie ausreichend sein kann. Auf die unterschiedlichen Möglichkeiten der O_2-Bestimmung wird weiter unten eingegangen.

▶ Pathologische Veränderungen des Hb-Moleküls können ebenfalls zum Auftreten einer Zyanose führen. So führt eine Oxidation von 2wertigen Eisenatomen (Fe^{2+}) zu 3wertigem Eisen (Fe^{3+}) und macht als ▶ Methämoglobin (Synonyme: Ferrihämoglobin, Hämiglobin) die Bindung von O_2-Molekülen unmöglich (s. auch Übersicht unten). Liegt mehr als 1,5 g/dl Methämoglobin im Blut vor, so wird eine Zyanose klinisch nachweisbar. Sehr selten wird eine ▶ Sulfhämoglobinämie beobachtet, welche zu einer irreversiblen Oxidation und Denaturierung des Hb-Moleküls führt. Sowohl Methämoglobin als auch Sulfhämoglobin können spektroskopisch nachgewiesen werden. Vererbte *Hämoglobinopathien* können ebenfalls zu einer Zyanose führen.

Medikamente, welche eine Methämoglobinämie induzieren können

- Nitroglycerin,
- Antimalariamittel: Chloroquin, Primaquin,

- Lokalanästhetika: Lidocain, Benzocain, Prilocain,
- Antibiotika: Sulfonamide, Chloramphenicol,
- weitere: Phenacetin.

Klinisches Erscheinungsbild und Einteilung

Zumeist erkennt man die Zyanose auf den ersten Blick. Am besten ist diese Veränderung dort nachweisbar, wo eine reichliche Kapillarversorgung des Gebewes vorliegt, wie z.B. an Lippen, Ohren, Wangen, Nase, Nagelbetten sowie besonders an den Seitenflächen der Zunge und der Mundschleimhaut. Pigmentarmut und eine dünne Haut begünstigen die Feststellbarkeit einer Zyanose.

Aufgrund des Verteilungsmusters wird die Zyanose in 4 klinische Erscheinungsbilder eingeteilt. Bei der ▶ zentralen Form ist eine bläuliche Verfärbung sowohl an stark vaskularisiertem Gewebe, wie Zunge und Lippen, als auch an peripherem Gewebe wie den Fingerakren nachweisbar. Der Gehalt an Desoxyhämoglobin im arteriellen Blut wie in den Kapillaren liegt dann über 5 g/dl.

▶ **Zentrale Zyanose**

Die ▶ periphere Form wird durch eine vermehrte O_2-Ausschöpfung auf Ebene des Kapillarnetzes verursacht, welche aufgrund einer Verlangsamung des Blutstromes entstehen kann. Ursache ist meist eine Herzinsuffizienz, ein subtotaler arterieller Gefäßverschluß oder eine venöse Stase. In diesen Fällen liegt eine unauffällige rosige Erscheinung der Zunge bei einer bläulichen Verfärbung der Akren vor. Die Blutprobe aus einer Arterie kann hier einen unauffälligen Befund ergeben, da die Deoxygenierung des Blutes erst auf kapillärer Ebene erfolgt. Bei der peripheren Zyanose findet sich zumeist eine kühle Hauttemperatur der Akren, während die zentrale Zyanose häufiger mit warmen Akren verbunden ist.

▶ **Periphere Zyanose**

▶ Kombinierte Formen einer zentralen und peripheren Zyanose treten beispielsweise im Rahmen eines Myokardinfarktes mit Lungenödem auf. Hier tragen sowohl eine verminderte O_2-Sättigung des Blutes durch das Lungenödem als auch ein vermindertes Herzminutenvolumen durch eine Myokardinsuffizienz zum Erscheinungsbild einer gemischten Form der Zyanose bei.

▶ **Kombinierte Zyanose**

▶ Lokalisierte Zyanosen werden bei einer regionalen Blutflußverlangsamung mit vermehrter O_2-Ausschöpfung durch lokale Veränderungen der Arterien oder Venen beobachtet. So gibt die zyanotische Veränderung eines Beines Hinweise auf eine Beinvenenthrombose, eine Zyanose der oberen Körperhälfte weist auf eine obere Einflußstauung hin.

▶ **Lokale Zyanose**

Abzugrenzen sind die Formen einer ▶ Pseudozyanose, deren Ätiologie nicht auf Veränderungen des Hämoglobinmoleküles beruht, sondern durch eine Einlagerung exogener Stoffe als bläuliche Hautfärbung imponiert. Diese Veränderungen werden entsprechend der verursachenden Substanz als Argyrosis (Silber), Arsenmelanosis (Arsen) und Chrysiasis (Gold) bezeichnet. Seltener sind z.B. bläuliche Verfärbungen der Nägel im Rahmen einer Zidovudintherapie z.B. bei Aids-Patienten, welche mit einer peripheren Zyanose verwechselt werden können [6].

▶ **Pseudozyanose**

Bei einer Pseudozyanose liegen keine Veränderungen des Hämoglobinmoleküls vor

Ätiologien der Zyanose

Eine Einteilung der Ursachen einer Zyanose erfaßt die Komplexität der pathophysiologischen Veränderung nur in Ansätzen. Da aber im klinischen Alltag eine Abklärung häufig nach Organsystemen erfolgt, wird im folgenden eine entsprechende ätiologische Einteilung verwendet.

Hämatogene Ursachen einer Zyanose

Veränderungen des Hb-Moleküls, der darin eingebundenen Eisenatome oder bestimmte Enzymmängel in den Erythrozyten können durch eine verminderte Fähigkeit des O_2-Transportes zu einer Zyanose führen. Sowohl die angeborenen als auch die erworbenen Hb-Veränderungen führen zu einer zentralen Zyanose.

Physiologischerweise liegt der weitaus größte Anteil des Hb in reduzierter Form (Hb^{2+}) vor, nur 0,2–1,5% des Gesamt-Hb sind zu Methämoglobin (Hb^{3+}) oxidiert und damit unfähig zu einer physiologischen O_2-Übertragung. Ein pathologisch erhöhter Anteil an Methämoglobin wird im gesunden Erythrozyten durch Cytochrom b_5 reduziert, die Regeneration erfolgt über die ▶ Cytochrom-b_5-Reduktase. Ein Mangel an diesen Stoffen führt deshalb zu einer Erhöhung des Methämoglobinanteils.

Heriditäre Hämoglobinopathien

Im Vordergrund der seltenen hämatologischen Ursachen einer Zyanose steht die ▶ Methämoglobinämie (Methämoglobingehalt über 1,5 g/dl), welche in angeborener oder erworbener Form vorliegen kann. Bei der Hämoglobinopathie M handelt es sich um eine autosomal-dominant vererbte Form, welche in 5 Unterformen unterteilt wird und entweder direkt bei Geburt oder nach Ersatz des fetalen Hb durch adultes Hb im Alter von 4–6 Monaten als Zyanose klinisch in Erscheinung tritt. Hb M kann durch eine Hb-Elektrophorese oder spektroskopisch nachgewiesen werden. Da es sich hier pathophysiologisch um Veränderungen der Aminosäuresubstitutionen handelt, ist bei Vorliegen von Hb M eine Therapie mittels Reduktion z.B. durch Methylenblau oder Ascorbinsäure nicht möglich.

Als zweite noch seltenere angeborene Form einer Methämoglobinämie kann ein ▶ Methämoglobinreduktasemangel (synonym: *Cytochrom-b_5-Reduktasemangel*) vorliegen, welcher autosomal-rezessiv vererbt wird. Die klinische Beschwerdesymptomatik wird bestimmt durch den Gesamtgehalt an Methämoglobin, welcher hier zumeist zwischen 15 und 30% liegt. Der Nachweis dieses Defektes erfolgt biochemisch.

Äußerst selten liegt der Zyanose eine ▶ Sulfhämoglobinämie zugrunde, welche zu einer irreversiblen Oxidation des Hb führt und u.a. durch Sulfonamide oder Phenacetin ausgelöst werden kann. Bereits ein sehr niedriger Gehalt an Sulfhämoglobin führt zu einer Zyanose, das Blut zeigt hier eine grünliche Verfärbung. Allen weiteren angeborenen Formen ist eine schokoladenbraune Farbe der Blutprobe gemeinsam, welche sich auch unter Aufschütteln in Luft oder Sauerstoff nicht verändert.

Ein ▶ Glukose-6-Phosphatdehydrogenase-Mangel kann ebenfalls zu einer Methämoglobinämie führen. Diese Erkrankung tritt gehäuft bei Schwarzen sowie Menschen aus dem mediterranen Raum auf. Die Applikation von Methylenblau zur Diagnostik der Methämoglobinämie ist bei diesen Patienten wegen einer Hämolysegefahr kontraindiziert. Erworbene Formen der Methämoglobinämie können insbesondere durch Medikamente bedingt sein, wie beispielsweise das häufig verwendete Nitroglycerin.

Aber auch eine überhöhte Zufuhr von Nitraten, welche über Nahrungsmittel aufgenommen werden, können über eine Umwandlung von Nitraten zu Nitriten durch die Darmflora zu einer Methämoglobinämie führen (Literatur in [2]). Insbesondere bei Kleinkindern kann die Methämoglobinämie in diesen Fällen eine

▶ Cytochrom-b_5-Reduktase

▶ Methämoglobin

▶ Methämoglobinreduktasemangel

▶ Sulfhämoglobin

▶ Glukose-6-Phosphatdehydrogenase

Medikamente können die Ursache der Zyanose sein

erhebliche klinische Relevanz erlangen. In der modernen Intensivmedizin werden NO-Inhalationen zur pulmonalen Drucksenkung verwandt. Dadurch kann eine Methämoglobinämie durch Inhalation von *nitrosen Gasen (NO)* verursacht werden. Der Nachweis einer Methämoglobinämie erfolgt biochemisch, zusätzlich finden sich die charakteristischen ▶ Heinz-Innenkörperchen in den Erythrozyten.

▶ Heinz-Innenkörperchen

Pulmonale Ursachen einer Zyanose

Da die herausragende Funktion der Lunge im Gasaustausch liegt, führt eine Erkrankung an diesem Organ zu einer entsprechenden Funktionseinschränkung und unter den oben genannten Bedingungen zu einer Zyanose. Die resultierenden Veränderungen lassen sich mittels einer arteriellen Blutgasanalyse objektivieren. Diese erlaubt die Einteilung in eine respiratorische Partialinsuffizienz und eine respiratorische Globalinsuffizienz (Abb. 2). Die Unterscheidung beider Gruppen hat neben der Erarbeitung der weiteren diagnostischen Schritte auch wesentliche Konsequenzen für das therapeutische Vorgehen.

Die Blutgasanalyse differenziert zwischen respiratorischer Partial- und respiratorischer Globalinsuffizienz

Eine ▶ respiratorische Globalinsuffizienz liegt definitionsgemäß dann vor, wenn der pCO_2 oberhalb der Normgrenze (>45 mm Hg), und der pO_2 unterhalb der altersentsprechenden Norm (<60–70 mm Hg) liegt. Ursache ist eine alveoläre Hypoventilation mit ungenügender Abatmung von CO_2, parallel steht entsprechend zu wenig Sauerstoff in den Alveolen zum Gasaustausch zur Verfügung. Bedingt wird die Hypoventilation durch eine Reglerstörung (z.B. zerebrale Veränderungen oder medikamentöse Wirkung) oder ein respiratorisches Pumpversagen (z.B. muskuläre, neurale, Skelett- und Pleuraerkrankungen).

▶ Respiratorische Globalinsuffizienz

Eine ▶ respiratorische Partialinsuffizienz ist durch einen erniedrigten pO_2 bei normalem oder erniedrigtem pCO_2 charakterisiert. Die zugrunde liegenden Veränderungen lassen sich in 3 große Gruppen einteilen: 1) Ventilations-Perfusions-Verteilungsstörungen, 2) Diffusionsstörungen und 3) arteriovenöse Shunts (s. auch Abb. 2). Am häufigsten liegt eine ▶ Störung der Ventilations-Perfusions-Verhältnisse einer respiratorischen Partialinsuffizienz zugrunde.

▶ Respiratorische Partialinsuffizienz

Dabei weicht der Ventilations-Perfusions-Quotient auf alveolärer Ebene vom physiologischen Verhältnis von 0,8 ab. So kann eine ungenügende Ventilation bei normaler Perfusion zu einer Erniedrigung des arteriellen pO_2 führen (s. auch Abb. 3). Im geringen

▶ Ventilationsperfusions-Verteilungsstörungen

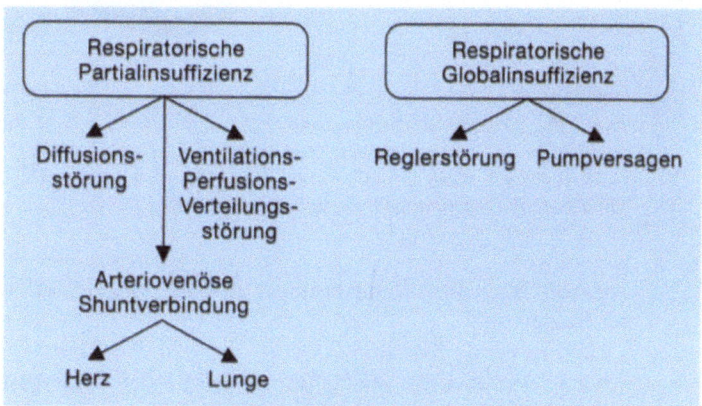

Abb. 2. Einteilung der respiratorischen Insuffizienz

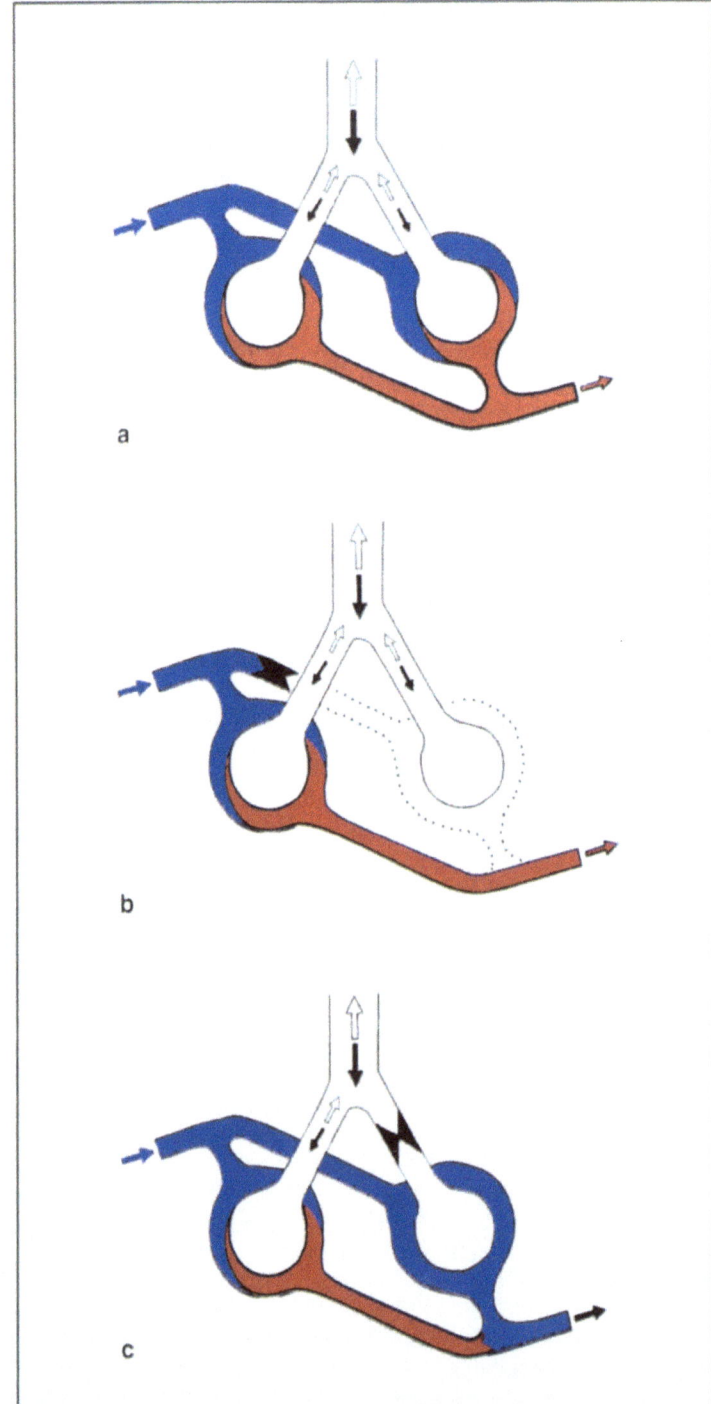

Abb. 3a–c. Ventilations-Perfusions-Verhältnis im alveolären Modell nach Comroe [5]. **a** Ausgeglichener Ventilations-Perfusions-Quotient (V/Q=1), **b** Totraumventilation wie z.B. bei Lungenembolie (V/Q=∞), **c** Rechts-links-Shunt wie z.B. bei zentralem Bronchialkarzinom (V/Q<1)

Ausmaß liegen diese Veränderungen auch beim Gesunden auf lokaler Ebene vor.

Insbesondere Erkrankungen des obstruktiven Formenkreises wie z.B. Asthma bronchiale, eine chronisch-obstruktive Bronchitis oder ein Lungenemphysem führen über eine Perfusion minderbelüfteter Alveolen zu einer Abnahme an oxygeniertem Hb. Physiolo-

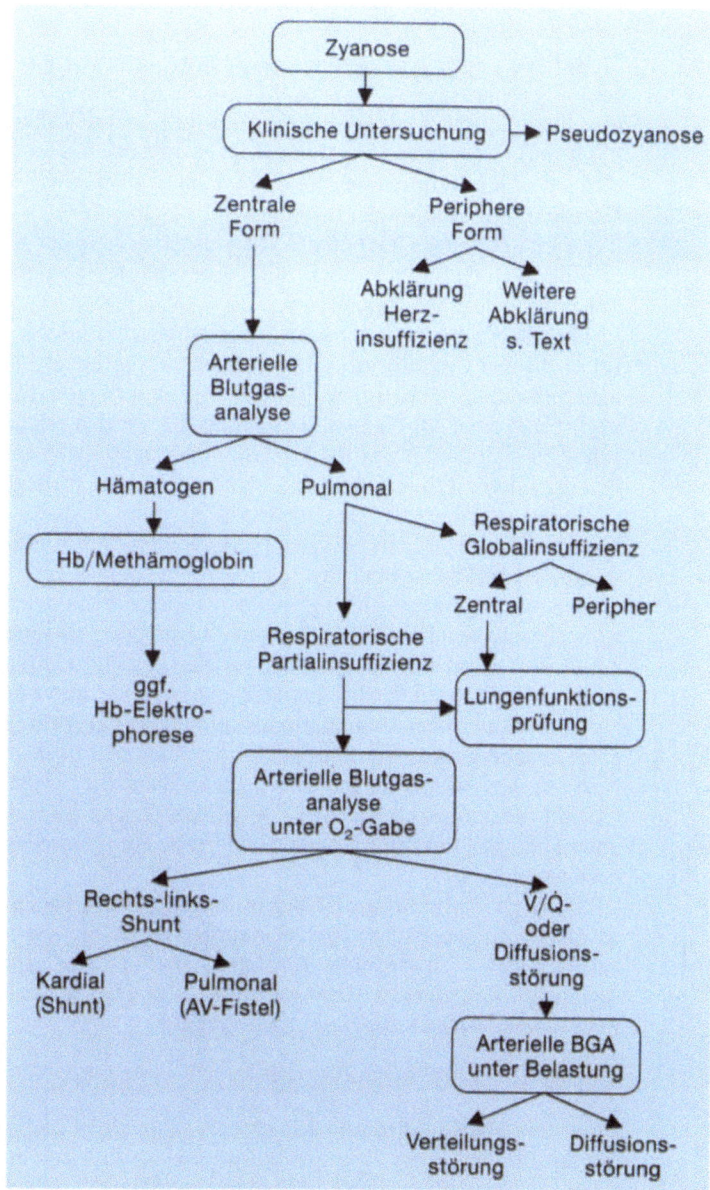

Abb. 4. Flußdiagramm Diagnostik (*BGA* Blutgasdiagnostik, *V/Q* Ventilations-Perfusions-Verhältnis, *Hb* Hämoglobin)

gischerweise führt ein erniedrigter O_2-Partialdruck in den Alveolen (p_AO_2) zu einer Vasokonstriktion der diesen Bezirk versorgenden Arteriolen. Ein funktioneller Rechts-links-Shunt wird damit verhindert (▶ Euler-Liljenstrand-Reflex). Da es unter Zunahme der Ventilation durch körperliche Belastung bei intakter Regulation parallel zu einer verbesserten Oxygenierung der entsprechenden Bezirke kommt, wird diagnostisch eine Ergometrie mit Blutgasanalyse durchgeführt. Hier zeigt sich im Fall einer Ventilations-Perfusions-Verteilungsstörung ein Anstieg des pO_2 unter Belastung (Abb. 4).

Eine Einschränkung der Diffusion vom Alveolarraum in das pulmonale Kapillarnetz wird unter dem Begriff der ▶ Diffusionsstörung zusammengefaßt. Ursachen einer Diffusionsstörung sind z.B. eine Alveolitis, eine Lungenfibrose oder ein Lungenödem.

▶ Euler-Liljenstrand-Reflex

▶ Diffusionsstörung

WEITERBILDUNG

▶ Arteriovenöse Shunts

▶ Morbus Osler

Diagnostisch kann die Bestimmung der CO-Diffusion (DLCO) verwendet werden.

Bei Vorliegen von pathologischen ▶ arteriovenösen Kurzschlußverbindungen („AV-Shunt") wird ebenfalls eine Zyanose beobachtet. So führt eine AV-Fistel der Lunge im Rahmen eines ▶ Morbus Osler unter Umgehung des Gasaustausches an den Alveolen zu einer Beimengung venösen Blutes in den systemischen Kreislauf. Heriditäre oder traumatisch bedingte AV-Fisteln an den Extremitäten führen über eine Perfusionsminderung der Akren und eine dadurch bedingte vermehrte O_2-Ausschöpfung zu einer distal der Fistel gelegenen Zyanose.

Pulmonale Fistel als Ursache eines Rechts-links-Shunts

Die Unterscheidung zwischen respiratorischer Global- und respiratorischer Partialinsuffizienz ist auch aus therapeutischer Sicht außerordentlich wichtig, weil beide Veränderungen häufig zunächst mit einer O_2-Substitution behandelt werden. Dabei unterscheiden sich die hierfür indizierten O_2-Mengen ganz wesentlich. Pathophysiologisch erfolgt bei längerzeitlichem Vorliegen einer Globulinsuffizienz der Atemantrieb nicht mehr entsprechend dem regulären Mechanismus über den pCO_2, sondern aufgrund der konstanten Hyperkapnie über den (erniedrigten) pO_2. Wird einem Patienten mit respiratorischer Globalinsuffizienz hochdosiert Sauerstoff ohne Kontrolle der Blutgaswerte insuffliert, so signalisieren die O_2-Rezeptoren eine reichliche O_2-Versorgung und damit eine vermeintlich ausreichende Ventilation. Als Konsequenz kommt es zur Absenkung des Atemminutenvolumens mit Hyperkapnie und einer zunehmenden respiratorischen Azidose, und über eine CO_2-Narkose zum Atemstillstand. Aus diesem Grund darf einem Patienten mit einer respiratorischen Globalinsuffizienz Sauerstoff nur unter kontrollierten Bedingungen (arterielle Blutgasanalysen!) zugeführt werden.

Gefahr der unkontrollierten O_2-Gabe bei respiratorischer Globalinsuffizienz

Sämtliche pulmonalen Ursachen einer Zyanose haben ein wesentliches diagnostisches Kriterium gemeinsam: die Zyanose geht zurück oder verschwindet bei Inhalation von Sauerstoff. Im Gegensatz hierzu verändert sich der Grad der Zyanose bei Vorliegen eines Rechts-links-Shunts allenfalls geringgradig.

Bei pulmonaler Ursache verschwindet Zyanose unter reiner O_2-Zufuhr

Kardiale Ursachen einer Zyanose

Zwei sehr unterschiedliche kardiale Pathomechanismen können zur Ausbildung einer Zyanose führen und sollten aus diagnostischen und therapeutischen Erwägungen voneinander unterschieden werden. Während der eine Formenkreis durch das Vorliegen eines ▶ Rechts-links-Shunts z.B. im Rahmen eines Vitiums zur Zyanose führt, liegt der zweiten Gruppe eine Reihe von Ursachen mit der gemeinsamen Folge einer ▶ Herzinsuffizienz zugrunde. In der klassischen Form stellen beide Gruppen exemplarisch die Eckpunkte einer zentralen bzw. peripheren Form der Zyanose dar.

▶ Rechts-links-Shunt

▶ Herzinsuffizienz

Vitien mit Rechts-links-Shunt

Die erste große Gruppe von kongenitalen Erkrankungen wird durch eine Beimischung von venösem, desoxygeniertem Blut in den systemischen Kreislauf bedingt. Physiologischerweise liegt der intrakavitäre Druck in den linken Herzhöhlen über dem der korrespondierenden rechten Höhlen. Somit führt eine pathologische Verbindung zwischen rechten und linken Herzhöhlen entsprechend dem Druckgefälle zunächst zu einem Links-rechts-Shunt. Erst wenn die Adaptationsmechanismen pulmonaler Gefäße zu einer Druckerhöhung im Bereich der rechten Herzhöhlen führen, welche die Druckwerte in den linken Herzhöhlen übersteigt, resultiert ein Rechts-links-Shunt mit Beimischung venösen Blutes in den systemischen Kreislauf unter Umgehung der Lungenstrombahn.

▶ **Links-rechts-Shunt**

Shuntverbindungen wie Vorhofseptum-, Ventrikelseptumdefekt oder ein Ductus Botalli apertus führen zunächst zu einem ▶ Links-rechts-Shunt, weshalb eine Zyanose nicht nachweisbar ist. Hier reagiert das Lungengefäßbett auf die vermehrte Volumenbelastung mit einer protektiven Gefäßverengung und konsekutiven Druckerhöhung im kleinen Kreislauf. Übersteigen die rechtskardialen Druckwerte diejenigen in den linken Herzhöhlen, kommt es zur Shuntumkehr und es resultiert ein Rechts-links-Shunt mit dem klinischen Zeichen einer Zyanose. Beim Vorliegen von Behinderungen im Bereich des rechtsventrikulären Ausflußtrakts wie z.B. einer Pulmonalklappenstenose tritt ein Rechts-links-Shunt rascher auf. Ein typisches Beispiel ist die ▶ Fallot-Tetralogie, bei welcher eine Druckerhöhung im Bereich des rechten Ventrikels aufgrund einer Pulmonalstenose vorliegt, mit zunehmender Beimischung von venösem Blut über einen VSD in die über dem Ventrikelseptum „reitende Aorta". Hier zeigt sich eine zentrale Zyanose bereits sehr rasch nach Geburt.

Bei Vitien und Links-rechts-Shunt ist erst nach Drucksteigerung im Pulmonalkreislauf eine Zyanose festzustellen

▶ **Fallot-Tetralogie**

▶ **AV-Fisteln**

Pathologische Gefäßverbindungen wie ▶ arteriovenöse Fisteln (*AV-Fisteln*) in der Lunge können unter Umgehung des pulmonalkapillären Gasaustausches durch direkten Blutfluß von pulmonal-arteriellem desoxygeniertem Blut in die Lungenvenen zu einer zentralen Zyanose führen. Wie die oben genannten Herzvitien sind die meisten AV-Fisteln kongenital (autosomal-rezessiv vererbt, in 50% der Fälle multipel als Morbus Osler), nur selten ist ein Trauma die Ursache.

Die pathophysiologische Wirkung eines Rechts-links-Shunts und der Grad der Zyanose verstärken sich mit Zunahme des Shuntvolumens, welches von dem Shuntdurchmesser sowie der Druckdifferenz bestimmt wird.

▶ **Eisenmenger-Komplex**

▶ **Eisenmenger-Reaktion mit Shuntumkehr**

Die Entwicklung einer pulmonalarteriellen Hypertonie bei Vorliegen eines Ventrikelseptumdefekts wird als ▶ Eisenmenger-Komplex bezeichnet. Veränderungen im Rahmen der übrigen Fehlbildungen mit Links-rechts-Shunt und nachfolgender pulmonalarterieller Hypertonie werden mit dem Begriff des „Eisenmenger-Syndroms" belegt. Der Begriff der ▶ „Eisenmenger-Reaktion" schließlich beschreibt die Erhöhung des pulmonalarteriellen Widerstandes durch chronische Druck- und/oder Volumenbelastung des pulmonalen Strombettes, welche bei zunächst bestehendem Links-rechts-Shunt durch Druckanpassung über eine Shuntumkehr zu einem Rechts-links-Shunt führt.

Eine Reihe von kongenitalen zyanotischen Vitien wird aufgrund der allenfalls grenzwertigen Belastbarkeit von Herz und Lunge nur selten im Erwachsenenalter beobachtet und deshalb kursorisch in der Übersicht a) wiedergegeben. Dabei ist zu beachten, daß nicht selten zusätzliche Shuntverbindungen vorliegen. Die Übersicht b) gibt eine Reihe von kongenitalen Vitien wieder, welche aufgrund erweiterter therapeutischer Methoden in der internistischen Praxis zunehmend häufiger vorstellig werden.

Kongenitale zyanotische Vitien sind im Erwachsenenalter selten

a) Kongenitale zyanotische Vitien, bei welchen selten das Erwachsenenalter erreicht wird

1. mit verminderter Lungengefäßzeichnung:
   - Pulmonalstenose in Kombination mit
     - „double outlet" des rechten Ventrikels,
     - Transposition der großen Arterien,
     - „single ventricle",
     - Trikuspidalatresie;

2. mit vermehrter Lungengefäßzeichnung:
- Transposition der großen Gefäße,
- Truncus arteriosus communis,
- totale Fehleinmündung der Lungenvenen,
- Trikuspidalatresie,
- „double outlet" des rechten Ventrikels,
- „single ventricle".

b) Kongenitale zyanotische Vitien, bei welchen häufiger das Erwachsenenalter erreicht wird

1. mit verminderter Lungengefäßzeichnung:
- Fallot-Tetralogie,
- Pulmonalstenose (+VSD),
- Ebstein-Anomalie;
2. mit vermehrter Lungengefäßzeichnung:
- „common atrium";
3. mit normaler Lungengefäßzeichnung:
- Transposition der großen Gefäße nach operativer Korrektur.

Bei der zweiten großen Gruppe kardialer Erkrankungen, welche zur Ausbildung einer Zyanose führen, handelt es sich um diejenigen Formen der ▶ Herzinsuffizienz mit Erniedrigung des Herzminutenvolumens. Diese führen neben Ventilations-Perfusions-Verteilungsstörungen in der Lunge über ein „low output failure" zu einer vermehrten O_2-Ausschöpfung des kapillären Blutes im systemischen Kreislauf und damit neben einer Erhöhung der arteriovenösen O_2-Differenz (>5 ml/dl) zu einer peripheren Zyanose. Hiervon abzugrenzen ist ein „high output failure" mit Erhöhung des Herzminutenvolumens durch z.B. eine Anämie oder Hyperthyreose, welche zu einer mangelhaften O_2-Versorgung der Peripherie und zu einer Verminderung der arteriovenösen O_2-Differenz (<3 ml/dl) führt. Eine Zyanose besteht bei dieser Form der Herzinsuffizienz nicht.

Diagnostik

Da die Zyanose stets auf eine klinisch relevante Grunderkrankung hinweist, muß eine ätiologische Abklärung durchgeführt werden. Die Notwendigkeit einer raschen Abklärung richtet sich nach dem Zeitraum der Entstehung sowie dem Ausmaß der aktuellen klinischen Beschwerden. So bedarf eine akut aufgetretene Zyanose einer sofortigen Abklärung, um vital bedrohliche Erkrankungen wie z.B. einen Spannungspneumothorax oder eine massive Lungenembolie auszuschließen und bei Bestätigung des Verdachtes eine sofortige Therapie einzuleiten.

Ein diagnostisches Flußdiagramm zur Abklärung einer Zyanose ist in Abb. 3 widergegeben. Die Anamnese ist unabdingbar und gibt häufig entscheidende Hinweise auf das pathologische veränderte Organsystem. Die körperliche Untersuchung ermöglicht die Einteilung in eine zentrale, periphere oder lokalisierte Verteilungsform der Zyanose und kann auf kardiale oder pulmonale pathologische Veränderungen hinweisen. Die weitere Diagnostik besteht zumeist in der Durchführung einer ▶ arteriellen Blutgasanalyse (BGA), welche neben den üblichen Parametern (pO_2, pCO_2, pH, BE) ebenfalls die rechnerisch ermittelte O_2-Sättigung (S_aO_2) angeben sollte. Die Bestimmung der S_aO_2 hat eine erhebliche praktische Bedeutung durch die Einführung der ▶ transkutanen Pulsoxymetrie erhalten. Die Methode wird heute zunehmend zur Überwachung von sedierten oder postoperativen Patienten verwendet. Wichtig zur Beurteilung der S_aO_2 sowie des pO_2 ist das Verhältnis der beiden

Eine akut aufgetretene Zyanose bedarf einer sofortigen Abklärung

Parameter zueinander, welches in einer S-Kurve darstellbar ist (s. auch Abb. 1). Daraus wird u.a. ersichtlich, daß die überlegene Sensitivität der Bestimmung des pO_2 im normoxämischen bis leicht hypoxämischen Bereich liegt, während die S_aO_2 den Grad eines deutlich verminderten O_2-Gehaltes sensitiver anzeigen kann. Die Abbildung verdeutlicht weiterhin die herausragende Rolle des O_2-Gehaltes als Maß für den absoluten O_2-Gehalt. Sie verdeutlicht die Einschränkungen bei der alleinigen Verwendung von O_2-Sättigung (S_aO_2) oder O_2-Partialdruck (pO_2).

▶ **Blutbild**

Zur weiteren Abklärung wird neben der BGA ein ▶ Blutbild angefertigt, um den Hämoglobinanteil zu bestimmen. Besteht der Verdacht auf eine Methämoglobinämie, so ergeben sich Hinweise hierauf bereits bei der mikroskopischen Untersuchung durch den Nachweis von Heinz-Innenkörperchen. Der Anteil an Methämoglobin kann weiterhin ▶ spektrometrisch nachgewiesen werden. Bei weiter ungeklärten Fällen mit Hinweisen für eine hämatogene Ursache kann eine Hämoglobinelektrophorese durchgeführt werden.

▶ **Spektrometrie**

Bei Verdacht auf eine pulmonale Genese der Zyanose wird neben den bereits genannten Untersuchungen (körperliche Untersuchung, BGA und Blutbild) ein Thoraxröntgenbild sowie eine Lungenfunktionsprüfung durchgeführt. Diese sollte eine Ganzkörperplethysmographie sowie eine Blutgasanalyse unter Belastung einschließen.

Bei Verdacht auf pulmonale Genese der Zyanose muß zusätzlich zur Routine – wie beschrieben – eine Ganzkörperplethysmographie und ein BGA unter Belastung durchgeführt werden

Der Hinweis auf eine kardiale Genese einer Zyanose ergibt sich aus der Anamnese und der körperlichen Untersuchung einschließlich einer sorgfältigen Auskultation der Herztöne und -geräusche. Ein unauffälliges Auskultationsergebnis schließt aber eine Shuntverbindung keineswegs aus! Ein Thoraxröntgenbild sowie ein EKG ergänzen die Diagnostik. Die Frage nach einem intrakardialen Shunt kann in den meisten Fällen durch eine ▶ Farbdopplerechokardiographie beantwortet werden, welche ggf. durch eine Kontrastechokardiographie ergänzt wird. Bei Unklarheiten sowie zur präoperativen Abklärung wird eine Herzkatheterisierung und Angiokardiographie durchgeführt, welche zusätzlich eine Quantifizierung der Veränderungen erlaubt.

▶ **Farbdopplerechokardiographie**

Therapie

Eine einheitliche Therapie der Zyanose gibt es aufgrund der ätiologischen Vielfalt nicht. Die Zyanose selbst stellt keine pathologische Veränderung dar, sondern weist als klinisches Zeichen auf einen pathologischen Prozeß hin. Wesentlich ist die Sicherstellung einer ausreichenden Oxygenierung des Gewebes. Ziel der Therapie ist somit die Beseitigung oder Besserung der zugrundeliegenden Störung, welche bei erfolgreicher Behandlung als Nebeneffekt einen Rückgang oder das Verschwinden der Zyanose nach sich zieht.

Fragen und Antworten zur Erfolgskontrolle

1. Welche Veränderung im Blut führt zum klinischen Bild der Zyanose?

Eine Zyanose wird bei einem erhöhten absoluten Gehalt an desoxygeniertem Hämoglobin nachweisbar. Als Grenzwert kann ein Mindestgehalt von 5 g/dl an desoxygeniertem Hämoglobin angesehen werden.

2. In welche 3 Gruppen wird das klinische Erscheinungsbild der Zyanose eingeteilt?

Klinisch läßt sich die Zyanose in eine zentrale und eine periphere Form einteilen. Während die zentrale Form an Akren und Zunge sichtbar wird, zeigt sich die periphere Form ausgeprägt an den Akren. Lokalisierte Zyanosen finden sich bei verlangsamten Blutfluß.

3. Welchen Einfluß haben Anämie und Polyglobulie auf das Auftreten einer Zyanose?

Primär ist das Auftreten einer Zyanose unabhängig von einer Anämie oder einer Polyglobulie, da der absolute Gehalt an desoxygeniertem Hämoglobin über Vorliegen einer Zyanose entscheidet. Allerdings liegt bei der Mehrheit der Patienten im klinischen Alltag eine Polyglobulie vor. Eine Anämie mit gleichzeitig bestehender Zyanose ist mit einer schweren Hypoxie verbunden.

4. Worin bestehen die Vorteile der Bestimmung des arteriellen O_2-Partialdrucks im Vergleich zur O_2-Sättigung?

Beide Untersuchungen unterscheiden sich in der Sensitivität bezüglich des Gasaustausches in der Lunge. Während der pO_2 im normalen Bereich sensitiver bezüglich geringer Veränderungen ist, zeigen Veränderungen in der O_2-Sättigung insbesondere im mittleren und unteren Bereich des O_2-Gehaltes sensitiv den Grad einer Hypoxie an. Durch Einführung der transkutanen Pulsoxymetrie hat die Bestimmung der S_aO_2 qualitativ und quantitativ deutlich zugenommen.

Literatur

1. Comroe JH, Forster RE, Dubois AB, Briscoe WA, Carlsen E (1964) Die Lunge. Schattauer, Stuttgart New York
2. Kross BC, Ayebo AD, Fuortes LJ (1992) Methemoglobinemia: nitrate toxicity in rural America. Am Fam Physician 46: 183–188
3. Lundsgaard C, Van Slyke DD (1923) Cynosis. Medicine 2: 1–76
4. Martin L, Khalil H (1990) How much reduced hemoglobin is necessary to generate central cyanosis? Chest 97: 182–185
5. Matthys H (1988) Pneumonologie, 2. Aufl. Springer, Berlin Heidelberg New York
6. Rahav G, Maayan S (1992) Nail pigmentation associated with zidovudin: a review and report of case. Scand J Infect Dis 24: 557–561
7. Rutishauser W, Hirzel HO (1993) Zyanose. In: Siegenthaler W (Hrsg) Differentialdiagnose innerer Krankheiten, 17. Aufl. Thieme, Stuttgart New York
8. Petro W, Konietzkho N (1992) Lungenfunktionsdiagnostik. In: Ferlinz R (Hrsg.) Diagnostik in der Pneumologie. Thieme, Stuttgart New York

Röntgenbefunde bei Pleuraerkrankungen

P. Uhrmeister, F. J. Ferstl und U. Blum
*Abteilung Röntgendiagnostik,
Radiologische Klinik der Universität Freiburg*

Der Pleuralraum wird begrenzt von der Pleura visceralis, welche die Lungenoberfläche bedeckt, und der Pleura parietalis, die die Trennung zur Thoraxwand, dem Zwerchfell und dem Mediastinum darstellt. Die zwei Pleurablätter liegen in Höhe des Hilus aneinander an. Eine Verbindung zwischen dem rechten und linken Pleuralraum besteht nicht, obwohl insbesondere mediastinal ein enger Kontakt vorliegt.

Bei einer Dicke von ca. 200 µm ist die Pleura bei gesunden Menschen auf Thoraxaufnahmen nicht abgrenzbar. Diffuse Verdickungen der mediastinalen und diaphragmalen Pleura entgehen dem radiologischen Nachweis, da die Absorptionsunterschiede zum angrenzenden Weichteilgewebe zu gering sind, wohingegen bereits 1- bis 2-mm-Verdickungen der Pleura über der Lungenkonvexität von den Rippen abgrenzbar sind. Umschriebene Auftreibungen beispielsweise in Form von Plaques sind aufgrund der Unterbrechung der glatten Pleurakontur leichter zu erkennen.

In der Interlobärregion sind die Fissuren, die eine Duplikatur der Pleura visceralis darstellen, als feine Haarlinien sichtbar, da sie beidseits von lufthaltigem Lungenparenchym umgeben sind. Die Lappenspalten werden abgrenzbar, wenn sie tangential vom Strahlengang getroffen werden, was insbesondere in der Lateralprojektion der Fall ist. Die Fissuren bilden die Kontaktfläche zwischen benachbarten Lungenlappen, und ihre Tiefe variiert zwischen kompletten Trennungen und geringeren Einschnitten von wenigen Zentimetern. Die Kenntnis des Ausmaßes der Trennung ist wichtig, da bei einer inkompletten Abgrenzung über die Kollateralventilation ein Gasaustausch oder eine Krankheitsausbreitung stattfinden kann.

Der große Lappenspalt, der den Oberlappen vom Unterlappen (und rechts vom Mittellappen) trennt, nimmt seinen Ursprung in Höhe des 5. Brustwirbelkörpers und zieht ungefähr parallel der 6. Rippe schräg nach ventral. Der Verlauf des linken Lappenspalts ist im Verlauf steiler. Der kleine Lappenspalt auf der rechten Seite grenzt das anteriore Oberlappensegment vom Mittellappen ab und verläuft horizontal in Höhe der anterioren 4. Rippe. Weitere akzessorische Fissuren können einzelne Lungensegmente voneinander trennen.

Die Pleurablätter bilden zarte Membranen, die die Bewegung der Lunge ermöglichen. Physiologisch wird die Reibung durch

---

Dr. P. Uhrmeister, Abteilung Röntgendiagnostik, Radiologische Klinik der Universität, Hugstetter Straße 55, D-79101 Freiburg

Pleuraflüssigkeit herabgesetzt, die beim Gesunden auf jeder Seite ca. 2 ml beträgt. Die Flüssigkeitstranssudation und -absorption beruhen auf einer Kombination von hydrostatischen, kolloidosmotischem und gewebsabhängigem Druck, die normalerweise im Gleichgewicht stehen. Die Lymphdrainage erfolgt über die Pleura visceralis. Eine Störung dieses Gleichgewichts mit Anstieg des hydrostatischen Druckes oder der Kapillarpermeabilität bzw. eines Abfalls des kolloidosmotischen Druckes hat einen Pleuraerguß zur Folge. Dieser ist bei kardialer Dekompensation durch eine Erhöhung des hydrostatischen Druckes bedingt, wohingegen bei entzündlichen oder neoplastischen Prozessen die Kapillarpermeabilität zunimmt.

Pleuraerguß

Der Pleuraerguß ist mit Abstand der häufigste pathologische Prozeß der Pleura. Im Pleuralraum herrscht normalerweise ein negativer Druck, der aus der elastischen Kraft der Thoraxwand und der Retraktionskraft der Lunge resultiert. Darüber hinaus sind für die Verteilung eines freien Pleuraergusses die Schwerkraft sowie Adhäsions- und Kohäsionskräfte verantwortlich. Ein Erguß sammelt sich daher zunächst unterhalb der Lunge im tiefer gelegenen dorsalen Rezessus. Bei zunehmender Ergußmenge steigt die Flüssigkeit in aufrechter Körperhaltung aufgrund der Adhäsions-/Kohäsionskräfte sichelförmig an der dorsalen, lateralen und anterioren Thoraxwand an (Abb. 1). Bereits bei der klinischen Untersuchung läßt sich diese Ergußverteilung anhand der nach lateral ansteigenden Dämpfungslinie bei der Perkussion (Damoiseau-Ellis-Linie) erfassen.

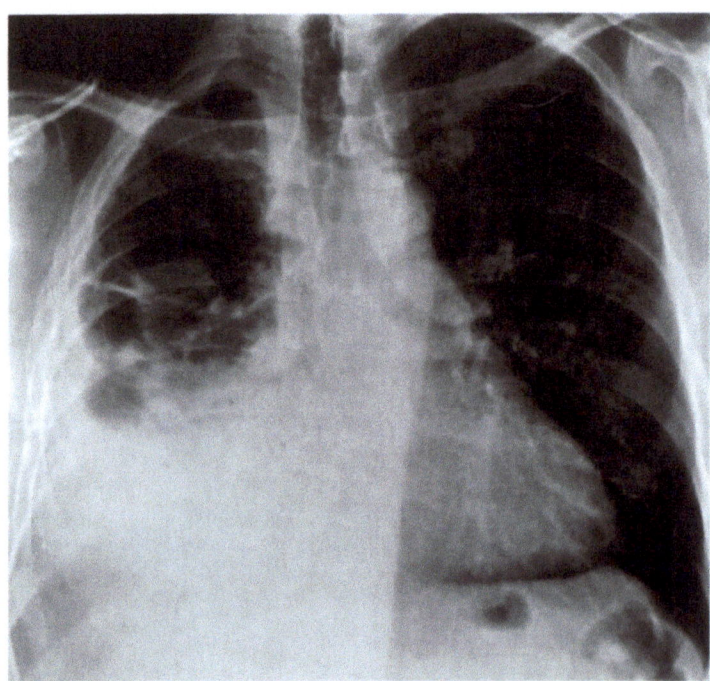

Abb. 1. Pleuraerguß: Die pleurale Flüssigkeitsansammlung rechtsseitig führt zu einer Verlagerung des Mediastinums nach links und zu einer Kompression der rechtsbasalen Lungenanteile. Charakteristisch steigt die Ergußlinie aufgrund der Kohäsionskräfte sichelförmig nach kranial an und strahlt in den kleinen Lapenspalt ein.

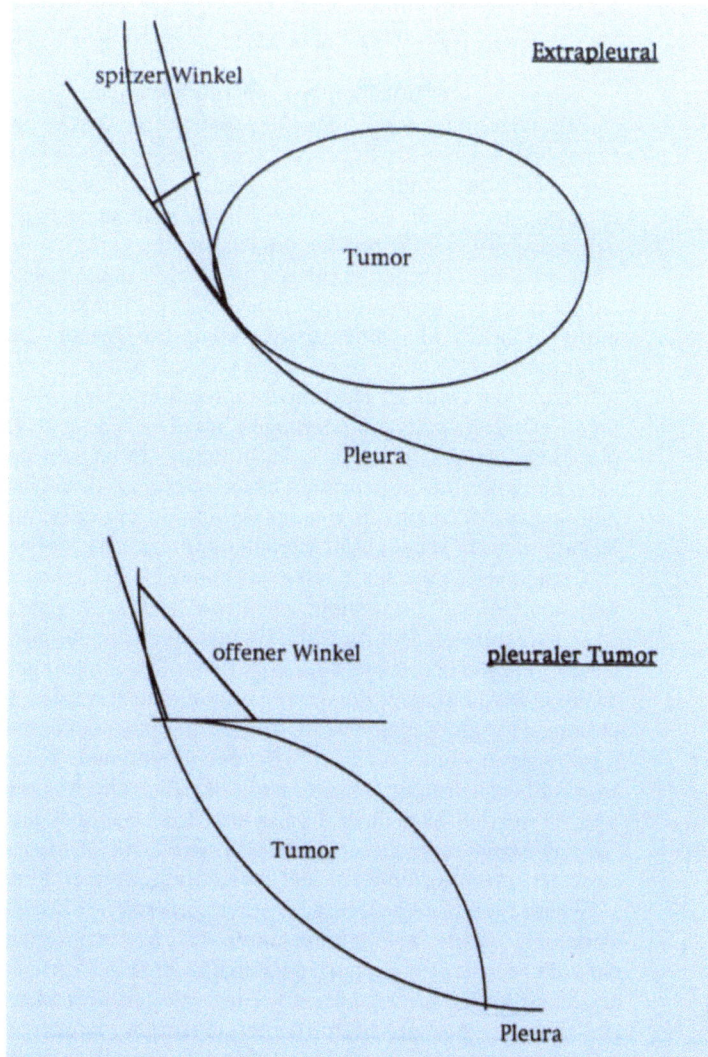

Abb. 2. Differenzierung pleuraler und extrapleuraler Tumoren

Diese Form der Flüssigkeitsverteilung kann auf Thoraxaufnahmen sowohl in posterior-anteriorem Strahlengang als auch in lateraler Projektion nachvollzogen werden. Zusätzlich zur frühen Verschattung des Randwinkels ist bei größeren Ergußmengen das Zwerchfell der betroffenen Seite nicht mehr scharf abgrenzbar. Ein freier Erguß ist in der Seitenaufnahme ab einem Volumen von ca. 150 ml abgrenzbar; kleinere Ergüsse sammeln sich zwischen Zwerchfell und Lungenunterfläche und entgehen dem radiologischen Nachweis, was für die klinische Routine jedoch ohne Bedeutung ist. In der p.-a.-Projektion kann ein Erguß erst ab ca. 200–500 ml dokumentiert werden, und in Rückenlage (a.-p.) gelingt der sichere Nachweis ab 500–1000 ml. Die sensitivste Aufnahmeprojektion ist die Seitenlage, wobei der frei auslaufende Erguß als schmales Band, häufig mit dornförmiger Ausziehung in den Interlobärspalt, zur Darstellung kommt. Hiermit kann bereits ein Ergußvolumen von 15 ml erfaßt werden. Sensitivere bildgebende Verfahren zum Nachweis pleuraler Flüssigkeitsansammlungen sind die thorakale Sonographie und die Computertomographie. Neben einer geringeren Nachweisgrenze erlauben diese Methoden eine Differenzierung zwischen einem Erguß und einer beginnenden Ver-

Ergußmenge
– p.-a.: 200–250 ml,
– seitlich: 150 ml,
– liegend:
500–1000 ml;
in Seitenlage bereits
15 ml nachweisbar

schwiehlung; weiterhin können Septierungen innerhalb der Flüssigkeit abgegrenzt und geeignete Punktionsstellen markiert werden.

Neben frei auslaufenden ▶ Ergüssen kommen atypische Flüssigkeitsverteilungen vor. Durch lokalisierte Verklebungen der Pleurablätter kann der Erguß sich der inneren Thoraxwand – umschrieben – anlegen und bei orthogradem Strahlengang als Rundherd imponieren. In der zweiten Ebene stellt er sich jedoch als halbmondförmiger Prozeß dar, dessen Ränder stumpfwinklig in die Thoraxwand übergehen. Dadurch ist in den meisten Fällen eine Differenzierung gegenüber pleuraständigen intrapulmonalen Tumoren möglich, die eine spitzwinklige Randkontur aufweisen. Liegt eine Adhäsion im Bereich des Lappenspaltes vor, treten insbesondere bei kardialer Dekompensation interlobär typischerweise bikonvexe Transparenzminderungen auf. Die häufigste Lokalisation ist der kleine Lappenspalt. Aufgrund der spontanen Resorption nach kardialer Rekompensation bezeichnet man den Interlobärerguß, der in Abhängigkeit von der Projektion mit einer tumorösen Raumforderung verwechselt werden kann, auch als Pseudotumor.

Ergußmengen von bis zu 1000 ml können sich auch ausschließlich subpulmonal ansammeln, ohne in den Recessus phrenicocostalis überzutreten. Der Zwerchfellwinkel bleibt dadurch nach kaudal ausgezogen und scharf begrenzt. In der Seitenlage kann jedoch das freie Auslaufen der Flüssigkeit dokumentiert werden. Der subpulmonale Erguß kann beidseits vorliegen; einseitig kommt er häufiger rechts als links vor. Durch die ▶ subpulmonale Flüssigkeitsansammlung wird der Scheitelpunkt der Zwerchfellkuppel in der p.-a.-Projektion nach lateral verlagert. Linksseitig kommt es zu einer Abstandsvergrößerung zwischen der Luft im Magenfundus bzw. der linken Kolonflexur und Zwerchfell auf über 2 cm.

Weitere atypische Befunde einer pleuralen Flüssigkeitsansammlung sind der ▶ Fluidopneumothorax, bei dem wegen fehlender Adhäsionskräfte ein horizontaler Flüssigkeits/Luftspiegel ohne sichelförmige Konfiguration vorliegt. Bei größeren Ergußmengen kann eine Zwerchfellinversion auftreten, wobei sich die Zwerchfellkuppe im Stehen nach kaudal in die Bauchhöhle vorwölbt.

Radiologisch kann auf der Thoraxaufnahme nur eine pathologische Flüssigkeitsansammlung im Pleuraraum dokumentiert werden. Erst durch eine Punktion ist eine artdiagnostische Zuordnung mittels zytologischer, bakteriologischer und laborchemischer Analyse möglich. Zwischen folgenden Befunden kann dabei ▶ differenziert werden:

Pleuratranssudat: klare Flüssigkeit mit einem spezifischen Gewicht <1,016 und einem Proteingehalt <3 g/dl;

Pleuraexsudat: trübe Flüssigkeit mit einem spezifischen Gewicht >1,016 und einem Proteingehalt >3 g/dl; eine weitere Differenzierung ist über die Bestimmung der Zellzusammensetzung möglich (Granulozyten, Lymphozyten, Erythrozyten und malignen Zellen);

Empyem: Eiteransammlung im Pleuraraum;

Hämatothorax: Einblutungen in die Pleurahöhle;

Chylothorax: seltene milchig-trübe Lymphansammlung pleural bei Fisteln oder nach Verletzung des Ductus thoracicus.

▶ **Pleuraerguß**
– typisch: ansteigende Ergußlinie,
– atypisch: bei Verklebung der Pleurablätter

▶ **Subpulmonaler Erguß:** Flüssigkeit unterhalb der Lunge, ohne ansteigende Ergußlinie

▶ **Fluidopneumothorax:** Kombination aus Pneumothorax und Erguß mit horizontalem Luft-/Flüssigkeitsspiegel

▶ **Differentialdiagnose der pleuralen Flüssigkeit**

Pleuraerguß ohne weitere radiologisch nachweisbare Thoraxerkrankungen

Ein Pleuraerguß, der ohne weitere radiologisch faßbare Veränderungen der Thoraxorgane auftritt, ist ein uncharakteristischer Befund, der zur differentialdiagnostischen Zuordnung weitere klinische oder laborchemische Informationen erfordert. Weiterführend können auch radiologische Untersuchungen anderer Körperregionen sein.

▶ Seröse Ergüsse: Pleuraerguß als Begleitbefund bei infektiösen, autoimmunen und tumorösen Erkrankungen

Überwiegend ▶ seröse Pleuraergüsse sind insbesondere bei Virus- und Mykoplasmeninfektionen sowie bei pleuralen Infektionen durch Mycobacterium tuberculosis nachweisbar. Ohne weitere Behandlung besteht bei der spezifischen Pleuritis eine starke Tendenz zur Entwicklung einer pulmonalen Manifestation. Extrathorakale Entzündungen können ebenfalls zu serösen Pleuraergüssen führen. Der subphrenische Abszeß weist neben einer Anhebung und verminderten Atemverschieblichkeit des Zwerchfells häufig Lufteinschlüsse innerhalb der Abszedierung auf. Des weiteren werden in vielen Fällen neben dem Erguß basale Belüftungsstörungen der Lunge nachgewiesen. Im Rahmen einer exsudativen Pankreatitis bilden sich insbesondere linksseitig serosanguinöse Pleuraergüsse, deren Amylase höher als die Serumamylase ist.

Infektionen: Seröse Pleuraergüsse überwiegend bei Infektionen mit Viren und Mykoplasmen sowie Mycobacterium tuberculosis

Bei Kollagenosen kann der Pleuraerguß der einzig pathologische Befund der Thoraxaufnahme sein. Nahezu ausschließlich bei Männern werden bei der rheumatoiden Arthritis überwiegend einseitige Ergüsse beobachtet, die über mehrere Monate persistieren können. Gewöhnlich tritt eine seröse Exsudation im fortgeschrittenen Krankheitsverlauf auf, und die rheumatoide Arthritis ist durch klinische oder radiologische Befunde bekannt. Im Gegensatz dazu liegt der Pleuraerguß beim systemischen Lupus erythematodes in ca. 50% der Fälle beidseits vor, ist geringer ausgeprägt und bildet sich unter Therapie vollständig zurück. Begleitend kann ein Perikarderguß auftreten.

Kollagenosen: Ein Pleuraerguß kann der einzige pathologische Befund in der Thoraxaufnahme sein

▶ neoplastisch bedingter Pleuraerguß

▶ Neoplastisch bedingt kann der Pleuraerguß ebenfalls der einzige pathologische Thoraxbefund sein. Bei intrathorakalen M.-Hodgkin- bzw. Non-Hodgkin-Lymphomem werden in ca. 30% der Fälle Pleuraergüsse nachgewiesen. Extrathorakale Neoplasien können einerseits durch direkte pleurale Metastasierung mit Tumorzellnachweis (insbesondere bei Mamma-, aber auch bei Magen-, Nieren- und Pankreaskarzinom) oder andererseits durch eine gestörte diaphragmale Lymphdrainage bei retroperitonealen Lymphomen oder Pankreaskarzinom zu Ergüssen führen.

Malignome: Bei intrathorakalen Lymphomen (Hodgkin/Non-Hodgkin) ist in ca. 30% ein Pleuraerguß nachweisbar

▶ Meiggs-Syndrom

Eine Sonderstellung nimmt das ▶ Meiggs-Syndrom bei Ovarialtumoren ein: Neben Aszites treten teilweise ausgedehnte Pleuraergüsse ohne Tumorzellnachweis auf, die sich nach Tumorresektion vollständig zurückbilden können.

Nach Asbestexposition wird gehäuft ein Pleuramesotheliom (s. unten) beobachtet, welches neben pleuralen Veränderungen zu ausgedehnten Flüssigkeitsansammlungen führt. Die Ergußflüssigkeit kann die tumorösen pleuralen Läsionen verdecken.

Chronische Asbestexposition geht häufig mit Pleuramesotheliom einher; hierbei kann der Erguß die tumorösen Veränderungen maskieren

Bei kardialer Dekompensation tritt eine überwiegend rechtsseitige Transsudation auf, die sich unter Therapie zurückbildet. Auch bei thromboembolischen Lungeninfarkten kann ein serosanguinöser Erguß der einzige faßbare Befund auf der Thoraxaufnahme sein. Die durch einen akuten Thoraxschmerz bestimmte klinische Verdachtsdiagnose wird szintigraphisch oder angiographisch gesichert.

Nach einem stumpfen Thoraxtrauma können neben einem Erguß weitere pathologische Thoraxbefunde fehlen. Die Flüssigkeit ist entweder hämorrhagisch oder bei Verletzungen des Ductus thoracicus chylös. Selten werden nahezu ausschließlich linksseitige Ergüsse nach einer Ösophagusruptur beobachtet. Seröse Exsudationen treten häufig nach einem abdominalchirurgischen Eingriff auf.

Ähnlich dem Meiggs-Syndrom werden bei der dekompensierten Leberzirrhose mit Aszites überwiegend rechtsseitige Pleuraergüsse beobachtet. Pathophysiologisch werden als Ursachen neben einem Flüssigkeitsübertritt über die Lymphdrainagen des Zwerchfells eine Hypoproteinämie mit vermindertem osmotischem Druck diskutiert. Die Bedeutung der Hypertension der Vena azygos ist umstritten.

Beim nephrotischen Syndrom tritt eine pleurale Exsudation ohne weitere Thoraxveränderungen auf. Hier ist der verminderte kolloidosmotische Druck als Ursache gesichert. Insbesondere bei dieser Entität werden gehäuft atypische Ergußlokalisationen, speziell der subpulmonale Erguß, beobachtet. Eine urämisch bedingte Pleuritis führt über eine Entzündung der Pleurablätter mit erhöhter Permeabilität zu einer serösen (seltener serofibrinösen) Exsudation, die von einem Perikarderguß gleicher Genese begleitet sein kann.

Bei dekompensierter Leberzirrhose mit Aszites überwiegend rechtsseitiger Pleuraerguß

Pleuraerguß mit weiteren radiologisch nachweisbaren Thoraxveränderungen

Viele Erkrankungen der Lunge (auf die bereits im Weiterbildungsartikel über Röntgenbefunde bei Lungenerkrankungen eingegangen wurde, Internist (1994) 35:195–209),) der Thoraxwand, des Mediastinums und des Herzens, die pathologische Befunde auf der Übersichtsaufnahme hervorrufen, können von Pleuraergüssen begleitet werden. Insbesondere bei bakteriellen Pneumonien liegen neben teilweise charakteristischen Lungenveränderungen pleurale Flüssigkeitsansammlungen vor, die in Abhängigkeit des Erregers serös oder putride sein können. Infektionen des Pleuraraumes mit gasbildenden Erregern können charakteristische Gaseinschlüsse auweisen. Virus- und Pilzinfektionen sind überwiegend mit serösen Exsudationen assoziiert.

Bei ▶ immunologischen Erkrankungen wie dem systemischen Lupus erythematodes (SLE) und der rheumatoiden Arthritis kann der Pleuraerguß mit oder ohne weitere Thoraxveränderungen einhergehen. Die Kombination eines beidseitigen Pleuraergusses mit unspezifischer Herzvergrößerung und basalen Belüftungsstörungen lenken den Verdacht auf eine thorakale Beteiligung bei SLE, der durch den Nachweis antinukleärer Antikörper bestätigt wird. Bei der rheumatoiden Arthritis, die häufig einen isolierten Pleuraerguß aufweist, können begleitend basal betonte retikulonoduläre Veränderungen vorliegen. Neben solitären oder multiplen (evtl. nekrotisierenden) Rundherden werden auch beim M. Wegener Pleuraexsudationen beobachtet.

Intrathorakale Neoplasien können als Nebenbefund einen Pleuraerguß aufweisen, der durch eine direkte Tumorinvasion oder pleurale Reizung mit erhöhter Permeabilität bedingt ist. Insbesondere beim peripheren ▶ Bronchialkarzinom mit ipsilateraler Ergußbildung muß eine Punktion erfolgen, um eine pleurale Beteiligung nachzuweisen bzw. auszuschließen. Der Tumorzellnachweis im Erguß bedeutet ein Stadium T 4 und schließt somit eine Operation unter kurativen Gesichtspunkten aus. Eine Obstruktionspneumonie mit Volumenminderung des minderbelüfteten Lungenanteils ist beim Erwachsenen verdächtig auf ein zentrales Bronchial-

▶ **Immunologische Erkrankungen**

▶ **Bronchialkarzinom**

karzinom und häufig mit einem serösen oder sanguinösen Exsudat vergesellschaftet. Der Tumorzellnachweis ist beweisend, jedoch nicht obligat. Die pulmonale M.-Hodgkin- bzw. Non-Hodgkin-Manifestation zeigt neben nichtsegmentalen, vom Mediastinum ausgehenden Parenchymkonsolidierungen oft serosanguinolente pleurale Flüssigkeitsansammlungen.

Metastatisch bedingt kann ein Pleuraerguß der einzig pathologische Befund auf der Übersichtsaufnahme sein. Bei der lymphogenen Metastasierung liegen jedoch häufig zusätzlich retikuläre/retikulonoduläre Veränderungen vor, wohingegen bei hämatogenen Metastasierungen Rundherde überwiegen.

Pleuraerguß oft als einziger pathologischer Befund auf der Thoraxübersicht. Bei lymphogener Metastasierung häufig retikulonoduläre Veränderungen, bei hämatogener Streuung eher Rundherde

Primäre Tumoren der Pleura und der Thoraxwand, auf die im folgenden noch gesondert eingegangen wird, können ebenfalls von Pleuraergüssen begleitet sein. Dazu zählen das maligne Pleuramesotheliom, pleurale mesenchymale und adenoide Karzinome sowie Sarkome und Myelome der Thoraxwand.

▶ Linksherzdekompensation

Pleuratranssudationen treten bei der ▶ Linksherzdekompensation mit dilatiertem linken Ventrikel rechts häufiger als links und bei der Pericarditis constrictiva auf. Perikardverkalkungen mit eingeschränkten Pulsationen können hierbei besonders unter rotierender Durchleuchtung dokumentiert werden. Wenn auch ein geringer einseitiger Pleuraerguß einziges Zeichen einer ▶ Lungenembolie sein kann, kommen auch zusätzliche (sub)segmentale homogene Verschattungen mit ipsilateralem Zwerchfellhochstand als Ausdruck einer Schonatmung vor.

▶ Lungenembolie

Tumoröse Erkrankungen der Pleura und Thoraxwand

▶ Pleuratumoren:
 – primär (z.B. Mesotheliom),
 – Metastasen
 – seltene Tumoren

Bei den malignen Pleuraprozessen hat das Pleuramesotheliom in den letzten Jahren eine zunehmende Bedeutung. Die industrielle Asbestverarbeitung, die sich seit den 60er Jahren stark verbreitete, führte zu einem sprunghaften Anstieg der Inzidenz der Mesotheliome, die vorher als Rarität galten, sie treten mit einer Latenz von 10 und mehr Jahren auf. Epidemiologische und klinische Studien wiesen eine enge Korrelation zwischen Asbestexposition und Mesotheliomhäufigkeit nach, so daß das Mesotheliom unter bestimmten Voraussetzungen als Berufskrankheit anerkannt wird.

Korrelation zwischen Pleuramesotheliom und chronischer Asbestexposition

Die führende Initialveränderungen auf der Thoraxaufnahme ist der einseitige Pleuraerguß, der eine pleurale Raumforderung verdecken kann. Klinisch steht ein ipsilateraler Schulterschmerz (Head-Zone des Zwerchfells), Dyspnoe und ein Gewichtsverlust im Vordergrund. Nach einer Punktion kommt es häufig zu einem Pneumothorax aufgrund der Verdickung der Pleura visceralis mit fehlender Expansionsmöglichkeit.

Im Gegensatz zu Pleuraergüssen anderer Genese ist eine Mediastinalverlagerung zur Gegenseite seltener. Dafür gibt es zwei hypothetische Erklärungen: zum einen hat das pleurale Tumorwachstum einen restriktiven Effekt und erschwert somit die Lungenbelüftung; zum anderen kann bei ausgedehnten, mediastinal übergreifenden Mesotheliomen eine zentral obstruktive Komponente vorliegen. Der pleurale Tumor kann auf den konventionellen Aufnahmen mitunter erst nach Ergußpunktion erfaßt werden. Die Tumorschwarte ist meistens an der Pleura parietalis stärker ausgeprägt als an der Pleura visceralis und wölbt sich gegen die Lunge vor (Abb. 3). Häufig können innerhalb der tumorösen Pleuraverdickung Kalzifikationen nachgewiesen werden. Begleitend kommen retikuläre interstitielle Veränderungen des angrenzenden Lungenparenchyms als Ausdruck einer asbestassoziierten Fibrose vor. Die tumoröse Ummauerung mit Fesselung der Lunge und des Mediasti-

WEITERBILDUNG

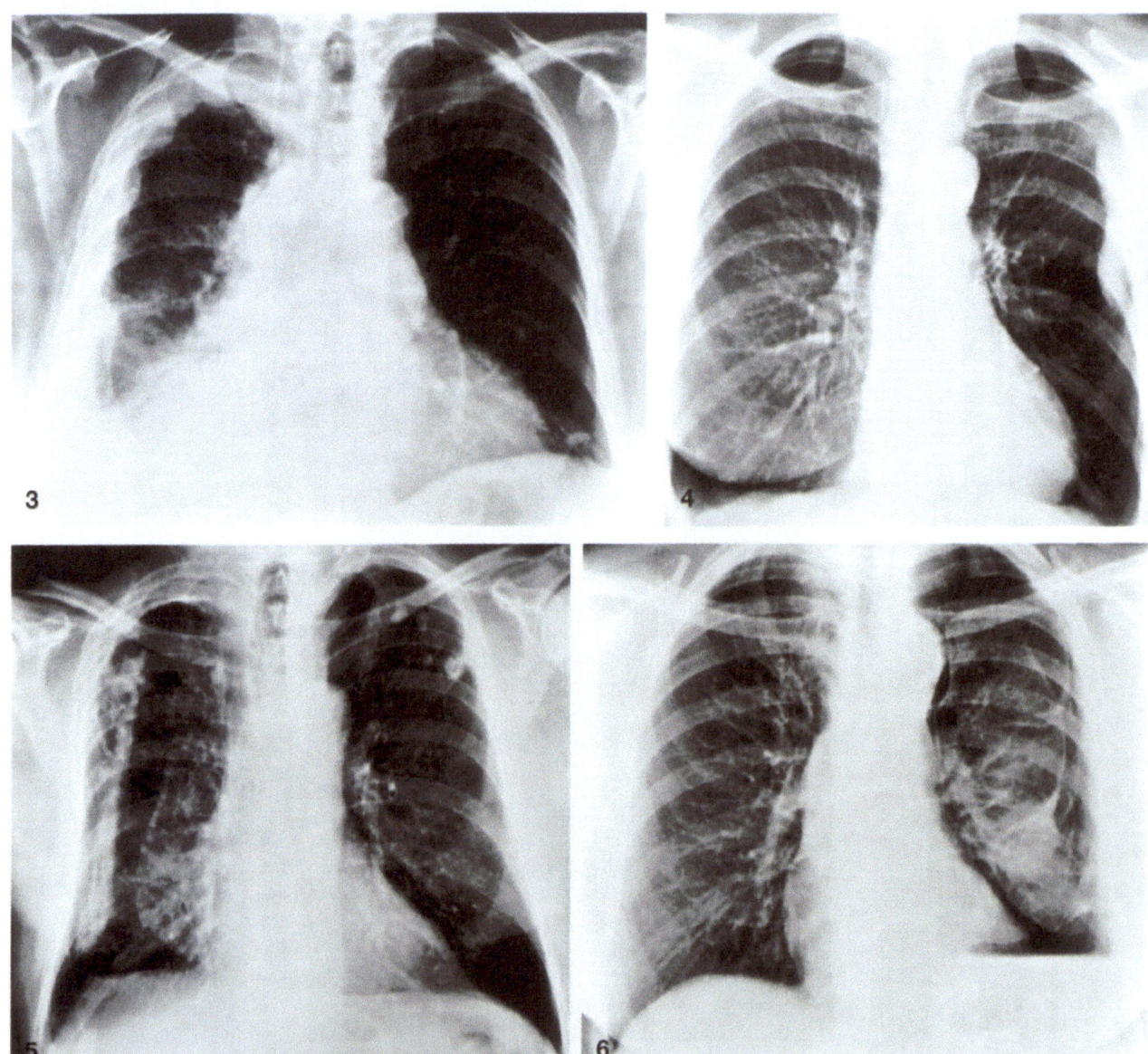

Abb. 3. Pleuramesotheliom: ausgedehnte knollige Verdickung der Pleura, die sich entlang der gesamten rechten Thoraxwand über die Pleurakuppe bis zum Mediastinum erstreckt und zu einer Volumenminderung der betroffenen Thoraxhälfte führt; begleitend liegt ein Pleuraerguß vor

Abb. 4. Thoraxwandmetastase bei Mammakarzinom: Bei Zustand nach linksseitiger Ablatio Nachweis eines Weichteilprozesses mit Destruktion der 4. und 5. Rippe dorsolateral, der sich in die Thoraxhälfte vorwölbt. Bezeichnend für den extrapulmonalen Ursprung sind die offenen Winkel an der kaudalen und kranialen Tumorbegrenzung

Abb. 5. Pleurakalzifikation: ausgeprägte, teils flächige Pleuraverkalkungen rechtsseitig und an der Pleurakuppe nach abgeheilter spezifischer Pleuritis; weitere spezifische Residuen liegen im linken Oberlappen vor

Abb. 6. Fluidopneumothorax: Patientin mit metastasierendem Mammakarzinom und rezidivierendem linksseitigem Pleuraerguß mit Tumorzellnachweis. Durch reaktive Verdickung der viszeralen Pleura ist eine Expansion der Lunge nach Ergußpunktion nicht möglich, und es verbleibt ein breiter Pneuspalt zirkulär. Zusätzlich liegt ein basaler Resterguß vor, der bei fehlenden Kohäsionskräften der teilkollabierten Lunge einen horizontalen Luft-/Flüssigkeitsspiegel bildet.

nums kann computertomographisch wesentlich besser erfaßt werden.

Eine Unterscheidung zum pleuralen Adenokarzinom ist radiologisch nicht eindeutig möglich und kann nur pathologisch oder laborchemisch erfolgen. Eine CEA-Erhöhung im Pleurapunktat ist im Gegensatz zum Vorkommen bei Mesotheliomen wesentlich häufiger. Der Erguß ist beim Mesotheliom in ca. der Hälfte serös, in der anderen Hälfte sanguinolent.

Vom malignen Pleuramesotheliom muß der lokalisierte fibröse Tumor (Synonym: benignes Mesotheliom) abgegrenzt werden. Da auch bei diesem überwiegend benignen Tumor maligne Dedifferenzierungen auftreten, ist die wertneutrale Bezeichnung eines fibrösen Tumors vorzuziehen. Radiologisch imponiert dieser Tumor, der überwiegend von er Pleura visceralis ausgeht, als lobulierte, scharf begrenzte und homogene Raumforderung mit Kompression des umgebenden Lungenparenchyms. Die extrapulmonale Lokalisation kann durch die offenen Winkel zur Lunge dokumentiert werden.

Abgrenzung zwischen malignem Pleuramesotheliom und lokalisiert fibrösem Tumor (benignem Mesotheliom)

Eine bildmorphologische Differenzierung zu primären Tumoren der Thoraxwand, die sehr selten auftreten, kann unmöglich sein. Die malignen Neoplasien sind überwiegend mesenchymalen Ursprungs und werden insbesondere nach vorangegangener Strahlentherapie wegen eines M. Hodgkin oder eines Mammakarzinoms mit mehrjähriger Latenzzeit beobachtet. Histologisch handelt es sich meist um ein malignes fibröses Histiozytom, Fibrosarkom oder Osteosarkom. Im Kindesalter werden andere Tumoren wie der primitive neuroektodermale Tumor, das (extraossäre) Ewing-Syndrom oder Rhabdomyosarkome beobachtet.

Sekundär kann eine Neoplasie der Thoraxwand beim Plasmozytom oder bei Lymphomen auftreten. Die Weichteilinfiltration im Rahmen des M. Hodgkin erfolgt per continuitatem oder über befallene Lymphknoten der Thoraxwand. Des weiteren kann eine Metastase extrathorakaler Neoplasien als tumoröser Thoraxwandprozeß imponieren (Abb. 4).

Umschriebene Pleurafibrose und -verkalkungen

▶ **Pleurafibrose: häufiger Zufallsbefund, meist ohne klinische/funktionelle Relevanz**

Nach Resorption eines Ergusses ist die umschriebene ▶ Fibrose die häufigste verbleibende pathologische Veränderung. Neben dieser Ursache kann die Fibrose nach unterschiedlichen Erkrankungen der Pleura und entzündlicher Prozesse der Lunge auftreten. In den meisten Fällen sind die Fibrosen begrenzt und führen zu keinen klinischen oder funktionellen Beeinträchtigungen; sie werden dann zufällig auf Thoraxaufnahmen, bei einer Thorakoskopie oder autoptisch diagnostiziert. Gravierender sind ausgedehnte Fibrosen, die die Beweglichkeit der Lunge bei der Atmung einschränken.

Umschriebene pleurale Fibrosen nach Ergußresorption bilden sich lageabhängig nahezu ausschließlich an den basalen Pleuraabschnitten aus. Daher liegt auf den Thoraxaufnahmen eine pleurale Verdickung mit Obliteration, insbesondere des dorsalen kostophrenischen Winkels, vor. Aufgrund der Konfiguration kann eine sichere Differenzierung gegenüber kleinen Pleuraergüssen auf der Übersichtsaufnahme nicht erfolgen. In Zweifelsfällen ist dann eine Zusatzaufnahme in Seitenlage, die durch das freie Auslaufen einen Erguß beweist, bzw. eine Sonographie zur Klärung erforderlich.

Pleurafibrose postentzündlich im dorsalen kostophrenischen Winkel und an der Pleurakuppe

An der Lungenkuppe werden umschriebene Pleuraverdickungen ebenfalls häufig beobachtet. Histologisch liegen bei diesen sog. Pleurakuppenschwielen hyalinisiertes Kollagen mit kleinen Arealen chronisch entzündlicher Veränderungen vor. Zusätzlich können

Kalzifikationen nachgewiesen werden. Die Pathogenese dieser Prozesse ist nicht eindeutig geklärt. Die Bezeichnung der Pleurakuppenschwielen als postspezifische Residuen läßt sich durch Sektionsuntersuchungen jedoch nicht halten. Eine Verwechslung dieser Veränderungen mit der Überlagerung der 1. und 2. Rippe sollte nicht vorkommen. Gravierend ist die Mißinterpretation eines einseitigen Pleuraspitzenprozesses als Pleurakuppenschwiele bei Vorliegen eines apikalen Bronchialkarzinoms, dem Pancoast-Tumor, der im frühen Stadium als umschriebene pleurale Verdickung imponieren kann.

Differentialdiagnose: Pleurakuppenschwiele vs. Pancoast-Tumor

Umschriebene plaqueförmige Verdichtungen mit oder ohne ▶ Kalzifikationen treten insbesondere nach Asbestexposition auf und gehen überwiegend von der parietalen Pleura aus. Diese häufig nur zarten fibrösen Verdickungen lassen sich konventionell-radiologisch am besten auf Tangentialaufnahmen erfassen; eine sichere Darstellung gelingt durch den Einsatz der Computertomographie. Das größte Problem liegt in der Differenzierung zu Muskel- und Fettschatten, die in bis zu 75% der p.-a.-Aufnahmen beobachtet werden.

▶ **Pleurale Kalzifikationen (Plaques): insbesondere nach Asbestexposition**

Eine generalisierte Pleuraverdickung in Form eines ▶ Fibrothorax kann nach Ausheilung eines ausgedehnten Hämatothorax oder eines Pleuraempyems auftreten. Diese fibröse Verdickung, die mehr als 2 cm betragen kann, weist häufig Kalzifikationen an der Innenseite auf und umgreift die gesamte Lunge (Abb. 5). Durch die Ummauerung einer Lunge kann die Beweglichkeit aufgehoben und die Ventilation beeinträchtigt werden. Orientierungshilfe: Das Ausmaß der Funktionsbeeinträchtigung kann an der pulmonalen Vaskularisation abgeschätzt werden; eine Abnahme des Gefäßkalibers der betroffenen Lunge im Vergleich zur Gegenseite deutet auf eine hypoxisch bedingte reflektorische Vasokonstriktion hin. Ein direkter Zusammenhang zwischen der Dicke der Fibrose und der Häufigkeit einer Funktionsbeeinträchtigung konnte nicht belegt werden.

▶ **Fibrothorax mit Einschränkung der Atembeweglichkeit**

Pneumothorax

Das Auftreten von Luft im Pleuraspalt wird als Pneumothorax bezeichnet, der am häufigsten eine traumatische (akzidentelle oder iatrogene) Ursache ist. Läßt sich ein Trauma ausschließen, liegt ein Spontanpneumothorax vor, der bei Fehlen pulmonaler Erkrankungen primär bzw. bei entsprechendem Nachweis sekundär genannt wird. Der ▶ primäre Spontanpneumothorax tritt insbesondere bei jüngeren Erwachsenen nach Ruptur einer kleinen intrapleuralen Blase oder einer subpleuralen Bulla auf. Dem ▶ sekundären Spontanpneumothorax kann eine Vielzahl von Lungenerkrankungen (entzündlich, neoplastisch, metabolisch) zugrunde liegen. Die häufigste iatrogene Ursache für einen Pneumothorax sind diagnostische Maßnahmen wie z.B. Pleurapunktion oder perkutane thorakale Biopsie. Nach Unfällen kann ein Pneumothorax sowohl durch penetrierende als auch durch nichtpenetrierende Verletzungen auftreten. Ein akuter intrapulmonaler Druckanstieg kann durch die interstitielle Ausbreitung der Luft zur Pleura einen Luftübertritt in den Pleuralraum, das Mediastinum (Pneumomediastinum) und die Thoraxwand (Weichteilemphysem) zur Folge haben.

▶ **primärer Spontanpneumothorax**

▶ **sekundärer Spontanpneumothorax**

Aufgrund des geringeren spezifischen Gewichts steigt Luft im Gegensatz zu Flüssigkeiten nach apikal. Daher retrahiert sich bei einem Pneumothorax zunächst der ipsilaterale Oberlappen und sinkt durch sein Gewicht an den tiefsten Punkt, der durch die Fixierung am pulmonalen Ligament festgelegt ist. Ein vollständiges Kollabieren der Lunge tritt erst bei einem sehr ausgedehnten Pneumothorax auf.

Die radiologische Diagnose eines Pneumothorax gelingt durch den Nachweis der Linie der Pleura visceralis am Pneuspalt, der sich strahlentransparent ohne Gefäßstrukturen abbildet. In unklaren Fällen kann durch eine Exspirationsaufnahme in aufrechter Position der Befund klarer zur Darstellung kommen, da hierbei der Luftspalt verbreitert ist (relativ höherer Anteil der intrapleuralen Luft bei vermindertem intrapulmonalem Anteil in Exspiration). Bei kleinen Pneumothoraces ist die Strahlentransparenz aufgrund der verminderten Perfusion nicht signifikant reduziert. Nach pleuralen Adhäsionen kann eine atypische Gasansammlung auftreten.

▶ Pneumathorax:
 – posttraumatisch
 – spontan
 (mit/ohne Spannungszeichen)

Pneumotnorax – in unklaren Fällen Exspirationsaufnahme in aufrechter Position

Entscheidend ist die Abgrenzung zu einem ▶ Spannungspneumothorax, der vital gefährdend sein kann. Durch zunehmende Negativierung des intrapleuralen Druckes mit endinspiratorischem Gasübertritt kann wegen eines Ventilmechanismus die Luft bei der Exspiration nicht mehr aus dem Pleuraraum entweichen. Der Volumenanstieg in einer Thoraxhälfte bewirkt eine Abflachung des Zwerchfells, Aufspreizen der Interkostalräume und eine Mediastinalverlagerung zur gesunden Seite. Diese Verlagerung hat insbesondere eine Beeinträchtigung des venösen Rückstroms zum Herzen mit daraus resultierender Tachykardie und Blutdruckabfall zur Folge.

Ein Fluidopneumothorax nach Punktion wird insbesondere bei Patienten mit einem malignen Pleuraerguß beobachtet. Der chronisch rezidivierende Erguß kann dabei zu einer fibrinösen/tumorösen Verdickung der Pleura viszeralis führen, die eine Expansion der Lunge verhindert (Abb. 6).

Zusammenfassung

Die Thoraxaufnahme in 2 Ebenen ist das initiale bildgebende Verfahren in der Diagnostik von Erkrankungen der Pleura und der Thoraxwand. Der häufigste pathologische Pleuraprozeß ist der Erguß, der allein oder in Kombination mit anderen Veränderungen der Lunge, des Herzens oder der Thoraxwand auftreten kann. Ergänzende radiologische Verfahren sind die Sonographie und die Computertomographie, die eine höhere Sensitivität aufweisen und insbesondere bei Tumoren die Ausbreitung besser erfassen. Zur Differenzierung und ätiologischen Zuordnung einer pleuralen Flüssigkeitsansammlung ist häufig eine Ergußpunktion mit laborchemischer, mikrobiologischer oder zytologischer Analyse des Punktats erforderlich.

WEITERBILDUNG

Fragen und Antworten zur Erfolgskontrolle

1. Welche Ergußmenge kann auf einer Thoraxaufnahme in 2 Ebenen nachgewiesen werden und wie läßt sich die Nachweisgrenze herabsetzen?

In der p.-a.-Projektion liegt die Nachweisgrenze bei 200–500 ml, seitlich bei ca. 150 ml. Durch eine Aufnahme in Seitenlage können bereits frei auslaufende Ergußmengen ab 15 ml erfaßt werden.

2. Welche atpyischen Ergußverteilungen gibt es?

Aus ungeklärten Ursachen kann eine subpulmonale Flüssigkeitsansammlung vorliegen, bei der der dorsale Randwinkel frei ist. Eine Abstandsvergrößerung zwischen Magenblase und Lunge deuten auf einen subpulmonalen Erguß hin. Weiterhin kann ein abgekapselter Erguß (insbesondere im kleinen Lappenspalt) als Rundherd imponieren und differentialdiagnostische Probleme verursachen.

3. Welche Veränderungen werden beim Pleuramesotheliom initial am häufigsten beobachtet?

Der erste in der Thoraxaufnahme auffallende Befund ist der Pleuraerguß, der im Gegensatz zu Ergüssen anderer Genese keine Mediastinalverlagerung verursacht; häufiger liegt eine Volumenminderung des betroffenen Hemithorax vor. Die knotig tumorösen Veränderungen werden durch den Erguß zumeist verdeckt und demaskieren sich erst nach Punktion bzw. im Computertomogramm.

4. Welche Aufnahmetechnik bietet sich zum Nachweis eines kleinen Pneumothorax an?

Bei unauffälligen Übersichtsaufnahmen und klinischem Verdacht auf einen Pneumothorax muß eine ergänzende Aufnahme in Exspiration angefertigt werden. Durch die Erhöhung des intrapleuralen Druckes und den relativen Anteil der intrapleuralen Luft im Vergleich zum Lungenvolumen während der Exspiration wird der Pneuspalt erweitert, und ein diskreter Mantel- oder Spitzenpneumothorax kann sensitiver erfaßt werden.

Literatur beim Verfasser

WEITERBILDUNG

Venöser Gefäßstatus

Viola Hach-Wunderle
William Harvey-Klinik, Bad Nauheim

Die Beiträge der Rubrik Weiterbildung sollen dem Stand des zur Facharztprüfung für den Internisten ohne Schwerpunktbezeichnung notwendigen Wissens entsprechen und zugleich dem niedergelassenen Facharzt als Repititorium dienen. Die Rubrik beschränkt sich auf klinisch gesicherte Aussagen zum Thema.

Die Erhebung eines venösen Status muß aus 3 Blickwinkeln abgehandelt werden. Zunächst ergibt sich die Frage, auf welche klinischen Informationen es ankommt, um *welche Krankheit* es überhaupt geht. Dann erhebt sich die Frage, *welche Gefäße* der venösen Zirkulation gemeint sind. Wir wissen heute, daß alle Venen einer Extremität sowohl in morphologischer als auch in funktioneller Beziehung miteinander kommunizieren; trotzdem hat sich die ▶ Einteilung in die beiden Systeme der intrafaszialen und der extrafaszialen Gefäße bewährt.

Für die Praxis ist die Feststellung der *primären Lokalisation* einer Venenkrankheit wichtig. Die Phlebothrombose beginnt definitionsgemäß in den tiefen Leit- oder Muskelvenen der Bein- und Beckenregion. Sie kann im weiteren Krankheitsverlauf dann aber auf die oberflächlichen Gefäße übergreifen (Tabelle 1). Ganz andere Bedingungen liegen vor, wenn der Thrombus primär in einer Stammvarikose der V. saphena magna entsteht und sekundär in das tiefe Venensystem einwächst. Während im ersten Falle die Thrombolyse als Therapie der Wahl erhalten bleibt, wird bei einer Varikophlebitis der Stammvenen ohne Verzögerung die operative Sanierung mit den besten Erfolgsaussichten anzustreben sein.

Die letzte prinzipielle Frage betrifft den Einsatz der *zweckmäßigen Untersuchungsmethoden* für die vorgegebene Fragestellung. In den letzten Jahren hat sich ein grundlegender Wandel im diagnostischen Stufenprogramm vollzogen. Die bildgebenden Verfahren nehmen eine dominierende Rolle ein, während die globalen Meßmethoden mehr und mehr die Langzeitkontrollen begleiten:

Aktuelle bildgebende Verfahren
– Konventionelle Phlebographie
– Digitale Subtraktionsphlebographie
– Computertomographie
– Kernspintomographie
– B-Bild-Sonographie
– Duplexsonographie

Selektive Meßmethoden
– Nicht-direktionale Sonographie
– Direktionale Sonographie

▶ Einteilung in intrafasziale und extrafasziale Gefäße

Krankheiten:
– primäre Varikose,
– Phlebothrombose,
– postthrombotisches Syndrom,
– chronisch-venöses Stauungssyndrom.

Betroffenen Venensysteme:
– intrafaszial: tiefe Leitvenen, Muskelvenen;
– extrafaszial: oberflächliche Venen; Perforansvenen.

Untersuchungsmethoden:
– klinische Untersuchung,
– bildgebende Verfahren,
– selektive Meßmethoden,
– globale Meßverfahren.

Prof. Dr. Viola Hach-Wunderle, Abteilung Innere Medizin,
William Harvey-Klinik, Am Kaiserberg 6, D-61231 Bad Nauheim

Globale Meßmethoden
- Periphere Phlebodynamometrie
- Venenverschlußplethysmographie
- Photoplethysmographie (LRR)

Primäre Varikose

Bisher galt die primäre Varikose definitionsgemäß als eine Erkrankung des extrafaszialen Venensystems. Heute wissen wir, daß diese Feststellung nur auf Krampfadern vom retikulären Typ und auf bestimmte Seitenastvarizen zutrifft. Die Stammvarikose jedoch beeinträchtigt mit zunehmender Schwere und Krankheitsdauer alle Venensysteme der unteren Extremität. In ihrem Endstadium verursacht sie mit der Dermatolipofasziosklerose und dem arthrogenen Stauungssyndrom ein chronisches Leiden, das erst in jüngster Zeit durch die modernen Operationsmethoden an der Fascia cruris heilbar geworden ist.

Epidemiologie

In den Industrieländern der westlichen Prägung ist die primäre Varikose außerordentlich verbreitet. Nach neueren Studien beträgt die Prävalenz einer leichtgradigen Krampfaderkrankheit bei Erwachsenen 25–50%, einer fortgeschrittenen Varikose 5–15% und des Ulcus cruris 1–4%. Nur 20–50% der Bevölkerung sind demnach venengesund.

Etwa die Hälfte der Bevölkerung leidet an Krampfadern.

Die einzelnen Formen der Varikose zeigen ein unterschiedliches epidemiologisches Verhalten. Die ▶ Stammvarikose der V. saphena magna und parva beginnt weitaus am häufigsten im 3. Lebensjahrzehnt. Sie ist also eine Krankheit der jungen Menschen, wird allerdings erst viel später erkannt. Es liegt eine kongenitale Dysfunktion der Mündungsklappe vor, die erst durch die Einwirkung von verschiedenen *Manifestationsfaktoren* wie stehender Beruf, Schwangerschaft oder hormonelle Antikonzeption zur Klappeninsuffizienz führt. Die Varikose der Cockett-Perforansvenen entwickelt sich im Rahmen eines Rezirkulationskreises der Stammvarikose meistens erst viele Jahre später. ▶ Retikuläre Varzien haben keine bestimmte altersmäßige Zuordnung; sie entstehen in jedem Lebensalter, beim älteren Menschen aber häufiger.

▶ Stammvarikose der V. saphena magna und parva

▶ Retikuläre Varizen

Pathogenese und Einteilung

Stammvarikose
    V. saphena magna
    V. saphena parva
    Inkomplette Formen
Seitenastvarikose
    V. saphena accessoria lateralis
    V. saphena accessoria medialis*
    V. arcuata cruris anterior*
    V. arcuata cruris posterior*
    V. femoropoplitea
Perforansvarikose
    Cockett-Venen
    Boyd-Vene
    Dodd-Vene
    Hach-Vene
Retikuläre Varikose
    Subkutane Venen*

---

* Ohne direkte Beziehung zum tiefen Venensystem

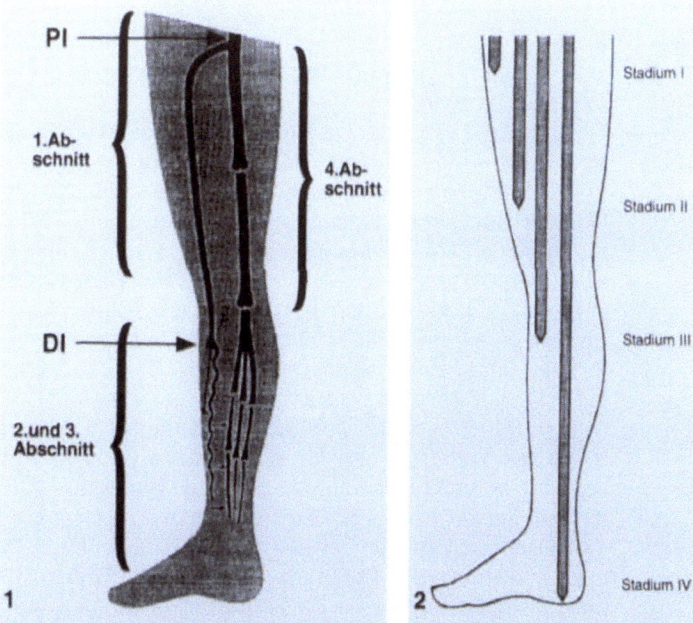

Abb. 1. Schematische Darstellung des kompensierten Rezirkulationskreises III bei einer Stammvarikose der V. saphena magna. Abgrenzung der 4 Abschnitte. *PI* proximaler Insuffizienzpunkt; *DI* distaler Insuffizienzpunkt

Abb. 2. Einteilung einer Stammvarikose der V. saphena magna in 4 Krankheitsstadien aufgrund der Lokalisation des distalen Insuffizienzpunktes

Die wichtigste Krankheit der primären Varikose ist die Stammvarikose der V. saphena magna. Die variköse Degeneration beginnt bei der kompletten Form am proximalen Insuffizienzpunkt in der Leiste. Von dort schreitet sie nach distal bis zum Abgang eines anatomisch präformierten Seitenastes fort, dem distalen Insuffizienzpunkt. Unterhalb davon verzweigen sich die großen Krampfaderkonvolute, der Saphenastamm bleibt jedoch suffizient (Abb. 1).

Wenn sich der proximale Insuffizienzpunkt nicht in der Leiste, sondern an einer anderen Seite des Beins befindet, sprechen wir von einer ▶ inkompletten Form der Stammvarikose (vgl. Abb. 5). Es gibt den Seitenast-, den Perforans- und den dorsalen Typ.

Nach der Lage des distalen Insuffizienzpunktes werden bei der V. saphena magna vier (Abb. 2) und bei der V. saphena parva 3 Krankheitsstadien differenziert. Sie bilden die Grundlage für die Konzeption der Rezirkulationskreise. Bei einem ▶ Rezirkulationskreis handelt es sich definitionsgemäß um einen pathologischen venösen Kreislauf im Bereich der unteren Extremität, in den eine variköse Stammvene einbezogen ist. Der Rezirkulationskreis besteht aus 4 Anteilen (Abb. 1). Am proximalen Insuffizienzpunkt in der Leiste fließt das Blut aus der V. femoralis communis retrograd in die V. saphena magna bis zum distalen Insuffizienzpunkt ein (1. Abschnitt). Hier beginnt die konjugierende Seitenastvarikose (2. Abschnitt), die den Blutstrom weiter nach distal zum Einstromgebiet von verschiedenen Vv. perforantes (3. Abschnitt) leitet. Über die tiefen Venen (4. Abschnitt) wird das rezirkulierende Blut nach proximal abgeführt und tritt in der Leistenregion wieder in den Rezirkulationskreis ein.

Mit der Zeit werden die Venen der poplitealen und femoralen Region durch das ungewöhnliche Blutvolumen überlastet. Sie er-

▶ Inkomplette Form der Stammvarikose

▶ Rezirkulationskreis

Unterscheidung der Krankheitsstadien nach Lage des distalen Insuffizienzpunktes (Abb. 2).

WEITERBILDUNG

▶ Antegrade Strömungsinsuffizienz

▶ Chronisch-venöses Stauungssyndrom

▶ Faszienkompressionssyndrom

▶ Arthrogenes Stauungssyndrom

weitern sich, bis die Klappen nicht mehr abschließen. Die Effektivität der peripheren Venenpumpe fällt aus, es resultieren eine ▶ antegrade Strömungsinsuffizienz und mit ihr das chronisch-venöse Stauungssyndrom. Der Rezirkulationskreis ist dekompensiert (vgl. Abb. 6).

Nach der Lage des distalen Insuffizienzpunktes lassen sich die Rezirkulationskreise gemäß den Stadien der Stammvarikose in die Typen I–IV einteilen. Je nachdem, ob die tiefen Venen suffizient sind oder ob eine sekundäre Leitveneninsuffizienz vorliegt, erfolgt die weitere Differenzierung von kompensierten und dekompensierten Rezirkulationskreisen. Zwischen der Lage des distalen Insuffizienzpunktes und der Entstehungszeit des chronisch-venösen Stauungssyndroms gibt es eine feste Korrelation: Je weiter distal er liegt, um so früher dekompensiert der Rezirkulationskreis (Tabelle 1).

Erst die sekundäre Popliteal- und Femorveneninsuffizienz bildet die Voraussetzung für die dermatologischen Komplikationen des ▶ chronisch-venösen Stauungssyndroms. Zunächst treten nur leichte periphere Ödeme unter hydrostatischer Belastung auf. Dann werden die Gewebe der supramalleolären Region von einer zunehmenden Fibrosierung betroffen. Wahrscheinlich löst die Einbeziehung der Fascia cruris ein orthostatisches Kompartmentsyndrom aus, das in der Pathogenese des chronisch-persistierenden Ulcus cruris eine Schlüsselrolle spielt.

Eine neue Krankheitsentität stellt das ▶ Faszienkompressionssyndrom dar. Es wird wie folgt definiert: schwerste Mikrozirkulationsstörung im Bereich des Unterschenkels infolge eines orthostatischen Kompartmentsyndroms durch narbige Destruktion der Fascia cruris, einhergehend mit bisher unheilbaren Manschettenulzera, Nekrosen und Glykogenverarmung der Muskulatur, funktioneller arterieller Minderdurchblutung, Versteifung in den Sprunggelenken sowie fakultativ assoziiert mit Eisenmangelsyndrom, entzündlichen humoralen Reaktionen, Depressionen und sozialem Abstieg (s. auch S. 87).

Als schwere Komplikation des dekompensierten Rezirkulationskreises gilt das ▶ arthrogene Stauungssyndrom. Es entsteht, wenn der chronische Entzündungsprozeß auch auf den Bandapparat des Sprunggelenks übergreift und zum fixierten Spitzfuß und damit zum Ausfall der peripheren Venenpumpen führt. Die Ulzerationen haben keine Chance der dauerhaften Abheilung mehr.

Dekompensierter Rezirkulationskreis: Antegrade Strömungsinsuffizienz (Abb. 6).

Tabelle 1
Zusammenhang zwischen distalen Insuffizienzpunkt und Entstehung des Stauungssyndroms

Stadium	Lage des distalen Insuffizienzpunktes	Entstehungszeit des chronisch-venösen Stauungssyndroms
I	Leiste	> 25 Jahre (sehr selten)
II	Distaler Oberschenkel	> 25 Jahre
III	Proximaler Unterschenkel	12,5–25 Jahre
IV	Fuß	Sofort bzw. in der Jugendzeit

Diagnostische Maßnahmen

Die verschiedenen Krankheitsbilder der primären Varikose lassen sich manchmal schon durch die eingehende klinische Untersuchung differenzieren. Darüber hinaus kommt es aber auf die Erkennung aller Einzelheiten eines Rezirkulationskreises an. Das Untersuchungsprogramm umfaßt zunächst die selektiven und die bildgebenden Verfahren zur Beurteilung der 4 Abschnitte des Rezirkulationskreises. Die globalen Meßmethoden liefern quantitative Informationen über verschiedene Parameter der venösen Hämodynamik.

Wichtig für Diagnose: 4 Abschnitte des Rezirkulationskreises.

Den *1. Abschnitt* des Rezirkulationskreises bildet die (komplete) *Stammvarikose* der V. saphena magna. Sie läßt sich an einem schlanken Patienten schon bei der klinischen Untersuchung erfassen. Mit der nicht-direktionalen und der direktionalen ▶ Dopplersonographie wird unter dem ▶ Valsalva-Test über der V. saphena magna eine starke Regurgitation festgestellt, und am stehenden Patienten ergibt sich beim Wadendekompressionstest ein unerschöpfbares Rückstromsignal. Sobald ein typisches klinisches Bild und die direktionale Dopplersonographie vollkommen übereinstimmen, sind die minimalen Anforderungen an die Diagnostik erfüllt.

▶ Dopplersonographie

▶ Valsalva-Test

Eine genaue bildliche Analyse aller Einzelheiten des Rezirkulationskreises vermittelt allein die ▶ aszendierende Preßphlebographie als Referenzverfahren. Die wichtigsten röntgenologischen Zeichen der Klappeninsuffizienz an der Stammvene sind die infravalvulären Dilatationen und Aneurysmen (Abb. 3). Sie gelten als das verläßliche pathomorphologische Substrat für die Indikation zur operativen Behandlung. Die komplette Form einer Stammvarikose läßt sich auch durch die ▶ farbkodierte Duplexsonographie mit hinreichender Sicherheit diagnostizieren; bei der Untersuchung im Liegen und im Stehen ist die erweiterte Stammvene mit den retrograden Strömungsturbulenzen beim Preßversuch und beim ▶ Wadendekompressionstest gut zu erkennen (Abb. 5).

▶ Aszendierende Preßphlebographie

▶ Farbkodierte Duplexsonographie

▶ Wadendekompressionstest

Bei der inkompletten Stammvarikose befindet sich der proximale Insuffizienzpunkt nicht in der Leiste, sondern an irgendeiner Stelle des Beins (Abb. 4). Der Chirurg ist für die Planung seines Eingriffs auf eine sichere Diagnose angewiesen. Hierfür kommt *nur* die aszendierende Preßphlebographie in Betracht. Das Verhältnis der kompletten zu den inkompletten Formen beträgt bei einer Stammvarikose der V. saphena magna immerhin 10:1.

Zum *2. Abschnitt* des Rezirkulationskreises gehört die *konjugierende Seitenastvarikose*. Sie beginnt am distalen Insuffizienzpunkt. Oftmals sind diese Krampfadern der ursprüngliche Anlaß des Patienten zur ärztlichen Konsultation. Für die Diagnostik reicht die klinische Untersuchung aus.

Der *3. Abschnitt* des Rezirkulationskreises bezieht sich auf die ▶ Cockett-Perforansvarikose. Im aktivierten Zustand bestehen typische lokale Symptome, die in der Regel eine genaue Lokalisation erlauben. Am liegenden Patienten läßt sich durch die gleitende digitale Palpation eine schmerzempfindliche Gewebslücke ertasten, die durch den Canyoneffekt der Krampfader verursacht wird. Im Stehen tritt hier der ▶ Blow-out hervor. Mitunter ist die Stelle auch durch Besenreiservarizen oder Pigmentierungen gekennzeichnet.

▶ Cockett-Perforansvarikose

▶ Blow-out

Die Identifikation der Cockett-Perforansinsuffizienz durch die Duplexsonographie oder durch die Phlebographie erscheint zeitraubend und unsicher, da es weder eine feste topographische Zu-

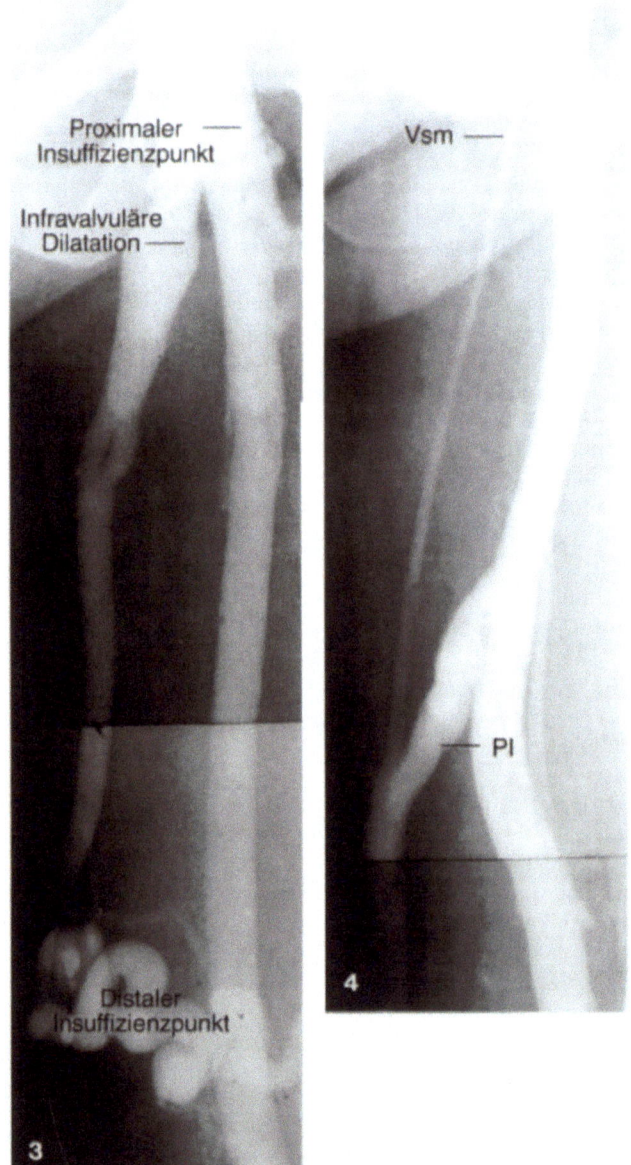

Abb. 3. Stammvarikose der V. saphena magna im Stadium II. Distaler Insuffizienzpunkt im Bereich des Oberschenkels. Typische intravalvuläre Dilatation in der Schleusenregion. Fehlende Darstellung der Venenklappen in der V. femoralis superficialis als Hinweis auf die sekundäre Popliteal- und Femoralveneninsuffizienz (dekompensierter Rezirkulationskreis II). Darstellung durch aszendierende Preßphlebographie

Abb. 4. Inkomplette Stammvarikose der V. saphena magna vom Perforanstyp. Proximaler Insuffizienzpunkt (PI) in Höhe einer insuffizienten Doddschen V. perforans am Oberschenkel. Distal davon Entwicklung der Stammvarikose. Proximaler Anteil der V. saphena magna (Vsm) suffizient. Darstellung durch aszendierende Preßphlebographie

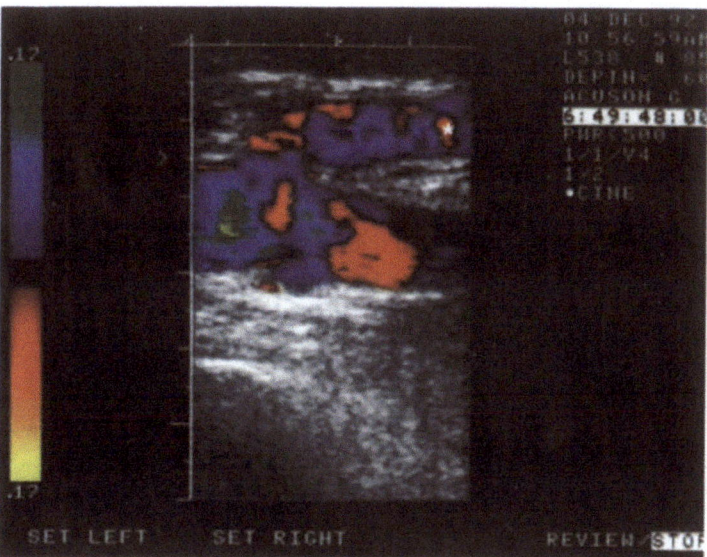

Abb. 5. Stammvarikose der V. saphena magna (*). Längsschnitt der Saphenenmündung (*) mit Strömungsturbulenzen Darstellung durch farbkodierte Duplexsonographie mit Valsalva-Preßversuch

ordnung noch standardisierte Bedingungen für die aktuelle Strömungsdynamik gibt. Sobald der Nachweis durch den retrograden Flow gelingt, gilt die Diagnose als sicher (Spezifität 100%); aber nicht in jedem Fall läßt sich die Perforansinsuffizienz erkennen (Sensibilität < 70%)

Der *4. Abschnitt* des Rezirkulationskreises betrifft die ▶ sekundäre Popliteal- und Femoralveneninsuffizienz. Im Laufe der Zeit werden die tiefen Leitvenen durch das rezirkulierende Blutvolumen überlastet; sie elongieren und dilatieren bis zur Schlußunfähigkeit der Venenklappen (Abb. 6); es entsteht eine antegrade Strömungsinsuffizienz. Der periphere dynamische Venendruck steigt an, und es bildet sich das chronisch-venöse Stauungssyndrom aus.

Welche Faktoren für die *Entstehung* der sekundären Leitveneninsuffizienz richtungsweisend sind, ist bisher nur teilweise bekannt. Die größte Bedeutung hat die topographische Position des ▶ distalen Insuffizienzpunktes. Bei einem Rezirkulationskreis I wird das klinische Bild von der konjugierenden Seitenastvarikose der V. saphena accessoria lateralis beherrscht; die starke Schlängelung der Varizen bremst die retrograde Blutströmung so stark ab, daß die hämodynamische Belastung der Peripherie gering bleibt. Veränderungen des dynamischen Venendrucks und eine sekundäre Popliteal- und Femoralveneninsuffizienz werden so gut wie nie gesehen (Abb. 7).

Die sekundäre Popliteal- und Femoralveneninsuffizienz gilt im Prinzip als eine Röntgendiagnose. Mit der direktionalen und der Duplexsonographie läßt sich die Krankheit nur unsicher feststellen; der Wadenkompressionstest zeigt eine Reduktion der systolischen Strömungsbeschleunigung und der Wadendekompressionstest einen erschöpfbaren Rückstrom.

Therapeutische Aspekte

Bei der *Stammvarikose* besteht die Indikation zur operativen Behandlung. Die extrafaszialen Segmente des Rezirkulationskreises

▶ sek. Popliteal- und Femoralveneninsuffizienz

▶ Distaler Insuffizienzpunkt

Schema des kompensierten Rezirkulationskreises I: s. Abb. 7.

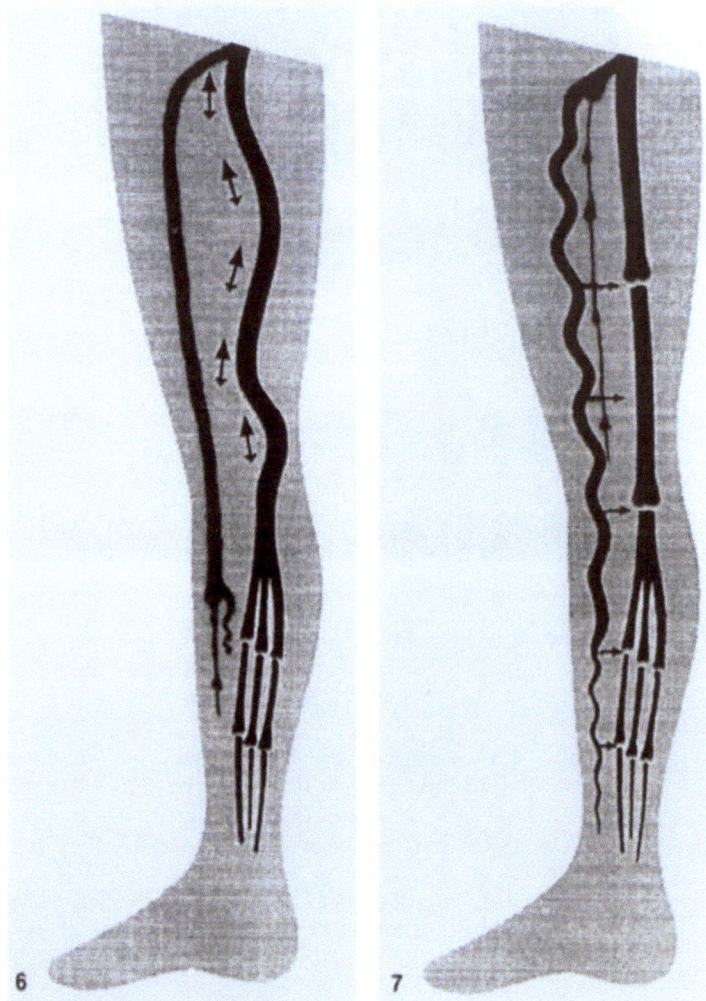

Abb. 6. Schematische Darstellung der sekundären Popliteal- und Femoralveneninsuffizienz bei dekompensierten Rezirkulationskreis III einer Stammvarikose der V. saphena magna; antegrade Strömungsinsuffizienz

Abb. 7. Schematische Darstellung des kompensierten Rezirkulationskreises I („Seitenastvarikose der V. saphena accessoria lateralis")

werden im Sinne der partiellen Saphenaresektion entfernt. Im Falle der sekundären Popliteal- und Femoralveneninsuffizienz führt die Sanierung der extrafaszialen Venen bei jungen Menschen zur Restitutio ad integrum, sonst aber regelmäßig zu einer entscheidenden Besserung.

Bei der ▶ akuten Varikophlebitis der V. saphena magna oder parva ist eine sofortige Operation eher angezeigt als die konservative Behandlung. Die Gefahren der Lungenembolie und der transfaszialen Progredienz der Thrombose fallen weg. Außerdem ist der Patient nach dem Eingriff sogleich beschwerdefrei, während er sonst über Wochen in einer aufwendigen ärztlichen Betreuung bleiben muß.

Die *retikulären Varizen* und bestimmte Formen der *Seitenastvarikose* eignen sich hervorragend für die Sklerosierung. Auch bei der Stammvarikose des älteren Menschen werden damit noch befriedigende Erfolge erzielt.

▶ akute Varikophlebitis der V. saphena

Stammvarikose und akute Varikophlebitis: Operation. Retikuläre Varizen und Seitenastvarikosen: Sklerosierung.

Phlebothrombose

Die Phlebothrombose läuft definitionsgemäß in den intrafaszialen Leitvenen des Beins und der Beckenregion sowie in den Muskelvenen ab. Als gefürchtete Komplikationen gelten die Lungenembolie und das postthrombotische Syndrom mit chronisch-venöser Kongestion. Die Thrombose in den oberflächlichen Venen gehört zu dem Begriff der ▶ Thrombophlebitis.

▶ **Thrombophlebitis**

Epidemiologie

Neuere Untersuchungen aus den USA haben ergeben, daß pro Jahr 48 von 100000 Einwohnern an einer Thrombose und 23 von 100000 Einwohnern an einer Lungenembolie erkranken. Etwa 300000 Patienten pro Jahr werden mit einer symptomatischen Venenthrombose zur stationären Behandlung in Krankenhäuser eingewiesen. In einem Drittel der Fälle handelt es sich um ein Rezidiv. Die Dunkelziffer der nicht erkannten Thrombosen ist wahrscheinlich sehr hoch.

Große Dunkelziffer nicht erkannter Thrombosen!

Prinzipien der Pathogenese und der Einteilung

Der Begriff Thrombose geht auf Rudolf Virchow (Pathologe in Berlin, 1821–1902) zurück. Als wesentliche Komponenten der Thrombogenese stellt Virchow den Gefäßwandschaden, die Verlangsamung der Blutströmung und Veränderungen in der Zusammensetzung des Blutes heraus (▶ Virchow-Trias).

▶ **Virchow-Trias**

Die Anamnese kann wichtige Hinweise auf die Pathogenese enthalten und damit den Anstoß für eine differenzierte Diagnostik geben.

Für die *Endothelschädigung* kommen verschiedene Ursachen in Betracht. Am häufigsten wird das direkte *mechanische Trauma* auf die Venenwand bei Operationen oder Verletzungen angegeben. Hier ist auch die Armvenenthrombose beim zentral-venösen Verweilkatheter einzuordnen. Unter den chirurgischen Eingriffen gehen der Knie- und der Hüftgelenkersatz mit einer hohen Thrombosegefahr einher. Für die ▶ *„economy-class thrombosis"* oder *„traveller's thrombosis"* werden die Abknickungen der V. poplitea in stundenlanger beengter Sitzhaltung bei Langstreckenflügen oder Busreisen und zusätzliche Blutverteilungsstörungen in der peripheren venösen Strombahn verantwortlich gemacht. Auf eine Endothelschädigung ist wahrscheinlich auch die *„Thrombose des 1. Ferientages"* zurückzuführen, die bei untrainierten Bergsteigern nach körperlicher Überlastung in der V. poplitea auftritt. Bei schweren Allgemeinkrankheiten sind auch *zytotoxische Einflüsse* anzunehmen.

▶ **„economy-class thrombosis" = „traveller's thrombosis"**

Thrombosegefahr insbesondere bei chirurgischen Eingriffen an Knie- und Hüftgelenk!

Die Entstehung und das Wachstum von venösen Thromben werden durch eine *Verlangsamung der Blutströmung* induziert. In der Klinik ist die veränderte Kreislaufdynamik bei der *Immobilisierung* des Patienten gegeben. Dazu gehören die Anordnung von strenger Bettruhe ebenso wie die Ruhigstellung der unteren Extremität im Gipsverband. Eine globale Beeinträchtigung der Blutströmung liegt auch bei der Herzinsuffizienz vor. Lokale Durchblutungsstörungen finden sich bei der tiefen Leitveneninsuffizienz im Rahmen des dekompensierten Rezirkulationskreises der Stammvarikose und beim postthrombotischen Syndrom.

Von großer Bedeutung für die Thrombogenese im Venensystem sind *Veränderungen in der Zusammensetzung des Blutes*. Die gesteigerte Gerinnbarkeit des Blutes (Hyperkoagulabilität) kann durch

Hämostaseologische Veränderungen beachten!

eine erhöhte Aktivität von Thrombozyten und Gerinnungsfaktoren oder durch eine verminderte Fibrinolyse verursacht sein. Für diese Situation wurde der Begriff *Thrombophilie* eingeführt. Die Defekte sind entweder angeboren oder im Rahmen von bestimmten Krankheiten erworben. Der Verdacht auf einen *hereditären Defekt* ergibt sich bei Patienten mit rezidivierenden Thrombosen und/oder Lungenembolien vor dem 45. Lebensjahr, bei positiver Familienanamnese und bei ungewöhnlicher Lokalisation der Thromben beispielsweise in den Mesenterialgefäßen oder in den Venensinus des Kopfes. Die Koinzidenz zwischen einer Verminderung der Blutgerinnungsinhibitoren Antithrombin, Protein C oder Protein S bzw. durch eine Resistenz gegen aktiviertes Protein C (= APC-Resistenz) und einer Thromboseneigung ist durch zahlreiche Untersuchungen belegt. Zu den *erworbenen Krankheiten*, die mit einer erhöhten Thromboseneigung einhergehen, gehören vor allem Malignome und septische Krankheitsprozesse. Eine praktische Konsequenz hat die Verminderung einzelner Blutgerinnungsinhibitoren auch bei der hormonellen Antikonzeption und in der Schwangerschaft.

Diagnostische Maßnahmen

▶ **Kardinalsymptome**

Als ▶ Kardinalsymptome der Phlebothrombose am **ambulanten Patienten** gelten der Schmerz, das Ödem und die leicht zyanotische Hautverfärbung. Die sogenannten klassischen Thrombosezeichen beruhen darauf, daß durch einen übertragenen Druck oder Zug an den thrombosierten Venen ein *Schmerz* ausgelöst wird. Am bekanntesten sind der Lowenberg-Test, das Homans- und das Payr-Zeichen, die heute aber wegen der hohen Quote von falsch-negativen und falsch-positiven Aussagen nur historische Bedeutung haben.

Diagnose der Phlebothrombose nicht allein aufgrund klinischer Kriterien stellen!

▶ **Berstungsschmerz**

Die klinische Diagnose einer Phlebothrombose ist mitunter recht schwierig. In der Regel führt der typische ▶ Berstungsschmerz in der Wade beim Gehen und Stehen zur ärztlichen Konsultation. Die Schmerzlokalisation ist vom Ort der Thrombose weitgehend unabhängig. Die häufigste Verwechslung erfolgt mit dem Muskelriß, der durch eine ruckartige Reflexbewegung oder durch einen Unfall entsteht; aber auch die Thrombose macht sich zuweilen plötzlich während des Tennisspiels oder beim Aussteigen aus dem Auto bemerkbar. Eine andere Fehlerquelle ist der posttraumatische Schmerz im Gipsverband, der die ersten Symptome der Phlebothrombose überdeckt. Die Beteiligung der Beckenvenen und der V. cava inferior kann starke Rücken- und Lendenschmerzen verursachen.

▶ **Ödem**

Das ▶ Ödem ist das wichtigste Zeichen der Phlebothrombose. Es tritt aber nur in der Orthostase auf, und zwar in stärkerem Maße bei der popliteofemoralen und der kruralen Thrombose, weniger bei der isolierten Lokalisation im Beckenbereich. Auch die begrenzte Muskelvenenthrombose verursacht eine Verspannung der Wade infolge der Ausbildung des intrafaszialen Ödems. Der Befund ist am besten palpatorisch zu erfassen. Jedes Ödem fällt zuerst in der Bisgaard-Kulisse zu beiden Seiten der Achillessehne bei der Betrachtung im Stehen auf. Die Objektivierung muß durch die Umfangmessungen des Beins erfolgen.

Kardinalsymptome der Thrombose:
– Schmerz,
– Ödem,
– livide Hautverfärbung.
Bei inkomplettem Verschluß können Kardinalsymptome fehlen.

▶ **Livide Verfärbung**

Das Symptom der ▶ lividen Verfärbung läßt sich am entspannt herabhängenden Bein beobachten. Die Sensitivität liegt nach unseren Untersuchungen bei 80%, die Spezifität bei 93%. Auch nichtobturierende Thrombosen verursachen gelegentlich ein bläuliches Kolorit durch die reaktive Weitstellung der Hautplexus.

Hinzu kommt eine auffällige Zeichnung der oberflächlichen Venen (Pratt-Warnvenen).

Beim immobilisierten Patienten sind die Symptome nur diskret ausgebildet oder sie fehlen. Manchmal weist ein dumpfer Druck in der Lendenregion auf die Beckenvenenthrombose hin. Pathognomonisch sind auch unklare fieberhafte Temperaturen ▶ (Mahler-Zeichen). Beachtenswert erscheint die Dominanz von Schmerzsyndromen der Grundkrankheit. Die „Embolie aus heiterem Himmel" hat deshalb bis heute ihre Schrecken nicht verloren. Es ist wichtig, bei den Risikosituationen der Virchow-Trias an die Möglichkeit der Thrombose zu denken und die Indikation zur Sonographie großzügig auszulegen.

▶ **Mahler-Zeichen**

Als besonderes Krankheitsbild ist die ▶ Phlegmasia coerulea dolens herauszustellen. Wenn der thrombotische Verschluß bis in die kleinsten Gefäße hineinreicht, droht die venöse Gangrän. Die Diagnose muß durch den klinischen Eindruck und durch nichtinvasive Verfahren gestellt werden, die Phlebographie erscheint kontraindiziert. In allen unseren Fällen lag eine systemische Tumorkrankheit mit dem Zusammenbruch des Hämostasesystems zugrunde, die bald zum Tode führte.

▶ **Phlegmasia coerulea dolens**

Beachte: Thrombosezeichen bei Immobilisierung oft nur diskret ausgebildet.

Apparative Diagnostik

Der Stellenwert und die Stufensequenz der apparativen Untersuchungsmethoden haben sich bei der Beinvenenthrombose in den letzten Jahren grundlegend geändert. Die ▶ bildgebende Sonographie gilt heute als die Methode der ersten Wahl; im Vergleich zur Phlebographie erreichen die Sensibilität und die Spezifität nahezu 100% (vgl. Tabelle 2).

▶ **Bildgebende Sonographie**

Das wichtigste Ultraschallsymptom der Thrombose ist die fehlende Komprimierbarkeit der Vene. Weitere diagnostische Zeichen sind die erhöhte Echogenität des Thrombus, die Verdickung der Venenwand und die Erweiterung des Gefäßlumens im Vergleich zur gesunden Gegenseite. Durch die Einbeziehung der farbkodierten Duplextechnik lassen sich die diagnostischen Aussagen verfeinern (Abb. 8).

Im Bereich des Unterschenkels reicht der Nachweis von echoarmen Zonen in der Muskulatur oder neben den pulsierenden Arterien für die Diagnose aus. Bestimmte Gefäßregionen, wie der Adduktorenkanal und die Beckengegend, sind mitunter schwierig zu beurteilen. Trotzdem erlaubt das Verfahren heute die Beantwortung der Frage „Thrombose ja oder nein?". Die bildgebende Sonographie hat aber auch artspezifische Nachteile. So läßt sich naturgemäß das ganze Ausmaß der Erkrankung in manchen Fällen weder anhand des Videofilms noch der Videoprints vermitteln. Die Kollateralisation des Gefäßverschlusses ist überhaupt nicht zu beurteilen.

In der differenzierten Diagnostik einer Thrombose bietet die ▶ aszendierende Phlebographie gegenüber der Duplexsonographie eindeutige Vorteile. Mit der Röntgenuntersuchung sind in der Routine auch kleinste Gerinnsel in den Klappentaschen nachzuweisen, wie sie beispielsweise für die polytope Thrombose des paraneoplastischen Syndroms typisch sind. Die Darstellung der Wadenmuskelvenen gelingt routinemäßig durch den Überlaufeffekt.

▶ **Aszendierende Phlebographie**

Die Nachteile der Phlebographie gegenüber der Sonographie bestehen zum einen in der Invasivität des Verfahrens, was heute in Anbetracht der nebenwirkungsarmen Kontrastmittel jedoch zu vernachlässigen ist, und dann in der fehlenden Beurteilbarkeit der perivaskulären Strukturen. Bezüglich der Altersbestimmung von

Tabelle 2
Eignung verschiedener Untersuchungsmethoden zur Thrombosediagnostik in der kruralen, popliteofemoralen und iliokavalen Region

Untersuchungsmethode	Diagnostische Verwertbarkeit Gefäßregion		
	krural	popliteo-femoral	iliako-kaval
Klinische Untersuchung			
Ambulanter Patient	+	+	(+)
Immobilisierter Patient	0	0	(+)
Bildgebende Verfahren			
Real-time-Sonographie	+++	+++	+
Farbkodierte Duplexsonographie	+++	+++	++
Phlebographie	+++	+++	+++
Isotopenphlebographie	(+)	(+)	(+)
Physikalische Methoden			
Ultraschall-Doppler	0	(+)	+
Venenverschluß-plethysmographie	0	++	++
Thermographie	+	+	0
Nuklearmedizinische Tests	++	(+)	0

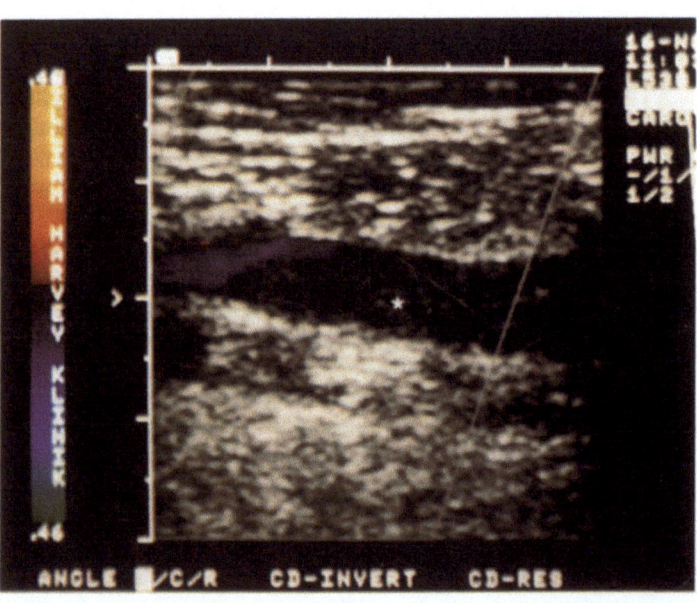

Abb. 8. Thrombusschwanz in der V. femoralis communis. Erhöhte Echogenität des Thrombus (*), fehlende Komprimierbarkeit der Vene mit vergrößertem Lumen, echoreiche Verdickung der Venenwand. Blaue Kodierung des durchströmten proximalen Gefäßabschnitts. Darstellung durch farbkodierte Duplexsonographie

Thromben bieten Sonographie und Phlebographie ähnliche Unsicherheiten. Die gemeinsame Anwendung der beiden Verfahren gewährleistet aber eine bildliche Dokumentation der Thrombose, die allen Ansprüchen genügt.

Nach der klinischen Untersuchung des Patienten und der bildgebenden Sonographie müßte die Diagnose der Phlebothrombose also gesichert sein, und der Therapeut wird seine Entscheidungen treffen. Vor Einleitung der Thrombolyse und vor einem operativen Eingriff empfehlen wir in jedem Fall die umfassende Dokumentation durch die Phlebographie. Alle anderen apparativen Verfahren vermitteln zusätzliche Informationen. So gibt die Venenverschlußplethysmographie eine Aussage über die Kapazität und die Drainagefunktion des Venensystems der Extremität; bei der nunmehr ja bekannten akuten Thrombose wird sich hierauf aber aus verschiedenen Gründen auch verzichten lassen.

Therapeutische Aspekte

Sobald die Diagnose einer Phlebothrombose gestellt ist, muß die Therapie zur Verhütung einer Progredienz und einer Lungenembolie unmittelbar einsetzen. Der Patient erhält 5000 oder 10000 IE eines unfraktionierten Heparins bzw. ein niedermolekulares Heparin i.v. und einen Kompressionsverband bis zur Leiste. Dann wird die Entscheidung gefällt, welche Behandlung in Betracht kommt.

Für die Rekonstruktion der venösen Strombahn stehen die *Thrombolyse* und die *Thrombektomie* zur Verfügung. Beide Verfahren bringen aber nur dann optimale Resultate, wenn sie innerhalb der ersten 6 Tage nach dem wahrscheinlichen Beginn der Thrombose zum Einsatz gelangen.

Thrombolyse und Thrombektomie möglichst innerhalb der ersten 6 Tage!

Im Anschluß an die invasive Therapie oder auch als primäre Behandlungsmaßnahme erfolgt die *Antikoagulation*. In der frühen Therapiephase werden heutzutage zunehmend niedermolekulare Heparine eingesetzt; eine auf das Körpergewicht bezogene Dosierung ist erforderlich. Die Langzeit-Therapie erfolgt mit einem Kumarin-Derivat. Dabei wird in den meisten Fällen die Einstellung auf eine International Normalized Ratio (INR) zwischen 2 und 3 angestrebt. Wegen des hohen Risikos einer Rezidivthrombose innerhalb der ersten Monate wird zunehmend eine längere Behandlungsdauer in Erwägung gezogen.

Von großer Bedeutung ist die *Kompressionstherapie* mit einem fixierten elastischen Verband aus Kurzzugbinden. Für die Langzeitbehandlung eignen sich dann Kompressionsstrümpfe der Klasse III A–G (= bis zur Leiste).

Kompressionstherapie wichtig!

Postthrombotisches Syndrom

Dieser Begriff (1954 von Halse eingeführt) umfaßt eine Reihe von Symptomen, die nach einer Thrombose der tiefen Bein- und Beckenvenen bestehen bleiben oder sich im Laufe von Jahren ausbilden. Das Krankheitsbild ist vielgestaltig und reicht von der diskreten Schwellungsneigung bis zu den manschettenförmigen Ulzerationen des chronischen Faszienkompressionssyndroms. Daraus ergeben sich für den Patienten einschneidende berufliche und soziale Probleme. Es wird geschätzt, daß mehr als 1 Mio. Bürger der Bundesrepublik Deutschland an einer postthrombotischen Krankheit leiden. Die Inzidenz nimmt kontinuierlich zu.

Die Phasen des PTS sind definiert:
– Frühsyndrom
– Syndrom im engeren Sinn
– Spätsyndrom

Pathogenese und Einteilung

Schon in den ersten Tagen und Wochen nach Beginn der akuten Thrombose setzen die Vorgänge der Reparation und Kompensation ein. Dem Venensystem stehen hierfür 2 Möglichkeiten zur Verfügung, die Rekanalisation und die Kollateralisation.

▶ **Rekanalisation**

Die ▶ Rekanalisation beginnt mit der Ausbildung von kleinen Hohlräumen innerhalb des Thrombus durch die spontane Fibrinolyse. Die Rekanalisation dauert bis zu 12 Monaten an (= postthrombotisches Frühsyndrom). In 35,5% der Fälle kommt es zu einer vollständigen Wiedereröffnung der Lumina. Besonders bei Kindern und Jugendlichen wird dieser Verlauf beobachtet, der wahrscheinlich auf einer hohen fibrinolytischen Aktivität der Venenwand beruht. In 53,4% der Fälle bleibt die Rekanalisation unvollständig und in 11,1% bleibt sie völlig aus.

▶ **Kollateralisation**

In entsprechender Weise bewirkt die Ausbildung von ▶ Kollateralen eine Verbesserung der Abflußbedingungen bei Obliteration der Leitvenen. Durch die Verschlüsse in der proximalen Strombahn steigt der periphere Venendruck an und wirkt als Reiz für die Ausbildung von Umgehungskreisläufen (Abb. 9). Rekanalisation und Kollateralisation haben keine synergistische, sondern eine gegensätzliche Effektivität.

Durch die Zerstörung der kruralen Venenklappen als Richtungsventil verliert die Wadenmuskelpumpe, die wichtigste der peripheren Venenpumpen, ihre Effektivität. Das Blut wird nicht nur antegrad, sondern auch retrograd in die Leitgefäße gepreßt. Über insuffiziente Vv. perforantes sucht es sich neue Wege zu den oberflächlichen Gefäßen hin, die sich dem hohen Strömungsvolumen mit der Zeit anpassen und sich erweitern (*physiologische Phlebektasie*).

Im Laufe der Zeit werden die oberflächlichen Kollateralvenen überlastet und aus der physiologischen Phlebektasie der V. saphena magna entsteht eine *sekundäre Stammvarikose*. Über insuffiziente Vv. perforantes entstehen Rammeffekte auf das extrafasziale Gewebe. Die Störungen der Mikrozirkulation treten in den Vordergrund. Die Überforderung der Kompensationsmechanismen führt zum *postthrombotischen Spätsyndrom*.

Diagnostische Maßnahmen

▶ **Aszendierende Preßphlebographie**

Die eingehende pathomorphologische Beurteilung des postthrombotischen Syndroms ist nur durch die ▶ aszendierende Preßphlebographie möglich. Der Röntgenbefund umfaßt eine Beschreibung der Venenklappen, der tiefen Leit- und Muskelvenen sowie der insuffizienten Vv. perforantes; außerdem werden die Kollateralkreisläufe und ihre hämodynamische Funktion betrachtet. Das Phlebogramm ist die Grundlage für die Einschätzung der Krankheit in jeglicher Beziehung.

▶ **Bildgebende Sonographie**

In der bildgebenden ▶ Sonographie ist das Gefäßvolumen mit echoreichen Gefäßstrukturen angefüllt, die eine Charakteristik von Inseln und Septen aufweisen (Abb. 10). Nachteil der Methode bestehen u.a. darin, daß die Venenklappen und der Umfang der Kollateralisation nicht zu beurteilen sind.

Die Bestimmung von verschiedenen Parametern der globalen Venenfunktion vermittelt Informationen über den Kompensationsgrad der postthrombotischen Krankheit und hat für die Verlaufsbeurteilung einen überragenden Wert. Dem Verhalten des

▶ **Phlebodynamometrie**

▶ peripheren dynamischen Venendrucks kommt die größte Bedeutung zu. Die Verminderung des Druckabfalls (ΔP) sowie die Verkürzung der Wiederauffüllzeit (t_2) lassen sich auch in quantitativer Hinsicht verwerten.

▶ **Photoplethysmographie**

Die ▶ Photoplethysmographie vermittelt eine ähnliche Information wie die Phlebodynamometrie, jedoch aufgrund von Volu-

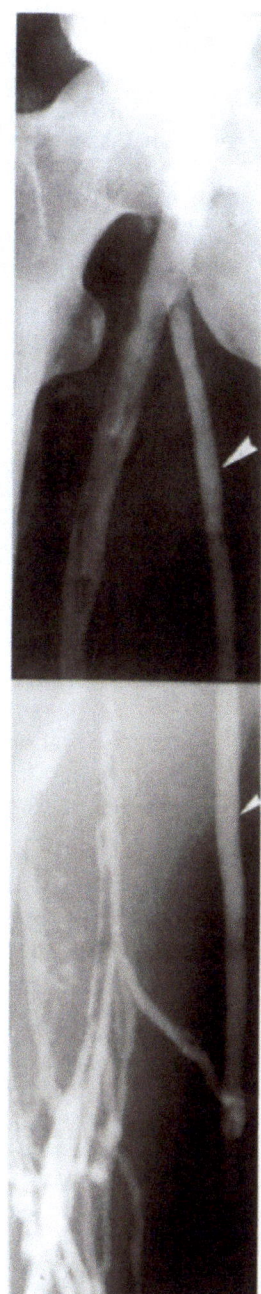

Abb. 9. Postthrombotisches Syndrom der Beinvenen rechts. Persistierender Verschluß der V. femoralis superficialis. Kollateralkreislauf über die V. saphena magna. Das Gefäß ist im Sinne der physiologischen Phlebektasie erweitert (→), die Venenklappen sind aber suffizient geblieben (Gürtelzeichen)

menverschiebungen des Blutes in den subkutanen Venenplexus. Die einfache Methode hat in der Praxis deshalb eine besondere Bedeutung für die Verlaufskontrolle erlangt. Ähnlich verhält es sich mit der Bestimmung der venösen Kapazität und Drainage durch die ▶ Venenverschlußplethysmographie.

Die V. saphena magna gilt als wichtigstes Kollateralgefäß und paßt sich den veränderten hämodynamischen Verhältnissen durch eine *kompensatorische Ektasie* an. Dabei handelt es sich um einen physiologischen Vorgang, um die Adaptation an eine ungewöhnliche Volumenbelastung. Die Klappen bleiben funktionstüchtig und sind am ▶ Gürtelzeichen zu erkennen (vgl. Abb. 9). Mit zunehmender Überlastung dehnt sich das Lumen der V. saphena magna aus, bis die Venenklappen ihre Schlußfähigkeit verlieren. Es ent-

▶ Venenverschluß-
plethysmographie

▶ Gürtelzeichen

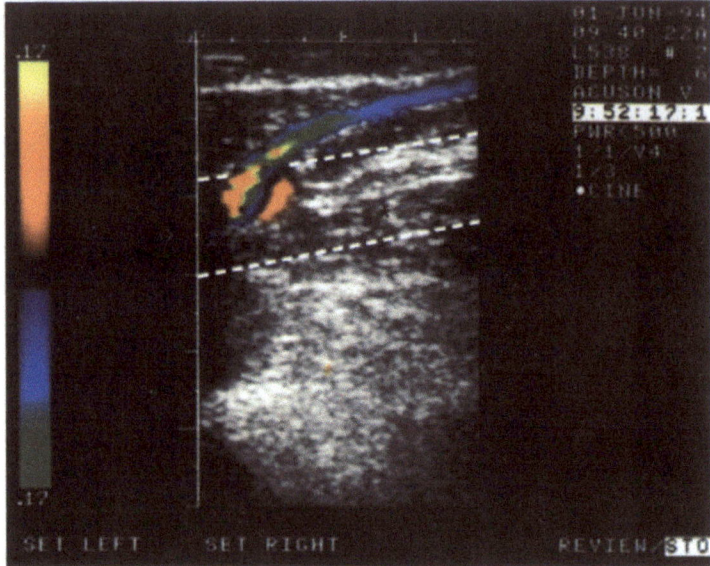

Abb. 10. Alter postthrombotischer Verschluß der V. femoralis communis (*). Undeutliche Reflexionen des Gefäßes mit Verdickung der Venenwand. Kollateralkreislauf über die V. saphena magna mit einem kontinuierlichen hohen spontanen Flow. Darstellung durch farbkodierte Duplexsonographie

▶ Sekundäre Stammvarikose

steht die ▶ sekundäre Stammvarikose. Diese Situation entspricht nunmehr einem dekompensierten Rezirkulationskreis IV. Die ungünstigen hämodynamischen Voraussetzungen erfordern eine operative Sanierung. Die Indikation dazu ergibt sich aus der direktionalen Sonographie. Natürlich läßt sich die Umkehr der Blutströmung mit unerschöpfbaren Dopplersignalen auch durch die farbkodierte Duplexsonographie objektivieren. Die Notwendigkeit der Phlebographie wird dadurch nicht berührt.

Therapie

Beim postthrombotischen Syndrom hat die physikalische Behandlung in jeder Krankheitsphase eine vorrangige Bedeutung. Insbesondere kommt es auf die Anpassung einer optimalen Kompression durch Verbände mit elastischen Kurzzugbinden oder mit Kompressionsstrümpfen an. Die operative Therapie ist zur Beseitigung von insuffizienten Vv. perforantes und zur Ausschaltung einer sekundären Stammvarikose der V. saphena magna oder parva angezeigt.

Physikalische Behandlung (Kompression) vorrangig!

Chronisch-venöses Stauungssyndrom

Bei einer schweren Beeinträchtigung der Makrozirkulation des tiefen Venensystems treten früher oder später die Mikrozirkulationsstörungen der Haut mit schweren trophischen und entzündlichen Veränderungen auf, die als chronisch-venöses Stauungssyndrom bezeichnet werden. Als *Grundkrankheiten* kommen die sekundäre Popliteal- und Femoralveneninsuffizienz im Rahmen eines dekompensierten Rezirkulationskreises, das postthrombotische Syndrom, Angiodysplasien oder arteriovenöse Fisteln in Betracht.

Ursachen abklären, die zum Symptomenkomplex der chronisch-venösen Stauung geführt haben!

Pathogenese und Einteilung

In der Pathogenese des chronisch-venösen Stauungssyndroms gilt die dynamische venöse Hypertonie als der entscheidende Faktor.

Tabelle 3
Einteilung des chronisch-venösen Stauungssyndroms aufgrund sklerosierender Veränderungen

Stadium	Gewebssklerose	Klinisches Bild	Therapie
I	Keine Gewebssklerose	Ödemneigung	Konservativ
II	Dermatoliposklerose ohne Beteiligung der Faszie	Induration Akutes Ulcus cruris	Konservativ
III	Dermatolipofasciossclerosis regionalis	Derbe Induration chronisches Ulcus cruris, arthrogenes Stauungssyndrom	Paratibiale Fasziotomie; laterale Muskeltranspositionsplastik
IV	Dermatolipofasciossclerosis circularis	Chronisches Faszienkompressionssyndrom, Manschettenulkus	Krurale Fasziektomie

Mit der Aktivierung einer Cockett-Perforansvarikose wird das Krankheitsgeschehen in die prätibiale perimalleoläre Region gelenkt. Aber auch außenseitig am Unterschenkel oder entlang der Stauungsstraße am Fuß können sich die schweren Hautveränderungen manifestieren.

Beim schweren chronisch-venösen Stauungssyndrom wurde ein hoher Druckanstieg in den dorsalen Muskelkompartimenten des Unterschenkels am stehenden Patienten nachgewiesen. Wahrscheinlich spielt dieses ▶ orthostatische Kompartmentsyndrom in der Pathogenese der Mikrozirkulationsstörung eine wichtige Rolle. Die Fascia cruris hat ihre normale anatomische Textur und damit ihre Anpassungsfähigkeit an die Umfangszunahme der Muskeln bei der Kontraktion verloren. Die Starre des Faszienrohrs ist wahrscheinlich für die Druckanstiege unter Belastung verantwortlich zu machen.

Von pathophysiologischer Bedeutung sind auch die *perikapillären Fibrinmanschetten* im Bereich der Dermatoliposklerose, die zu einer Blockade der Sauerstoffdiffusion führen. Außerdem wird die lokale Schädigung der Gefäßwand durch *aktivierte Granulozyten* diskutiert; es resultiert eine erhöhte Permeatilität für Makromoleküle wie Fibrinogen.

Die neuen pathophysiologischen Kenntnisse über die Rolle der Fascia cruris beim schweren chronisch-venösen Stauungssyndrom und das pathologische Druckverhalten in den Kompartimenten unter Orthostase sowie die Erfahrungen aus der modernen Faszienchirurgie führen zu einer *neuen Einteilung* des Symptomenkomplexes in 4 Stadien (Tabelle 3). Als Grundlage dafür gilt die Fibrosierung der Gewebe. Im *Stadium I* liegen wechselnde periphere Ödeme, Pigmentierungen, ggf. auch eine Corona phlebectatica und Atrophie blanche vor, aber noch keine Gewebssklerose. Im *Stadium II* beschränken sich die sklerosierenden Veränderungen auf die Haut und das subkutane Gewebe im Sinne der Dermatoliposklerose. In den Stadien III und IV ist die Fascia cruris als Dermatolipofasziosklerose in den Krankheitsprozeß einbezogen, entweder regionär oder zirkulär; in entsprechender Weise sind auch die Ulzerationen lokal oder manschettenförmig ausgeprägt.

▶ **Orthostatisches Kompartmentsyndrom**

WEITERBILDUNG

Klinische und apparative Diagnostik

Das chronisch-venöse Stauungssyndrom ist als dermatologische Komplikation durch Inspektion und Palpation zu erkennen. Die Bedingungen der *Makro*zirkulationsstörungen werden durch die aszendierende Preßphlebographie und die globalen Funktionstests abgeklärt. Differenzierte quantitative Aussagen über das Ausmaß der *Mikro*zirkulationsstörung erlauben vor allem die transkutane Sauerstoffbestimmung sowie die Kapillarmikroskopie und die Laser-Doppler-Fluxmetrie.

Das Stadium IV des chronisch-venösen Stauungssyndroms mit einer bisher absolut therapieresistenten zirkulären Ulzeration sollte als eigene Krankheitsentität abgegrenzt und mit dem Begriff ▶ chronisches Faszienkompressionssyndrom belegt werden. Der hohe orthostatische Druck in den Kompartimenten verursacht schwere funktionelle Durchblutungsstörungen im arteriellen Bereich mit Nekrosen und völliger Glykogenverarmung der Muskulatur. Durch die ausgedehnten Gewebsnekrosen, entzündliche Reaktionen und durch die starke Wundsekretion kommt es zu einem Eisenmangelsyndrom mit sekundärer Anämie und Veränderungen der Serumeiweiße. Zum Krankheitsbild gehören oftmals auch Depressionen und ein Abstieg in sozialer und beruflicher Hinsicht. Das Untersuchungsprogramm muß deshalb eine komplette internistische Beurteilung einschließen. Die Erforschung des chronischen Faszienkompressionssyndroms hat gerade erst begonnen. In naher Zukunft darf mit weiteren Erkenntnissen gerechnet werden.

Therapie

Im Stadium I und II des chronisch-venösen Stauungssyndroms führen konservative Behandlungsmethoden zum Erfolg. Eine vorrangige Bedeutung hat dabei die Kompressionstherapie.

Die regionäre Dermatolipofasziosklerose mit einer chronisch-persistierenden Ulzeration an der Innen- oder an der Außenseite des Unterschenkels wird am besten chirurgisch durch die *paratibiale Fasziotomie* beziehungsweise durch die *laterale Muskeltranspositionsplastik* behandelt. Für das chronische Faszienkompressionssyndrom steht heute die *krurale Fasziektomie* zur Verfügung; das neue Operationsverfahren hat zu überaus eindrucksvollen Erfolgen geführt.

Zusammenfassung

Die Venenkrankheiten bieten ein vielfältiges Spektrum von klinischen Krankheitsbildern, das von der Krampfader über die akute Bein- und Beckenvenenthrombose bis zum chronischen Faszienkompressionssyndrom reicht. Der Therapeut sollte heute so früh wie möglich eine aktive Stellung beziehen, um die Entstehung von chronischen Krankheitsprozessen zu verhindern. Als Voraussetzung für jede Behandlung gilt eine differenzierte Diagnostik. Bei allen Krankheiten am Venensystem nehmen die bildgebenden Verfahren einen vorrangigen Stellenwert ein; Phlebographie und Sonographie ergänzen sich dabei optimal in ihren artspezifischen Aussagen. Die globalen Funktionstests vermitteln wichtige additive Informationen hinsichtlich der Quantifizierung von Befunden, aber auch in der Verlaufsbeurteilung und der Prognose.

▶ **Chronisches Faszienkompressionssyndrom**

Fragen und Antworten zur Erfolgskontrolle

1. Welche 4 Venensysteme sind in den Rezirkulationskreis einer Stammvarikose der V. saphena magna einbezogen?

a) Vena saphena magna.
b) Konjugierende Seitenastvene.
c) Venae perforantes.
d) Tiefe (intrafasziale) Venen.

2. Wie lautet die Definition der Thrombophilie?

Die Thrombophilie ist durch eine erhöhte Thromboseneigung bei angeborener oder erworbener Störung des Gerinnungs- oder Fibrinolysesystems gekennzeichnet.

3. Welche Untersuchungsmethode ist für patho-morphologische (a) und welche für die funktonelle Beurteilung (b) des postthrombotischen Syndroms am besten geeignet?

a) Aszendierende Preßphlebographie.
b) Periphere Phlebodynamometrie.

Literatur

Browse NL, Burnand KG (1982) The cause of venous ulceration. Lancet II:243

Coloridge Smith PD, Thomas P, Scurr JH, Dormandy JA (1988) Causes of venous ulceration: a new hypothesis. Br Med J 296:1726–1727

Hach W (1979) Untersuchungen des extrafaszialen Venensystems unter normalen und pathologischen Bedingungen mit der aszendierenden Preßphlebographie. Demeter, Gräfelfing

Hach W, Hach-Wunderle V (1994) Phlebographie der Bein- und Beckenvenen. Springer, Berlin Heidelberg New York

Hach W, Hach-Wunderle V (1994) Die Rezirkulationskreise der primären Varikose. Springer, Berlin Heidelberg New York

Hach-Wunderle V (1990) Hämostaseologisches Risikoprofil bei venöser Thrombose. Habilitationsschrift, Frankfurt/Main

Halse T (1954) Das postthrombotische Syndrom. Steinkopff, Darmstadt

Langer C, Vorpahl U, Atamar C, Schück R (1993) Die endoskopische Laserfasciotomie. In: Schütz RM, Bruch HP, Weiß HD. Neue Trends in Diagnostik und Therapie von Venenleiden. Schmidt-Römhild, Lübeck

Netzer C (1968) Die Strömungsverhältnisse beim postthrombotischen Zustandsbild. In: Kappert A, May R (Hrsg) Das postthrombotische Zustandsbild der Extremitäten. Huber, Bern

Pflug JJ (1990) The resting interstitial tissue pressure in primary varicose veins. J Vasc Surg 11:411–417

WEITERBILDUNG

Arterieller Gefäßstatus

F.A. Spengel
*Fachklinik für Innere Medizin, Angiologie, Phlebologie
Feldafing*

Durch eine gezielte Anamnese, körperlicher Untersuchung mit Pulstastung und Auskultation von Gefäßgeräuschen kann der Nachweis oder Ausschluß einer arteriellen Gefäßerkrankung erbracht werden. Sowohl die Schwere der Erkrankung als auch die Lokalisation von Strombahnhindernissen kann ebenfalls ohne Spezialuntersuchungen in der Praxis erfolgen. Welche Zusatzuntersuchungen notwendig werden, wenn ein ausreichender Hinweis auf eine arterielle Verschlußkrankheit gegeben ist, wird nachfolgend erläutert.

Anamneseerhebung

Die Schmerzen, die der Patient mit Claudicatio (Stadium II nach ▶ Fontaine) oder nächtlichem Ruheschmerz (Stadium III) verspürt, sind für diese Krankheit pathognomonisch und leiten bereits zur Diagnose. Die sorgfältige Anamneseerhebung ist daher von besonderer Bedeutung.

Stadium II

Die klassische ▶ Claudicatio intermittens (im Stadium II) zwingt den Patienten nach immger gleicher Gehstrecke wegen eines ziehenden, krampfartigen Schmerzes der Muskulatur stehenzubleiben; nach kurzer Rast ist es ihm möglich, die annähernd gleiche Wegstrecke erneut schmerzfrei zurückzulegen, bis die Claudicatio erneut eintritt.

Schmerzfreie Gehstrecke und Dauer der Erholung können als direktes Maß für die Schwere der Durchblutungsstörung gewertet werden. Als ▶ Walking-through-Phänomen wird die – meist unbewußte – Anpassung der Geschwindigkeit an die Durchblutungsverhältnisse bezeichnet, die dann zu einer längeren Gehstrecke führen kann.

Der Patient mit Claudicatio hat *keine* Schmerzen beim Aufstehen und bei den ersten Schritten (Differentialdiagnose der arthrotischen Gelenksveränderungen). Die Schmerzen hören nach kurzem Stehenbleiben auf, der Patient muß sich nicht hinsetzen.

Die ▶ Lokalisation des Strombahnhindernisses ergibt sich aus der Lokalisation des Schmerzes. Das arterielle Strombahnhinder-

---

Prof. Dr. med. F.A. Spengel, Ärztlicher Leiter der Klinik Feldafing, Fachklinik für Innere Medizin, Angiologie, Phlebologie, Dr. Appelhans Weg 6, 82340 Feldafing

---

Die Beiträge der Rubrik Weiterbildung sollen dem Stand des zur Facharztprüfung für den Internisten ohne Schwerpunktbezeichnung notwendigen Wissens entsprechen und zugleich dem niedergelassenen Facharzt als Repititorium dienen. Die Rubrik beschränkt sich auf klinisch gesicherte Aussagen zum Thema.

▶ **Einteilung der arteriellen Verschlußkrankheit nach Fontaine:**
I asymptomatische Verschlußkrankheit,
II Claudicatio,
III Ruheschmerz,
IV Gangrän.

▶ **Claudicatio:** Muskelschmerz nach Belastung nach immer gleicher Gehstrecke; Schmerzfreiheit nach kurzer Ruhepause.

▶ **Walking-through-Phänomen:** Adaption von Gehweise und -geschwindigkeit an die Minderdurchblutung nach dem ersten Stopp.

▶ **Lokalisation des Strombahnhindernisses:** es schmerzt die distal vom Hindernis gelegene Muskel-

Differentialdiagnose „degenerative Gelenkerkrankungen": keine Schmerzen beim Aufstehen oder bei den ersten Schritten.

> gruppe (Verschluß der A. iliaca: Schmerz in Gesäß und Oberschenkel).

nis liegt immer eine Etage über dem schmerzenden Gebiet: die Claudicatio der Wade wird durch ein Strombahnhindernis im Bereich des Oberschenkels, die Claudicatio im Oberschenkel durch ein Hindernis im Beckenbereich verursacht. Claudicatio-typische Beschwerden im Gesäß können auf eine Durchblutungsstörung im Versorgungsgebiet der A. iliaca interna hinweisen. Aortenstenosen und Verschlüsse verursachen beidseitige Gesäß-, Becken- und Oberschenkelbeschwerden. Schmerzen nur im Vorfuß deuten auf eine sehr periphere Angiopathie im distalen Unterschenkel hin.

Die Entstehung des Schmerzes ist für die Differenzierung ▶ Embolie/Thrombose von Bedeutung. Der langsame Beginn des Schmerzes mit zunehmender Einschränkung der Wegstrecke spricht für eine *arteriosklerotische Genese*, das plötzliche Einsetzen des Schmerzes für einen *embolischen* Verschluß. Diese Unterscheidung ist wesentlich, da bei einem embolischen Verschluß Sofortmaßnahmen ergriffen werden müssen.

> ▶ Embolie: akuter heftiger Schmerz bei vorausgehender Beschwerdefreiheit; Thrombose: langsam zunehmende Claudicatio.

Schmerzen, die sich beim Gehen bessern und/oder beim Stehenbleiben nicht völlig verschwinden, sind nicht claudicatio-typisch.

Stadium III

▶ Ruheschmerzen (Stadium III) treten bei Patienten mit schweren Durchblutungsstörungen meist nachts auf. Durch Wegnahme des hydrostatischen Druckes beim liegenden Patienten sinkt der Druck in den peripheren Arterien unter 50 mmHg ab. Eine ausreichende Perfusion ist dabei nicht mehr gewährleistet, es kommt zur Ruheischämie. Die Erhöhung des Perfusionsdrucks durch Herabhängen der Beine oder nächtliches Umhergehen bessert die Beschwerden kurzfristig, führt jedoch zu statischen Ödemen, die die Durchblutungssituation wieder verschlechtern. Ruheschmerzen sind Zeichen der vitalen Gefährdung der Extremität.

> ▶ Ruheschmerz: nächtliches Absinken des Blutdrucks beim liegenden Patienten auf Werte unter 50–60 mm Hg: vitale Gefährdung der Extremität.

> *Embolie: sofortige Antikoagulation mit Heparin, Einweisung ins Krankenhaus zur Abklärung und Therapie.*

Stadium IV

Der unzureichende Perfusionsdruck führt nach einiger Zeit zu Nekrosen und Ulzerationen, meist im Bereich der Zehen. Diese arteriellen Ulzerationen sind ebenfalls Zeichen der vitalen Bedrohung der Extremität. Periphere Nekrosen können auch ohne vorgeschaltetes Strombahnhindernis der großen Gefäße duch kleine Embolien entstehen, die meist kardialen oder aortalen Ursprung haben. Die Extremität ist bis auf die betroffene Stelle warm, die Venenzeichnung regelgerecht. Es besteht keine Claudicatio. Eine Sonderform der kleinen Embolie stellt die Cholesterinembolie dar. Cholesterinkristalle aus arteriosklerotischen Läsionen, meist der Aorta, embolisieren in die Peripherie und verursachen neben einer Livedo auch periphere Nekrosen.

> *Längere Minderdurchblutung (unter Werte von 50 mmHg) führt zu Gewebsuntergang (Nekrosen).*

Körperliche Untersuchung

Nach der allgemeinen körperlichen Untersuchung sind bei angiologischen Patienten einige spezielle Punkte zu beachten:

Die ▶ angiologische Untersuchung beginnt mit der beidseitigen Messung des Blutdrucks am Oberarm, nachdem Stenosen der A. subclavia in der Fossa supraclavicularis und infraclavicularis auskultatorisch ausgeschlossen wurden. Stenosen in diesem Bereich führen zu einer Blutdruckreduktion. Eine Hypotonie wird dadurch maskiert, der Knöchel-Arm-Index bei AVK falsch hoch.

> ▶ Angiologische Untersuchung: Inspektion, Pulstastung, Auskultation.

Inspektion

Farbe, Temperatur und Hautdefekte (auch in den Interdigitalräumen) werden erfaßt. Die minderdurchblutete Extremität ist meist blaß (Ausnahme: Erysipel und Durchblutungsstörung), die Venenzeichnung vermindert. Nagelmykosen und Haarverlust können Hinweis auf eine Durchblutungsstörung sein. Beide Füße müssen, auch in den Interdigitalräumen, auf Nekrosen und Ulzerationen untersucht werden.

Hautpigmentstörungen im Bereich des medialen Innenknöchels sind – meist bei warmer Extremität – Zeichen einer venösen Abflußstörung.

Haut bei Minderdurchblutung blaß; Ausnahme: Erysipel.

Pulspalpation

Der Puls wird an A. carotis, A. radialis, A. ulnaris, A. femoralis communis, A. poplitea, A. dorsalis pedis und A. tibialis posterior getastet. Die ▶ Pulsqualität wird folgendermaßen eingeteilt:

0 kein Puls tastbar,
1 deutliche Abschwächung des Pulses,
2 mäßige Abschwächung,
3 leichte Abschwächung,
4 regulärer Puls.

▶ **Pulsqualitäten**

Arteria femoralis. Die A. femoralis wird in der Leiste direkt unterhalb des Leistenbandes getastet. Man steht (oder sitzt) an der Seite des liegenden Patienten, ihm zugewandt. Die tastenden Finger werden entlang des Leistenbandes aufgelegt, hierbei muß ein geringer Druck aufgewandt werden. Die Pulstastung erfolgt beidseits zum Seitenvergleich.

Pulstastung der einzelnen Arterien stets beidseitig zum Vergleich.

Arteria poplitea. Das Tasten des Pulses der A. poplitea kann vor allem bei adipösen Patienten Schwierigkeiten bereiten. Der Patient liegt, hat sein Bein leicht abgewinkelt; man umgreift sein Knie mit beiden Händen und sucht die A. poplitea mit den Fingern II, III, IV beider Hände auf, während sich beide Daumen an der Vorderseite des Knies abstützen. Auch hier muß einiger Druck in die Tiefe der Kniekehle ausgeübt werden. Wegen der Tiefe der Arterie kann nur eine eingeschränkte Aussage über die Pulsqualität gemacht werden.

Arteria dorsalis pedis. Die A. dorsalis pedis wird zwischen dem 1. und 2. Strahl am Fußrücken palpiert. Die Muskulatur des Patienten muß entspannt sein, der Fuß darf nicht überstreckt werden. Die A. dorsalis pedis zeigt häufig Anomalien im Verlauf; sie verläuft am häufigsten zwischen den Sehnen des M. extensor hallucis longus und des M. extensor digitorum longus. Beim Gesunden ist sie in 10–20% der Fälle nicht auffindbar, da sie zu tief liegt.

Arteria tibialis posterior. Die A. tibialis posterior tastet man mit den Fingern etwas distal und posterior des medialen Knöchels.

Das Tasten von *A. radialis* und *A. ulnaris*, das obligat zur angiologischen Untersuchung gehört, ist geläufig.

Arteria brachialis. Die A. brachialis wird im Sulcus bicipitalis am Oberarm getastet. Der Arm sollte zur Palpation leicht angewinkelt werden, auf keinen Fall gestreckt sein.

WEITERBILDUNG

Aorta abdominalis. Man sitzt neben dem auf dem Rücken liegenden Patienten und palpiert mit der flachen Hand das Abdomen. Das Pulsieren der Aorta abdominalis kann bei tiefer abdomineller Palpation am liegenden, entspannten Patienten getastet werden. Eine Pulsation der Aorta schon bei geringer Berührung der Bauchdecken oder gar sichtbar spricht für das Vorhandensein eines ▶ Aortenaneurysmas. Nur bei sehr schlanken Patienten mit ausgeprägter Lendenlordose kann eine regelrechte Bauchaorta schon bei geringem Druck palpiert werden. So ist die leicht tastbare Aorta Hinweis für einen *pathologischen* Befund.

▶ **Bauchaortenaneurysma: Puls der Aorta abdominalis mit flacher Hand tastbar.**

Arteria carotis. Die A. carotis wird medial des M. sternocleidomastoideus aufgefunden. Bei der Karotispalpation ist größerer Druck zu vermeiden, um nicht einen sensitiven Karotissinus zu provozieren. Eine Unterscheidung zwischen A. carotis interna und externa kann palpatorisch nicht getroffen werden.

Arteria temporalis. Die A. temporalis superficialis kann vor dem Tragus des Ohres getastet werden. Der Ramus frontalis der A. temporalis superficialis ist an der Stirn entlang der Haarlinie zu tasten.

Gefäßauskultation

Schon eine geringe Einengung des Lumens einer Arterie kann ein hörbares ▶ Stenosegeräusch verursachen. Diese Geräusche können erste Hinweise auf das Vorliegen einer Einengung des betreffenden Gefäßes sein. Sämtliche großen zu untersuchenden Gefäße müssen auskultiert werden: beide Karotiden, A. subclavia beidseits, A. axillaris beidseits, Aorta abdominalis; A. iliaca beidseits, A. femoralis beidseits, A. femoralis superficialis beidseits entland der Innenseite des Oberschenkels bis in die A. poplitea. Distal der A. poplitea können Strömungsgeräusche nicht mehr gehört werden.

▶ **Stenosegeräusch: die Lautstärke eines Strömungsgeräusches korreliert nicht dem Stenosegrad.**

Strömungsgeräusche im Bereich der A. subclavia können bei jungen Menschen physiologisch sein. Vor Auskultation muß der Patient ca. 15 min ruhen, um eine eventuelle Hyperzirkulation abklingen zu lassen. Die Lautstärke eines Strömungsgeräusches läßt keine Rückschlüsse auf den Stenosegrad zu. Fehlende Pulsationen distal eines Stenosegeräusches lassen eine hochgradige, hämodynamisch wirksame Stenose vermuten. Wenn proximal von fehlenden Pulsationen keine Geräusche vorliegen, so ist ein Verschluß des entsprechenden Gefäßsegments anzunehmen; nur in seltensten Fällen kann eine Kollaterale, die einen Verschluß überbrückt, ein Stenosegeräusch verursachen. Stenosegeräusche sind außerordentlich leise, daher kann die Auskultation von Gefäßpatienten nur in absolut ruhigen Räumen erfolgen. Stenosegeräusche von peripheren Arterien werden nicht fortgeleitet.

Spezielle Untersuchungsmethoden

▶ **Lagerungsprobe nach Ratschow: Messung der Reperfusionszeit nach Ischämie.**

Lagerungsprobe nach Ratschow. Die ▶ Lagerungsprobe nach Ratschow ist ein einfach durchzuführender Test, der rasch Hinweise auf eine arterielle Durchblutungsstörung einer Extremität geben kann. Der Patient liegt auf der Untersuchungsliege. Beide Beine werden senkrecht in die Höhe gehoben, es werden für 5 min Rollbewegungen im Sprunggelenk durchgeführt.

Der Patient setzt sich dann auf und läßt seine Beine von der Untersuchungsliege herabhängen. Wenn eine einseitige Durchblutungsstörung vorliegt, wird der minderdurchblutete Fuß anfänglich deutlich blasser sein als der normaldurchblutete. Die reaktive Hyperämie wird Minuten später eintreten, ebenso die Venenfüllung. Je später Venenfüllung und Hyperämie auftreten, desto schwerer ist die Durchblutungsstörung. Beim Gesunden tritt die Hyperämie nach 5–10 s ein, die Füllung der Fußvenen nach 15–20 s.

Ratschow-Probe: Beim Gesunden Hyperämie nach 5–10 s; Füllung der Fußvenen nach 15–20 s.

▶ *Gehprobe.* Das Ausmaß einer Durchblutungsstörung der unteren Extremität kann anhand der schmerzfreien und der absoluten Gehstrecke abgeschätzt werden. Die Lokalisation des Schmerzes bietet dann einen Hinweis auf die Lokalisation des Strombahnhindernisses.

▶ **Gehprobe: schnelles Gehen mit großen Schritten; 2 Schritte/s; harter Untergrund!**

Um unterschiedliche Gehgeschwindigkeiten auszuschließen, muß man mit dem Patienten in großen Schritten (2 Schritte/s) gehen. Der Belag darf nicht weich sein (kein Teppichboden, kein Gras). Man mißt die Strecke bis zum Schmerzbeginn sowie die absolute Gehstrecke. Angina pectoris, Koxarthrose, Gonarthrose und neurologische Gehbehinderungen können die Aussagekraft dieser Gehprobe beeinträchtigen. Die Gehprobe ist ein guter Parameter zur Therapiekontrolle. Unter standardisierten Bedingungen kann die Gehprobe auf einem Laufband mit veränderbarer Steigung und Geschwindigkeit durchgeführt werden (meist 3.2 km/h und 10% Steigung).

Zusammenfassung

Anamnese, Auskultation und Pulstastung ermöglichen es, eine Angiopathie mit einiger Sicherheit auszuschließen. Bei vorhandener Angiopathie können Schweregrad und Lokalisation mit einfachen Untersuchungsmethoden erarbeitet werden. Weiterführende technische Untersuchungsmethoden und deren Indikation werden im folgenden dargestellt.

Weiterführende angiologische Untersuchungsmethoden

Nach der körperlichen Untersuchung muß entschieden werden, welche weiterführenden diagnostischen Methoden zum Einsatz kommen sollen:

- dopplersonographische Druckmessung,
- direktionale Dopplersonographie mit Flußkurvenregistrierung (Hämotachygramm),
- Duplexsonographie (schwarzweiß und farbkodiert),
- Angiographie:
  - Plattfilmangiographie,
  - digitale Subtraktionsangiographie.

(Methoden, die nur für wissenschaftliche Zwecke Anwendung finden, werden hier nicht erwähnt.)

Dopplersonographische Druckmessung

Bei jedem Patienten mit Verdacht auf periphere Verschlußkrankheit stellt die ▶ dopplersonographische Druckmessung die einfachste technische Untersuchung dar. Sie kann mit preisgünstigen Taschengeräten auch in der Praxis durchgeführt werden.

▶ **Dopplersonographische Druckmessung: einfachste Untersuchung zur hämodynamischen Relevanz eines Strombahnhindernisses.**

Der Fluß in der A. dorsalis pedis und A. tibialis posterior wird dopplersonographisch dargestellt, eine sehr peripher am Unterschenkel angebrachte Blutdruckmanschette bis zum Flußstopp aufgepumpt. Der periphere Druck muß mindestens gleich dem dopplersonographisch gemessenen Blutdruck in der A. brachialis sein, meist ist er ca. 10% höher (vgl. Tabelle 1).

Dopplersonographisch muß der periphere Druck am Unterschenkel mindestens so hoch wie der der A. brachialis sein (meist ca. 10% höher).

WEITERBILDUNG

Tabelle 1
Aufzeichung des Druckes der A. tibialis posterior und dorsalis pedis in Relation zum Druck in der A. brachialis

Quotient Beindruck/Armdruck	Beschwerden
≥1	Keine
0,8	Leichte Claudicatio nach großer Wegstrecke, oder bergauf
0,6	Deutliche Claudicatio nach 50–100 m
<0,4	Ruheschmerz
ab 0,3	Vital bedrohte Extremität

Bei Patienten mit Verdacht auf claudicatio-typische Beschwerden und in Ruhe ausgeglichenem oder nur sehr gering vermindertem peripherem Dopplerdruck benötigt man eine dopplersonographische Druckmessung nach Belastung (schnelles Gehen am Gang, 20 Kniebeugen, Laufband). Bei Patienten mit Strombahnhindernissen ist nach Belastung der Druck über längere Zeit (Minuten) deutlich vermindert, während er sich bei Gesunden nach wenigen Sekunden normalisiert hat.

Diektionale Dopplersonographie

Mit der direktionalen Dopplersonographie können Flußkurven, („Hämotachygramme") von allen oberflächennahen Arterien abgeleitet werden. Die Kurvenform zeigt an, ob vor- und nachgeschaltete Strombahnhindernisse vorhanden sind und welche hämodynamische Wertigkeit diese zeigen. Das beim Gesunden triphasische ▶ Hämotachygramm zeigt bei vor- oder nachgeschalteten Strombahnhindernissen charakteristische Deformitäten, die eine Abschätzung der hämodynamischen Wertigkeit eines Strombahnhindernisses erlauben.

▶ Hämotachygramm

Popliteales Entrapmentsyndrom. Vor allem bei Laufsportlern mit hypertrophierter Wadenmuskulatur kann es durch Abklemmen der A. poplitea bei Muskelanspannung zu einer atypischen Claudicatio kommen. Die Beschwerden, die durch die intermittierende Ischämie bedingt sind und bis zum Kompartementsyndrom führen können, treten nur bei maximaler Belastung auf. Dopplersonographisch wird am liegenden Patienten die A. tibialis posterior aufgesucht. Der Patient drückt mit seinem Vorfuß gegen eine Wand, ein Brett oder die Hand eines Helfers. Verschwindet das arterielle Signal bei diesem isometrischem Druck, so liegt ein Entrapment vor. Dieses muß dann angiographisch in Provokation weiter abgeklärt werden.

Entrapmentsyndrom: Diagnose durch Provokationstest.

Duplexsonographie

▶ Duplexsonographie: Kombination aus gepulstem Doppler und Ultraschall-B-Bild, in modernen Geräten farbkodiert: Einsparung von Angiographien und Erhalt zusätzlicher Information.

Mit Hilfe der ▶ Duplexsonographie, einer Kombination aus gepulster Dopplersonographie und Ultraschall-B-Bild, kann sowohl die Morphologie der Gefäßwand abgebildet als auch die Flußgeschwindigkeit und das Strömungsverhalten gemessen werden. Es können alle größeren Gefäße (bis in den distalen Unterschenkel) dargestellt werden. Das Ausmaß einer vorhandenen Arteriosklerose kann mit dieser Methode am besten evaluiert werden. Die Methode erlaubt eine exakte Lokalisation und Charakterisierung von Strombahnhindernissen.

Zeitaufwand bei Duplexsonographie:

Untersuchung der Becken-Bein-Arterien beidseits: 30 min

Kontrolle eines Gefäßabschnitts nach Eingriff: 10 min

Beurteilung der A. femoralis profunda bei Verschluß der A. femoralis superficialis: 15 min

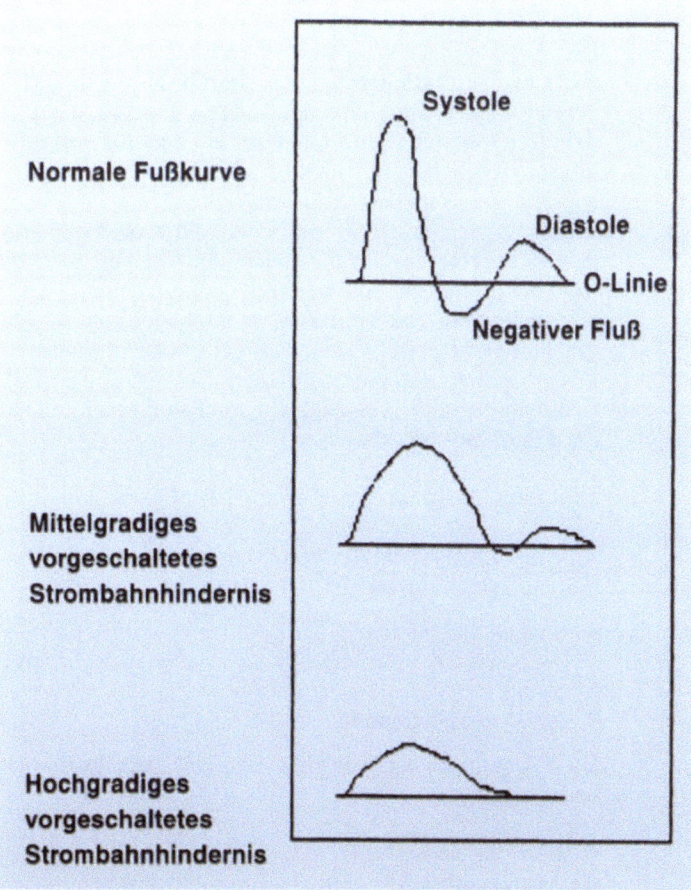

Abb. 1. Direktionale Dopplersonographie, schematische Darstellung der Flußkurven

In vielen Fällen kann aufgrund des duplexsonographischen Befundes auf eine Angiographie verzichtet werden. Die Duplexsonographie liefert (nichtinvasiv!) auch zusätzliche, durch die Angiographie nicht zu erhaltende Informationen: Bestimmung der Größe thrombosierter Aneurysmen, Beurteilung paravasaler Strukturen, Beurteilung von Verschlußmaterial (weich, verkalkt).

Von besonderer Bedeutung ist die Beurteilung der Flußverhältnisse im Abgang der A. femoralis profunda bei Verschluß der A. femoralis superficialis zur Indikation einer chirurgischen Erweiterungsplastik. Die Angiographie bei Läsionen der A. femoralis superficialis im Stadium II kann auf Patienten mit Stenosen und sehr kurzstreckigen Verschlüssen beschränkt werden, da in diesem Stadium zwar Dilatationen durchgeführt werden, Bypassoperationen aber Patienten mit schwereren Angiopathien vorbehalten bleiben.

Die Duplexsonographie zur genauen Darstellung der Becken-Bein-Arterien ist relativ zeitaufwendig, der Untersucher muß erfahren sein.

Die diagnostische Sicherheit entspricht der der Angiographie, wenngleich sie zur Planung invasiver chirurgischer und radiologischer Revaskularisierungen durch die Angiographie ergänzt werden muß.

Einstrom in die A. femoralis profunda: wichtig für die Indikation zur Angioplastik.

Angiographie

Die Angiographie kann in konventioneller Blattfilmtechnik oder bevorzugt in arterieller digitaler Subtraktionstechnik (DSA) durchgeführt werden. Eine intravenöse DSA zum Ausschluß von Veränderungen im arteriellen System hat ein zu geringes Auflösungsvermögen, verglichen mit nichtinvasiven Untersuchungsmöglichkeiten, und ist aus diesem Grunde *obsolet*.

Der Zugang in die A. femoralis soll bevorzugt von der gesunden Seite erfolgen, um die Leiste der kranken Seite zu schonen. Vor der Punktion muß durch entsprechende Untersuchung (Pulspalpation, Auskultation, Hämotachygramm, Duplexsonographie) sichergestellt sein, daß kein höherliegendes Strombahnhindernis den Katheter behindert. Bei beidseitigen Beckenarterienstenosen oder -verschlüssen muß die Angiographie transbrachial durchgeführt werden.

Indikation für die einzelnen Untersuchungen

A. *Arterielle Verschlußkrankheit im Stadium I*
(Patient symptomfrei)

1. Anamnese, Untersuchung
2. Dopplersonographische Druckmessung in Ruhe und nach Belastung
3. ggf. Duplexsonograhie

Diese Untersuchungen reichen aus, eine Angiopathie auszuschließen.

B. *Arterielle Verschlußkrankheit im Stadium IIa*
(Gehstrecke über 200 m, Patient wenig belästigt)

1. Körperliche Untersuchung und Anamnese
2. Dopplersonographische Druckmesung
3. Gehtest mit anschließender dopplersonographischer Druckmessung, wenn bei 2 der Druck nicht deutlich reduziert ist
4. Duplexsonographie
5. Angiographie bei Stenosen, die dilatirbar erscheinen

C. *Arterielle Verschlußkrankheit im Stadium IIb*
(Gehstrecke unter 200 m, Patient stärker belästigt)

1. Körperliche Untersuchung und Anamnese
2. Dopplersonographische Druckmessung
3. Gehtest
4. Duplexsonographie
5. Angiographie, wenn nicht langstreckiger Verschluß der A. femoralis superficialis

D. *Arterielle Verschlußkrankheit im Stadium III*
(Ruheschmerz)

1. Körperliche Untersuchung und Anamnese
2. Dopplersonographische Druckmessung
3. Duplexsonographie zur Beurteilung von Verschlußmaterial und extravasaler Strukturen
4. Bei operationsfähigen Patienten → Angiographie

Patienten im Stadium III müssen nach Anamnese, körperlicher Untersuchung und Druckmessung obligat angiographiert werden. Da hier bei Drücken unter 50 mmHg in der Peripherie und Auftre-

---

Eine intravenöse digitale Subtraktionsangiographie (DSA) sollte nur in wenigen Sonderfällen durchgeführt werden (z.B. Aortenverschluß), sonst immer arterielle DSA. → Weniger Kontrastmittel, wesentlich bessere Darstellung.

Punktion in der kontralateralen Leiste (bei einseitigem Befall), um die ipsilaterale Leiste für Eingriffe (radiologisch oder/und chirurgisch) frei zu halten.

Vor jeder Angiographie:
– Ultraschall Aorta (→ Aneurysma);
– Labor: Hb, Thrombozyten, Gerinnung (Quick + PTT), Kreatinin, Harnstoff, GOT;
– EKG;
– Thoraxröntgen (thorakales Aortenaneurysma, Herzinsuffizienz, Bronchialkarzinom bei Rauchern).

ten eines Ruheschmerzes eine akute Gefahr für das Bein besteht, müssen sämtliche Möglichkeiten der Rekanalisation – internistisch, radiologisch und chirurgisch – erwogen werden.

E. Arterielle Verschlußkrankheit im Stadium IV
(Gangrän)

1. Körperliche Untersuchung und Anamnese
2. Dopplersonographische Druckmessung
3. Duplexsonographie
4. Bei operationsfähigen Patienten → Angiographie

Patienten im Stadium IV müssen nach Anamnese, körperlicher Untersuchung und Druckmessung obligat angiographiert werden. Da hier bei Drücken unter 50 mmHg und Nekrosen eine akute Gefahr für das Bein besteht, müssen sämtliche Möglichkeiten der Rekanalisation – internistisch, radiologisch und chirurgisch – erwogen werden.

Anmerkungen zur Angiographie

Eine *Angiographie* soll nur durchgeführt werden, wenn der Patient angiologisch durchuntersucht ist. *Die Angiographie dient nicht zur Primärdiagnostik.*

Die Angiographie ist indiziert bei
- Verdacht auf Embolie in jedem Stadium (auch I!),
- Hinweis auf dilatierbare Stenosen im Stadium II,
- Hinweis auf Profundastenosen ab Stadium II,
- Erfordernis der Indikation einer Bypassoperation im schweren Stadium II,
- Patienten im Stadium III und IV,
- Verdacht auf entzündliche Gefäßerkrankung,
- Verdacht auf Engpaßsyndrome (Angiographie in Provokation).

Zusammenfassung

Anamnese und angiologische körperliche Untersuchung können bei vielen Patienten das Vorliegen einer AVK ausschließen, ohne daß weitere Untersuchungen notwendig werden. Weiterführende nichtinvasive Untersuchungen müssen einer Angiographie vorangestellt werden (Dopplersonographie, Duplexsonographie); die Angiographie (als arterielle digitale Subtraktionsangiographie) kann so gezielt eingesetzt werden.

WEITERBILDUNG

Fragen und Antworten zur Erfolgskontrolle

1. Beschreiben Sie die Charakteristik des Claudicationsschmerzes im Stadium II.

Kein Schmerz in Ruhe, beim Stehen oder Sitzen. Schmerzen nach immer der gleichen Wegstrecke; nach Stehenbleiben verschwinden die Schmerzen völlig, und zwar relativ rasch.

2. Wie lautet die Faustregel zur Lokalisation des Schmerzes?

Das Strohmbahnhindernis ist immer eine Etage über der schmerzenden Muskelgruppe lokalisiert.

3. Warum haben Patienten im Stadium IV nächtlichen Ruheschmerz?

Der unzureichende Perfusionsdruck führt im Liegen beim Wegfallen des hydrostatischen Druckes zur Minderversorgung der schmerzenden Muskelgruppe.

4. Sind Hautpigmentstörungen im Bereich des medialen Innenknöchels Zeichen von arteriellen oder venösen Durchblutungsstörungen?

Zeichen von venösen Durchblutungsstörungen.

5. Ist eine Aorta abdominalis im Regelfall bei leicher Palpation tastbar?

Nein, dies ist ein Hinweis auf das Vorhandensein eines Aortenaneurysmas.

6. Ist die diagnostische Sicherheit der Duplexsonographie mit der der Angiographie zu vergleichen?

Ja.

7. Muß bei einem Patienten mit Verdacht auf Embolie in jedem Fall eine Angiographie durchgeführt werden oder genügt die nichtinvasive Untersuchung?

Angiographie immer notwendig.

8. Genügt zur Übersichtsdarstellung eine intravenöse DSA?

Intravenöse DSA nur in Sonderfällen; generell ist die Plattfilmangiographie oder die intraarterielle DSA angezeigt.

Schock

U. Janssens und P. Hanrath
Medizinische Klinik I der RWTH Aachen

Definition

Schock ist definiert als unzureichende Durchblutung vitaler Organsysteme unterschiedlicher Ausprägung mit nachfolgender Gewebehypoxie als Ausdruck des Mißverhältnisses zwischen Sauerstoffangebot und Sauerstoffbedarf. Dabei beruht die kritische Abnahme der Durchblutung unabhängig von der Ätiologie entweder auf einem verminderten Herzminutenvolumen oder einer Verteilungsstörung des Blutflusses in der Peripherie sowie einer Kombination beider Störungen.

Ätiologie und Pathogenese

Folgende Störungen können einem Schock zugrunde liegen:
- absolut oder relativ ungenügende Herzleistung,
- vermindertes intravasales Blutvolumen,
- Regulationsstörung der Makro- und/oder Mikrozirkulation.

Diese Störungen können allein oder in Kombination miteinander auftreten. Gemeinsam ist ihnen ein herabgesetzter Sauerstofftransport (DO_2) sowie eine verminderte oder behinderte Sauerstoffaufnahme (VO_2) in der Peripherie.

Somit lassen sich 4 große Hauptgruppen definieren.

1) Kardiogener Schock

Linksherzversagen

Systolische Dysfunktion/Kontraktilität↓
 Myokardinfarkt
 Ischämie und globale Hypoxie
 Kardiomyopathie
 Medikamente mit negativer Inotropie:
  β-Blocker, Kalziumantagonisten, Antiarrhythmika
 Herzkontusion
 Respiratorische Azidose
 Metabolische Störungen:
  Azidose, Hypophosphatämie, Hypokalzämie

Diastolische Dysfunktion
 Ischämie
 Ventrikuläre Hypertrophie
 Restriktive Kardiomyopathie
 Nach prolongiertem septischen oder hypovolämischen Schock
 Ventrikuläre Interdependenz
Klappenfehler/strukturelle Schäden
 Mitralstenose, Endokarditis
 Mitral-/Aorteninsuffizienz
 Papillarmuskeldysfunktion/-ruptur
 Ventrikelseptumruptur
 Ruptur der freien Ventrikelwand
Arrhythmien
 Tachykarde Rhythmusstörungen
 Supraventrikuläre Tachykardie
 Ventrikuläre Tachykardie

Bradykarde Rhythmusstörungen

Rechtsherzversagen
Kontraktilität↓
  Rechtsherzinfarkt
  Ischämie und Hypoxie
  Azidose
Arrhythmien
Klappenfehler/strukturelle Schäden
  Trikuspidalklappeninsuffizienz
  Klappenendokarditis

2) Obstruktiver Schock

  Fulminante Lungenembolie
  Aortenstenose
  Hypertrophe obstruktive
    Kardiomyopathie

Perikardtamponade
Vermehrte Perikardflüssigkeit infolge
  Perikarditis
  urämischer Perikarditis
  Tumorinvasion mit Blutung
Konstriktive Perikarditis

Erhöhter intrathorakaler Druck
  Spannungspneumothorax
  Massive Pleuraergüsse
  Mechanische Beatmung mit PEEP

Erhöhter intraabdomineller Druck
  Aszites
  Schwangerschaft
  Paralytischer Ileus

3) Hypovolämischer Schock

Intravaskuläre Hypovolämie
Blutung
  Gastrointestinal
  Traumatisch
  Aortendissektion u.a.
    innere Blutungsquellen
Flüssigkeitsverluste über die Niere
  Diuretika
  Osmotische Diurese
    (z.B. Diabetes mellitus)
  Diabetes insipidus
    (centralis/renalis)
Gastrointestinale Flüssigkeitsverluste
  Erbrechen
  Diarrhö

Verlust über Magensonde
Verlust über Stomata
Verlust in den extravasalen Raum
  Verbrennung
  Trauma
  Postoperativ
  Sepsis
Flüssigkeitsverluste über die Haut
  Großflächige Wunden
  Verbrennungen
  Starkes Schwitzen
  Fieber

Erhöhter venöser Widerstand
  Aszites
  Tumorkompression oder
    -einbruch
  PEEP
  Schwangerschaft

Herabgesetzter venöser Tonus
Pharmaka
  Sedativa
  Narkotika
  Diuretika

4) Distributiver Schock

Septischer Schock
Toxisches Schocksyndrom
Sterile Endotoxinämie
  bei Leberversagen
Anaphylaktischer Schock
Neurogener/spinaler Schock
Arteriovenöse Shunts
  Morbus Paget
Dialyse

5) Andere Schockursachen

Endokriner Schock
  Thyreotoxische Krise
  Hypothyreotes Koma
  Akute NNR-Insuffizienz
  Coma diabeticum

*Hämoglobin und
mitochondriale Vergiftung*
  Zyanide
  Kohlenmonoxid
  Eisenintoxikation

▶ Herzindex: Index aus Herzminutenvolumen pro m² Körperoberfläche.

1) Kardiogener Schock, hervorgerufen durch ein primäres Pumpversagen des Herzens unterschiedlicher Ätiologie.

Der kardiogene Schock ist hämodynamisch durch eine verminderte Pumpleistung (▶ Herzindex $< 2,2$ l/min/m²) und konsekutiven Anstieg des linksventrikulären enddiastolischen Füllungsdruckes über 20 mmHg gekennzeichnet. Als indirekte Meßparameter zur Bestimmung der linksventrikulären Füllungsdrücke können der pulmonalkapilläre Verschlußdruck (PCWP) bzw. der enddiastolische pulmonalarterielle Druck herangezogen werden. Dabei ist zu beachten, daß der mittlere systemische venöse Druck, der anhand des zentralvenösen Druckes (ZVD) abgeschätzt wird, in Abhängigkeit vom Gesamtkörperwasser bzw. vom intravasalen

kardiogener Schock hervorgerufen durch deutlich verminderte Pumpleistung des Herzens

Volumen erniedrigt, normal oder erhöht sein kann. Eine Sonderform stellt der Rechtsherzinfarkt dar, bei dem bei normalem bis erniedrigtem pulmonalkapillärem Verschlußdruck der rechtsatriale und der rechtsventrikuläre enddiastolische Druck deutlich erhöht sind.

2) Obstruktiver Schock, hervorgerufen durch eine Behinderung der Auswurffunktion des Herzens, z.B. bei fulminanter Lungenembolie, kritischer Aortenstenose.

Dieser Schockform kann auch eine schwere Behinderung der passiven diastolischen Füllung der Ventrikel zugrunde liegen. Als Beispiele seien die akute Perikardtamponade und ein Spannungspneumothorax genannt.

obstruktiver Schock entsteht durch Behinderung der Auswurffunktion des Herzens.

3) Hypovolämischer Schock, verursacht durch einen herabgesetzten venösen Rückstrom zum Herzen bei normaler Pumpfunktion, z.B. bei akuten Blutverlusten, Flüssigkeitsverlusten über die Niere und den Gastrointestinaltrakt sowie bei Verbrennungen.

hypovolämischer Schock; signifikant herabgesetzt venöser Rückstrom zum Herzen bei intravasalem Volumenmangel unterschiedlicher Ursache

4) Distributiver Schock, der durch einen pathologischen Anstieg der Gefäßkapazität gekennzeichnet ist.

Typische Beispiele sind der septische, anaphylaktische und der seltene spinale Schock.

distributiver Schock ist Folge eines pathologischen Anstiegs der Gefäßkapazität

▶ Sepsis: systemische Reaktion auf eine Infektion, charakterisiert durch 2 oder mehr der folgenden Symptome:
1) Körpertemperatur >38°C oder <36°C,
2) Herzfrequenz >90/min,
3) Atemfrequenz >20/ min oder p_aCO_2 <32 mm/Hg,
4) Leukozyten >12000/mm^3 oder <4000/mm^3 oder >10% unreife stabförmige Formen.

a) Der *septische Schock* tritt als vitale Komplikation einer generalisierten Entzündungsreaktion (▶Sepsis) infolge einer Invasion pathogener Mikroorganismen und/oder ihrer Toxine auf. Er ist durch einen biphasischen hämodynamischen Verlauf charakterisiert. Ausgeprägte schwere Funktionsstörungen der einzelnen Organsysteme mit Ausbildung eines Multiorganversagens haben eine sehr hohe Letalität zur Folge. Wesentliche Merkmale sind eine pathologische Umverteilung des Blutvolumens, therapierefraktäre Vasodilatation, selektive präkapilläre Vasokonstriktion, vermehrtes venöses Pooling, hochgradige Abhängigkeit des O_2-Verbrauchs vom O_2-Transport, intrazelluläre O_2-Schuld und extrazelluläre Laktatazidose. So tritt frühzeitig eine Tonusminderung der glatten Muskulatur auf, und es kommt zur Beeinträchtigung der myokardialen Kontraktilität. Hämodynamisch lassen sich 2 Phasen des septischen Schocks unterscheiden: In der initialen *hyperdynamen* Phase besteht ein erhöhtes Herzminutenvolumen und ein erniedrigter peripherer Gefäßwiderstand. In der fortgeschrittenen *hypodynamen* Phase fallen Herzzeitvolumen und arterieller Blutdruck ab, und der Gefäßwiderstand steigt an.

septischer Schock: sepsisinduzierter Schock mit Hypotonie trotz adäquater Volumensubstitution, einhergehend mit Durchblutungsstörungen. Refraktärer septischer Schock: septischer Schock ohne rasches Ansprechen auf intravenöse Volumengabe (z.B. 500 ml/30 min) und Vasopressoren (z.B. Dopamin >10 µg/kg/min)

b) Der *anaphlyaktische Schock* wird durch die Interaktion von Antigenen und zirkulierenden Antikörpern hervorgerufen. Mediatorsubstanzen wie Histamin und Serotonin werden freigesetzt. Diese wirken auf die glatte Gefäßmuskulatur und die Gefäßwände ein. Es kommt zu einem Tonusverlust v.a. im Bereich der Kapazitätsgefäße sowie zu einem massiven Flüssigkeitsaustritt in das Interstitium.

c) Der *spinale Schock* (z.B. nach Spinalanästhesie) löst zentral einen Verlust des Gefäßtonus aus. Gleichzeitig vermindert sich die myokardiale Kontraktilität, und der Blutdruck fällt akut ab.

Alter des Patienten, *relevante Vorerkrankungen* und die *Dauer des Schockzustands* spielen für den Krankheitsverlauf eine entscheidende Rolle.

Pathophysiologie

Das Herzminutenvolumen (HMV) wird im wesentlichen durch die Kontraktilität des Myokards, die Herzfrequenz, die Nachlast und die Vorlast bestimmt. Fast jeder Schockzustand führt zu einem HMV-Abfall. Eine Ausnahme bilden die Erkrankungen, die, wie z.B. der septische Schock oder die Hyperthyreose, in der Initialphase durch eine HMV-Zunahme geprägt sind. Durch den Blutdruckabfall werden die ▶Dehnungsrezpetoren in den Wänden des Aortenbogens und der A. carotis interna erregt. Der so ausgelöste Barorezeptorenreflex leitet Signale an das Vasomotorenzentrum in der Brücke und der Medulla, welches seinerseits die sog. sympathikoadrenerge Reaktion initiiert.

▶Chemorezeptoren, die sich in der Wand von Aorta und Karotiden finden, werden durch einen Blutdruckabfall und den damit verbundenen Abfall der O_2-Spannung im Blut bzw. Anstieg der H^+-Ionenkonzentration erregt und aktivieren ebenfalls das Vasomotorenzentrum.

Die Folgen der sympathikoadrenergen Reaktion sind:
- Steigerung des Sympathikotonus,
- Zunahme der postganglionären Katecholaminfreisetzung,
- vermehrte Hormonproduktion aus Nebennierenmark und -rinde.

Frequenz und Kontraktilität des Herzens werden adrenalinvermittelt über die Erregung der β_1-Rezeptoren gesteigert. Die periphere Vasokonstriktion führt zu einer Zunahme des peripheren Gesamtgefäßwiderstands. Davon sind sowohl die präkapillären als auch die postkapillären Gefäßabschnitte betroffen. Therapeutisches Ziel ist es, über den so erhöhten Gesamtgefäßwiderstand den Blutdruck anzuheben, um den HMV-Abfall zu kompensieren und so eine adäquate Perfusion der vitalen Organe Herz und Gehirn sicherzustellen. Dies führt zu einer Kreislaufzentralisation mit Minderperfusion des Splanchnikusstromgebiets, der Niere, Haut und Muskulatur. Die hohe Dichte von α-adrenergen Rezeptoren im Bereich dieser Gefäßgebiete begünstigt die Umverteilung des Blutes zugunsten der bedrohten und vital wichtigen Organsysteme. Die Nierendurchblutung wird über den HMV-Abfall bzw. eine Hypovolämie und durch eine selektive Vasokonstriktion der Nierenarterien im Rahmen der sympathikoadrenergen Reaktion herabgesetzt. Das Glomerulumfiltrat sowie die Natrium-, Chlorid- und Kaliumclearance nehmen signifikant ab. In dieser Situation bilden die Zellen des juxtaglomerulären Apparates der Niere vermehrt Renin und über die enzymatische Umwandlung von Angiotensin I durch ein „converting enzyme" entsteht mit Angiotensin II einer der stärksten Vasokonstriktoren.

Dem erniedrigten zirkulierenden Volumen im Schock wirken mehrere Faktoren entgegen: Aus dem Hypophysenhinterlappen wird ▶ADH (antidiuretisches Hormon, identisch mit Vasopressin) in die Zirkulation freigesetzt. Dem Urin wird dadurch in den Sammelrohren bei seiner Passage durch das hypertone Nierenmark vermehrt Wasser entzogen und die Splanchnikusdurchblutung zusätzlich herabgesetzt. In der Zona glomerulosa der Nebennierenrinde führt Angiotensin II zu einer gesteigerten Bildung von Aldosteron, das seinerseits die tubuläre Rückresorption von Wasser und NaCl fördert. Angesichts des verminderten intravasalen Volumens und der herabgesetzten Dehnung der Vorhöfe geht die Bildung des atrialen natriuretischen Faktors (ANF) zurück, der ansonsten den vasokonstriktorischen und volumenretinierenden

---

▶ **Dehnungsrezeptoren:** Mechanorezeptoren, die auf Dehnungsreiz als den ihnen adäquaten Reiz ansprechen.

▶ **Chemorezeptor:** physiologisch durch chemische Stoffe erregbarer Rezeptor, als Interorezeptor der Paraganglien des Glomus caroticum und des Aortenbogens.

▶ **ADH:** im Hypothalamus produziertes Peptidhormon (Neurohormon) mit diuresehemmender (Steigerung von Permeabilität und Wasserrückresorption im distalen Nephron) und vasokonstriktorischer Wirksamkeit (Arterien einschl. Koronarien, Kapillaren, kleine Venen).

Gefäßwiderstand: errechnet sich als Quotient aus Blutdruck und Herzminutenvolumen. Der total periphere Gesamtgefäßwiderstand ergibt sich aus der Summe der hintereinandergeschalteten und aus der Summe der Kehrwerte der parallelgeschalteten Gefäßwiderstände. Die wichtigste variable Größe ist der – als der reziproke Wert der 4. Potenz wirksame – Gefäßradius. Daher sind Arteriolen und Präkapillaren der Ort des größten Strömungswiderstands

weitere Reaktion auf erniedrigtes zirkulierendes Volumen im Schock

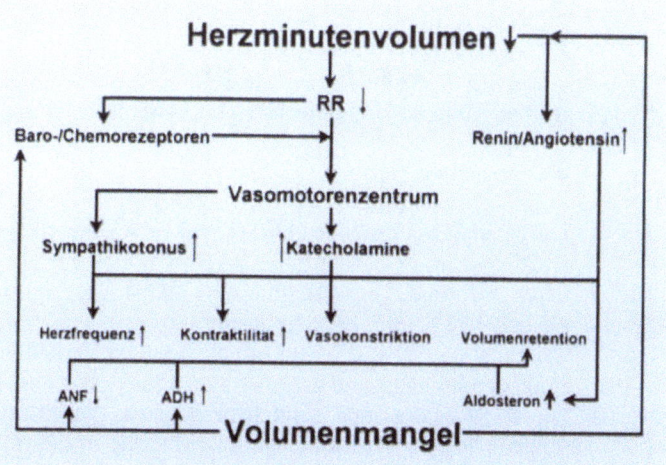

Abb. 1. Pathophysiologie des Schocks

Effekten des Renin-Angiotensin-Aldosteron-Systems entgegenwirkt (s. Abb. 1).

Zusammenfassend versucht der Organismus die Perfusion der vitalen Organe durch Aktivierung von 3 körpereigenen Regelmechanismen aufrechtzuerhalten:

1) Steigerung der myokardialen Kontraktilität, Chronotropie und Mobilisierung der Vorlast;
2) Steigerung des peripheren Gesamtgefäßwiderstands durch neural und humoral vermittelte Konstriktion der Arteriolen mit nachfolgender Perfusionsumverteilung zugunsten der lebenswichtigen Organe Herz und Gehirn;
3) Konstriktion der Venen mit Abnahme der venösen Kapazität und Zunahme des venösen Rückstroms zum Herzen zur Erhöhung der Vorlast, gleichzeitig humoral vermittelte Flüssigkeitsretention zur Auffüllung des intravasalen Volumens.

Schockspezifische Störungen der Mikrozirkulation

Unter Mikrozirkulation versteht man das System der Blutgefäße mit einem Durchmesser < 300 µm, der terminalen Arteriolen (präkapilläre Widerstandsgefäße), der Kapillaren (Austauschgefäße) und der postkapillären Venolen, der initialen Lymphbahnen und des in diesen Gefäßgebieten enthaltenen Blutes. Die Mikrozirkulation stellt somit das Bindeglied zwischen Makrokreislauf und den zu versorgenden Organen, Geweben und Zellen dar. Die Versorgung der Zellen mit Nährstoffen und Sauerstoff und gleichzeitig die Entsorgung der Gewebe von Stoffwechselprodukten wird durch die herabgesetzte Perfusion der terminalen Strombahn bei Änderunges des intravasalen Volumens, des hydrostatischen Drucks, der transkapillären Austauschfläche und der Gefäßpermeabilität erheblich beeinträchtigt. Die Fließeigenschaften des Blutes können sich bis hin zur Stase verschlechtern. Dabei spielen v.a. rheologische Faktoren wie Deformierbarkeit der Erythrozyten und Viskosität des Plasmas eine entscheidende Rolle.

Durch die oben beschriebene Vasokonstriktion der präkapillären Widerstandsgefäße ändert sich die Qualität und Quantität der kapillären Perfusion entscheidend. Das Kapillargebiet wird sowohl zeitlich als auch räumlich inhomogen perfundiert und das Verhältnis zwischen Blutfluß und der für den Austausch von Me-

Mikrozirkulation: Blutbewegung in der Endstrombahn. Die Endstrombahn ist eine organspezifisch unterschiedlich lange Strecke, die sich von den – im Tonus glattmuskulär variablen – Endarteriolen über die nachfolgenden Kapillaren bis zu den aus den Kapillaren hervorgehenden Venolen erstreckt

WEITERBILDUNG

taboliten und Ernährung zu Verfügung stehenden Kapillaroberfläche stark reduziert. Der aerobe Zellstoffwechsel wird als Folge des verminderten O_2-Angebots auf anaerobe Energiegewinnung umgestellt. Es fallen saure Metaboliten an, die aufgrund des gestörten Abflusses im Gewebe akkumulieren.

● *Schockspezifische Vasomotion*

Durch eine zunehmende Gewebsazidose werden die präkapillären Gefäßabschnitte gegenüber Katecholaminen refraktär und dilatieren, während die postkapillären Gefäße weiterhin konstringiert bleiben. Die Kapillardurchblutung stagniert, es kommt zur Sequestrierung von Blut (Pooling) und massiven Verlusten von Ionen, Makromolekülen und intravasaler Flüssigkeit ins Interstitium. Dieser Vorgang der schockspezifischen Vasomotion mündet schließlich in bedeutsame Volumenverluste mit Hämokonzentration und interstitiellem Ödem.

● *Lokale Ischämie und Reperfusion*

Die Minderperfusion der Kapillaren beruht neben dem erniedrigten Perfusionsdruck im Schock auf dem Verschluß kleiner Kapillaren durch Erythrozyten und Thrombozyten und der vermehrten Ansammlung von Leukozyten, die sich an die Gefäßwände anheften. Durch die fokale Ischämie der Gewebe werden die Zellmembranen und Zellorganellen so schwer geschädigt, daß lysosomale und mitochondriale Enzyme freigesetzt werden. Wenn es zur Reperfusion kommt, entstehen durch die nichtenzymatische Reduktion von Sauerstoff freie O_2-▶Radikale (Superoxidradikal, Hydroxiradikal, Hydroperoxid), welche durch Lipidperoxidation eine ▶Denaturierung von Zellmembranen bis zur irreversiblen Zellschädigung bewirken. Fokale Ischämie und Reperfusionsschaden sind daher wichtige pathogenetische Faktoren in der Entstehung des Multiorganversagens.

Gerinnungsveränderungen im Schock

Bei allen Schockformen kommt es aufgrund der Mikrozirkulationsstörung, Stase, Azidose, Hämokonzentration und verminderter Clearance gerinnungsaktiver Substanzen durch das RES zur Hyperkoagulopathie. Die intrinsische oder extrinsische Gerinnung kann lokal oder auch generalisiert durch Endothelzellschädigung, Einschwemmung thromboplastischen Matierials aus hypoxisch, toxisch oder traumatisch geschädigtem Gewebe in die Blutbahn sowie von Bakterien, Endotoxinen, Kininen, Prostaglandinen und Thromboxan aktiviert werden. Das Endstadium dieser Vorgänge ist die disseminierte intravasale Gerinnung (▶DIC) mit Verbrauch von Gerinnungsfaktoren und Fibrinausfällung, die jedoch meist ein Spätsymptom ist. Folgt der DIC eine gesteigerte Fibrinolyse, werden eine hämorrhagische Diathese und Blutungen manifest.

Mediatoren des Schocks

Die im Schock vorliegende Zellhypoxie führt zu verändertem Metabolismus und schließlich zum Zelltod. In dieser Phase werden verschiedene Substanzen freigesetzt, die als Mediatoren bezeichnet werden. Hierzu zählen neben den klassischen Mediatoren (Katecholamine, Histamin und Serotonin) die *Eicosanoide*, die *Zytokine*

▶ Radikale

▶ Denaturierung

▶ DIC ("disseminated intravascular coagulation"): hervorgerufen durch verschiedenartige Aktivierung des Blutgerinnungssystems, die zum Verbrauch von Gerinnungsfaktoren und Thrombozyten mit Bildung kleinster Thrombosen und durch die verstärkt einsetzende Hyperfibrinolyse zu einer Blutungsneigung führt.

Hyperkoagulopathie: gesteigerte Gerinnbarkeit durch a) Vermehrung gerinnungsfördernder Faktoren oder Verminderung gerinnungshemmender Faktoren, b) Präsenz aktivierter Gerinnungsprofaktoren in der Blutbahn

Tabelle 1
Biologische Wirkung von Eicosanoiden

Effekte	PGD_2	PGE_1	$PGF_{2\alpha}$	PGI_1 PGI_2	TxA_2	LTB4	LTC4 LTD4 LTE4
Vasodilatation	↑	↑↑	↑	↑↑		∅	
Vasokonstriktion	↓	↓	↑	↓	↑	∅	↑
Koronare Vasokonstriktion		↑	↑	↑			+
Pulmonale Vasokonstriktion	↓	↓	↑	↓	↑		↑
Gefäßpermeabilitäts-steigerung	↑	↓	↓	↑	∅	↑	↑
Thrombozyten-aggregation		↑			↑↑		
~ aggregations-hemmung	↑	↑		↑↑			
Bronchokonstriktion	↑		↑		↑		↑
Bronchodilatation		↑					
Chemotaxis		↓	↓	↓		↑	
Entzündungsreaktion	↓	↓	∅	↓/↑	↑	↑	
Immunabwehr		↓/↑	↓			↑	↑

↑ fördert; ↓ vermindert; ∅ ohne Einfluß

(Monokine/Lymphokine) und endogene *Opiate/Neuropeptide*. Die Mediatoren des Gerinnungs- und Fibrinolysesystems, des Komplementsystems, des Kallikrein-Kinin-Systems und die Mediatoren aus Granulozyten, Monozyten und Makrophagen sowie Mastzellen spielen in diesem Zusammenhang ebenfalls eine wichtige Rolle. Die Effekte der Mediatoren sind vielfältiger Natur, sie können initial protektiv wirken, im weiteren Krankheitsverlauf jedoch umfangreiche schädliche lokale oder generalisierte Einflüsse ausüben.

● *Eicosanoide*

Eicosanoide entstehen aus dem Metabolismus der zellmenbrangebundenen Arachidonsäure. Phospholipase A katalysiert die Konversion von Phospholipiden zur Arachidonsäure in der Zellmembran bevor diese im Zytoplasma katabolisiert werden kann. Dort entstehen Leukotriene und Prostaglandine sowie Thromboxan. Über die schockinduzierte Zellschädigung steigen der Arachidonsäuremetabolismus und die Konzentration der Leukotriene (LTB_4, LTC_4, LTD_4, LTE_4), Prostaglandine (PGD_2, PGE_1, $PGF_{2\alpha}$, PGI_1, PGI_2) und Thromboxan (TxA_2) (s. Tabelle 1).

● *Zytokine (Monokine/Lymphokine)*

▶Monokine sind eine Gruppe von regulatorischen Proteinen, die von Monozyten und Makrophagen als Antwort auf Infektionen oder inflammatorische Prozesse gebildet werden. ▶Lymphokine werden von Lymphozyten produziert. Um die Terminologie zu vereinfachen wird der Begriff Zytokine für beide Gruppen gebraucht.

▶ Monokine
▶ Lymphokine

Arachidonsäure: essentielle Fettsäure, die enzymatisch (durch Lipoxygenase) zu Epoxiden und Hydroperoxyfettsäuren und weiter zu Leukotrienen umgesetzt wird. Durch Zyklooxygenase entstehen flüchtige Endoperoxide die durch Isomerasen in Prostaglandine (u.a. Thromboxan und Prostacyclin) umgewandelt werden

WEITERBILDUNG

Tabelle 2
Zytokine, Herkunft und biologische Effekte

Zytokine	Herkunft	Biologische Effekte	Aktivierung durch
TNF-α	Makrophagen, Monozyten, Mastzellen, Endothelzellen	Hypotonie; Schock; Fibrinolyse in den ersten 2–4 h; Aktivierung der Gerinnung nach 5 h (Thrombin- und Fibrinbildung ↑); DIC; PMN-Aktivierung, Induktion IL-1, IL-6, IL-8, IL-9; Glukagon↑, Cortisol↑, BZ↓; FFS↑; Grundumsatz↑; Fieber	Gramnegative und grampositive Bakterien; Lipopolysaccharid (LPS); Legionellen; Viren; Parasiten; Hypoxämie; Ischämie
IL-1	Makrophagen, Endothelzellen, Fibroblasten, T- und B-Lymphozyten	Hypotension, Schock, Endothelzellaktivierung, Induktion von IL-6, IL-8, IL-9; IFN↑; PGI_2↑; PGE_2↑; lysosomale Proteasen↑; Proteinsynthese↓; TNF-α↑; PMN↑	Gramnegative und grampositive Bakterien, LPS; Legionellen
IL-6	Monozyten, Makrophagen, B- und T-Zellen, Fibroblasten, Endothelzellen	IL-2↑; PGDF↑; Akute-Phase-Proteine↑; B- und T-Lymphozytenproliferation	Gramnegative und grampositive Bakterien; LPS; TNF-α; IL-1

TNF-α Tumornekrosefaktor; *IL* Interleukin; *PNM* polymorphkernige Granulozyten; *LPS* Lipopolysaccharid; *PG* Prostaglandin(e); *DIC* disseminierte intravasale Gerinnung; *PGDF* "platelet-derived growth factor"; *NK* natürliche Killerlymphozyten; *BZ* Blutzucker; *FFS* freie Fettsäuren; *IFN* Inferferon

Es gibt 4 Gruppen von Zytokinen:
- thermoregulatorische Proteine,
- immunregulatorische Proteine,
- Proteine, die den Zellmetabolismus regulieren,
- Proteine, die das endokrine System beeinflussen und regulieren (s. Tabelle 2).

● *Endogene Opiate/Neuropeptide*

β-Endorphine, Leukenkephalin und Dynorphin entfalten ihre Wirkung über 4 verschiedene Rezeptoren (μ-, δ-, χ- und ε-Rezeptoren). Dabei kommt es zur Atemdepression, Analgesie, Hypotonie und Hemmung der katecholaminvermittelten Effekte.

● Gerinnungs- und Fibrinolysesystem

Endothelzellen werden direkt durch Thrombin, Fibrin und Fibrinogenspaltprodukte in ihrem funktionellen und morphologischen Verhalten beeinflußt. Fibrinopeptide und Fibrinmonomere bewirken eine pulmonale Vasokonstriktion, die Gefäßdurchlässigkeit nimmt zu, und es kommt zur Sequestration von Granulozyten und Thrombozyten in der Lungenstrombahn. Fibrinogenspaltprodukte können experimentellen Befunden zufolge die Fibroblasten und Alveolarzellen zur Proliferation anregen. Über die Störung der Funktion der Surfactantphospholipide wird der pulmonale Gasaustausch indirekt beeinträchtigt. Die alveoläre Oberflächenspannung steigt an, und es entstehen Mikroatelektasen.

● Komplementsystem

Das Komplementsystem wird durch verschiedene Stimuli (Endotoxin, Proteasen, Fremdoberflächen) aktiviert. Die dabei entstehenden hochwirksamen Intermediärprodukte C_{3a} und C_{5a} können neben der Histaminfreisetzung aus Mastzellen und basophilen Granulozyten den Arachidonsäuremetabolismus in der Lunge stimulieren. Es werden vermehrt O_2-Radikale und lysosomale Enzyme aus Granulozyten freigesetzt, die Thromboxansynthese in den Thrombozyten gefördert, und eine Chemotaxis für Granulozyten und mononukleäre Zellen nimmt zu.

● Granulozyten, Makrophagen und Mastzellen

Polymorphkernige neutrophile Granulozyten (PMN) bilden und setzen unter verschiedenen schädigenden Einflüssen Wasserstoffsuperoxid, O_2-Radikale und andere toxische O_2-Produkte frei. Sie wirken über eine Peroxydation von Membranphospholipiden direkt endothelschädigend. Darüber hinaus wird durch an Gefäßwänden adhärente Granulozyten über die freigesetzten toxischen O_2-Produkte der Arachidonsäuremetabolismus im umgebenden Gewebe stimuliert. Folge ist eine exzessive Freisetzung von Thromboxan und konsekutive Vasokonstriktion. Zunehmendes Interesse gewinnen die freigesetzten Proteasen, hier v.a. die Elastase, welche in der Lage sind, Fibronectin (= Kitt- und Haftsubstanz der Endothelzellen) und Strukturen der Basalmembran aufzubauen.

Periphere Monozyten, Gewebs-, Peritoneal- und Alveolarmakrophagen bilden unter Aktivierung von z.B. Komplementfaktoren, Phagozytosereize und Endotoxin vermehrt vasoaktive Mediatoren wie die Zyklooxygenaseprodukte TXA_2, $PGF_{2\alpha}$, PGE_2, PGI_2 aus der Arachidonsäure. Besonders wichtig ist ihre Fähigkeit zur Freisetzung von Phospholipase A, die in anderen Zellen wiederum den Arachidonsäurestoffwechsel aktiviert.

Gewebsmastzellen sind ein weiterer Bildungsort für Prostaglandine und setzen Histamin als potenten Stimulator der Eicosanoidsynthese in anderen Zellen frei.

Oxygenierung

Es existieren 4 Formen der Hypoxie: hypoxische, anämische, Low-flow- und zelluläre Hypoxie.

Hypoxische Hypoxie, verursacht durch ein Ventilations-Perfusions-Mißverhältnis in der Lunge, kommt bei Patienten im Schock häufig vor (Lungenödem, ARDS, Pneumonie, Lungenembolie).

Komplementsystem: im Blutplasma des Menschen in unterschiedlicher Menge, Wirksamkeit und Zusammensetzung vorhandene, der Abwehr dienende, in ihrer Gesamtheit ein funktionelles System bildende thermolabile Plasmaproteine. Im klassischen System existieren 11 Proteine, bezeichnet (nach dem Zeitpunkt ihrer Aufklärung) als C_1 bis C_9 sowie durch den Zusatz „a" oder „b" für aktivierte Fragmente (= Spaltprodukte) und durch Querstrich über dem Gesamtsymbol als Zeichen der Aktivierung

WEITERBILDUNG

Anämische Hypoxie tritt während oder nach Blutverlusten auf, da der arterielle O_2-Gehalt von der Menge Hämoglobin abhängt, die in der Lage ist, Sauerstoff aufzunehmen und zu transportieren.

Die Low-flow-Hypoxie ist mit einem verminderten Herzminutenvolumen (HMV) verbunden. Trotz ausreichend hohem arteriellen O_2-Gehalt und einer ausreichenden Hämoglobinkonzentration ist der O_2-Transport kritisch vermindert.

Zelluläre Hypoxie ist Folge einer verminderten O_2-Aufnahme bzw. -verwertung durch die Zelle im Rahmen einer zellulären Vergiftung durch zirkulierende Toxine wie Zyanide oder 2,3-Dinitrophenol.

Sauerstofftransport (DO_2) und Sauerstoffverbrauch (VO_2)

Die Adäquanz der Gewebeoxygenisierung läßt sich bisher nicht ohne weiteres bettseitig kontinuierlich einschätzen. Der O_2-Transport (DO_2) resultiert aus dem Produkt von Cardiac index (CI) und arteriellem O_2-Gehalt. Der O_2-Verbrauch (VO_2) läßt sich ebenfalls über den Herzzeitindex und die ▶Differenz der arteriellen und gemischt-venösen O_2-Sättigung (S_vO_2) berechnen. Die Parameter DO_2 und VO_2 reflektieren die Gewebeoxygenisierung sicher besser als Blutdruck, Herzfrequenz, Füllungsdrücke, venöse und arterielle Blutgase, stellen aber ebenfalls kein direktes Maß für das zelluläre O_2-Angebot dar.

▶ **Arteriovenöse Sauerstoffdifferenz:** Unterschied zwischen dem O_2-Gehalt des arteriellen und des venösen Blutes; ist von O_2-Verbrauch und Durchblutung abhängig und daher in den verschiedenen Organstrombahnen unterschiedlich; in der Niere niedrig (hohe Durchblutung, relativ geringer O_2-Verbrauch), im Muskel hoch.

Sauerstoffsättigung: prozentualer Anteil des Oxyhämoglobins am Gesamt-Hb, im arteriellen Blut liegt er zwischen 96% und 98%

$$DO_2 = CI \cdot C_aO_2 = CI \cdot (Hb \cdot 1{,}34 \cdot S_aO_2 + 0{,}003 \cdot p_aO_2)$$
$$VO_2 = CI \cdot (C_aO_2 - C_vO_2)$$
$$= CI \cdot (C_aO_2 - \{Hb \cdot 1{,}34 \cdot S_vO_2 + 0{,}003 \cdot p_vO_2\})$$

CI Herzindex; C_aO_2/C_vO_2 arterielle Sauerstoffgehalt/gemischt-venöse Sauerstoffgehalt;
S_aO_2/S_vO_2 arterielle Sauerstoffsättigung/gemischt-venöse Sauerstoffsättigung;
p_aO_2/p_vO_2 arterielle Sauerstoffspannung/gemischt-venöse Sauerstoffspannung

Die durchschnittlichen Normalwerte für den O_2-Transport (DO_2) betragen 600 ml/min/m² oder 15 ml/min/kg, die für den O_2-Verbrauch (VO_2) ca. 140–145 ml/min/m² oder 3,4–3,6 ml/min/kg. Das kritische DO_2-Niveau (D_cO_2) liegt bei 300 ml/min/m²; unterhalb dieses Wertes wird der O_2-Verbrauch durch den O_2-Transport limitiert (s. Abb. 2). Das Gewebe eines Gesunden ist in der Lage, die O_2-Extraktionsrate ($=\{C_aO_2 - C_vO_2\}/C_aO_2$) bei Bedarf zu steigern, falls der relative Anstieg des DO_2 den O_2-Mehrbedarf nicht deckt. Unterschreitet der DO_2 den D_cO_2, dann sinkt konsekutiv der VO_2, und der Organismus wird gezwungen, auf anaeroben Metabolismus umzustellen. Bei bestimmten Krankheitsfällen (Schock, Sepsis, ARDS) besteht eine enge Beziehung des DO_2 und der VO_2 über den Normalbereich der DO_2 hinaus, d.h. das kritische DO_2-Niveau wird nach oben hin verschoben (s. Abb. 2). Diesen Zustand bezeichnet man als pathologische Abhängigkeit des O_2-Verbrauchs vom O_2-Transport. Hier besteht bereits bei wesentlich höherem DO_2 eine direkte Abhängigkeit der VO_2 vom DO_2. Die Konstellation einer transportabhängigen O_2-Aufnahme über einen weiten Bereich, das Versagen einer verstärkten O_2-Extraktion bei relativ erniedrigtem DO_2 und bei erhöhtem O_2-Bedarf sind als prognostisch ungünstiges Zeichen zu werten (Abb. 2).

pathologische Abhängigkeit der VO_2 vom DO_2

Im Zustand der Gewebehypoxie ist die Oxidation von Pyruvat im Krebszyklus herabgesetzt. Sämtliche metabolischen Oxidationsschritte laufen außerhalb der Atmungskettenphosphorylierung als anaerobe Glykolyse ab, dabei werden pro Mol Glukose statt 38 Mol ATP nur 2 Mol ATP generiert. Es fällt vermehrt

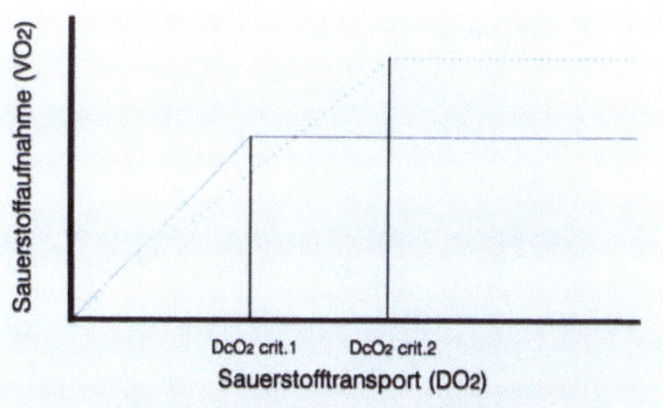

Abb. 2. Das Verhalten von VO_2 und DO_2 unter physiologischen (*durchgezogene Linie*) und pathologischen (*gestrichelte Linie*) Bedingungen. (*DcO2 crit* kritisches O_2-Transportniveau)

▶ metabolische Azidose

Laktat an, der Laktat/Pyruvat-Quotient im Blut steigt mit der Folge einer ▶metabolischen Azidose. Die Höhe des Laktatspiegels korreliert hierbei mit der totalen O_2-Schuld, dem Ausmaß der Hypoperfusion der Gewebe und folglich der Schwere des Schocks.

Komplikationen

Im Schock können prinzipiell alle Organsysteme als Folge der Minderperfusion spezifischen Schaden nehmen und in ihrer Funktion kurzfristig – aber auch langfristig – eingeschränkt werden. Als Endpunkt droht ein Multiorganversagen (s. Tabelle 3).

Diagnostik

1) Anamnese

Eine sorgfältige Erhebung der Anamnese ist für das gezielte Vorgehen in der Diagnostik und bei der Therapie des Schockgeschehens unerläßlich.

a) Hypovolämischer Schock: stattgehabtes Trauma, Festlegung der Verletzungsart und der Verletzungsmuster; Blutungsquellen (innere und äußere); Hinweis auf erhöhte Flüssigkeitsverluste, Abschätzung des Volumenverlustes.

b) Kardiogener Schock: kardiale Vorerkrankungen mit ihren Symptomen genau eruieren (KHK, Klappenvitien, arterielle Hypertonie, Lungenembolie, Kardiomyopathien etc.).

c) Septischer Schock: konsumierende Grunderkrankungen mit erhöhtem Infektionsrisiko; Hinweis auf das Vorliegen schwerer Infektionen (Harnwegsinfekt, Gallenwegserkrankungen, Pneumonien, Peritonitis, septischer Abort); vorausgegangene operative Eingriffe; immunsuppressive und/oder zytostatische Therapie, Strahlentherapie, unkontrollierte Antibiotikagabe.

d) Anaphylaktischer Schock: bekannte Allergie; Kontakt mit Vollantigenen (Protein, Insektengift, Fremdserum) oder Halbantigenen (Arzneimittel, Antibiotika, Röntgenkontrastmittel).

Laktatazidose: eine mit schwerer metabolischer Azidose einhergehende Erhöhung des Laktatspiegels. Man unterscheidet Typ A infolge allgemeiner oder regionaler Minderperfusion und Typ B mit anderen Ursachen [z.B. Diabetes mellitus, Niereninsuffizienz, Lebererkrankungen, durch Medikamente (Phenformin, Buformin, Diazoxid etc.), erbliche Formen (Alaninurie, Glykogenspeicherkrankheit, Methylmalonazidurie), neurologische Erkrankungen (zystische zerebrale Degeneration, Enzephalomyelopathie; Myopathie, Poliomyelitis), Muskelarbeit]

Tabelle 3
Definition des Organversagens:
Wenn der Patient ein oder mehrere Symptome über mindestens 24 h aufweist, liegt ein Organversagen vor, unabhängig davon, ob die anderen Organe intakt sind oder ebenfalls insuffizient arbeiten.

Organsystem	Symptome
Herz/Kreislauf	HF <50/min; MAD <50 mmHg; P_{syst} <60 mmHg, paroxysmale Kammertachykardie/Kammerflimmern; Serum-pH <7,24 bei p_aCO_2 <49 mmHg
Lunge/Atmung	AF <5/min oder >49/min; p_aCO_2 >50 mmHg; $AaDO_2$ >350 mmHg; Beatmung oder CPAP am 2. Tag des Lungenversagens noch erforderlich. Mechanische Ventilation mit PEEP >10 cm H_2O und F_iO_2 ≥40%
Leber	Bilirubin >6 mg/dl oder SGOT >50 U/l Serumalbumin <30 g/l; Quick-Wert <40% (ohne Antikoagulation)
Gastrointestinaltrakt	Blutung aus Streßulkus, >2 Blutkonserven/Tag; nekrotisierende Enterokolitis, Pankreatitis, Spontanperforation einer Gallenblase; Ileus
Niere	Harnvolumen <500 ml/24 h oder <150 ml/8 h; Serumharnstoff/-stickstoff (BUN) > 36 µmol/l; Serumkreatinin >310 µmol/l
Hämatopoese	Leukozytenzahl <1000/m³ Thrombozytenzahl <20 000/mm³ Hämatokritwert <20%
ZNS	Glasgow Coma Scale <6 (ohne Sedierung und Hypnotika)

HF Herzfrequenz; *MAD* mittlerer arterieller Druck; P_{syst} systolischer arterieller Druck; *AF* Atemfrequenz; $AaDO_2$ alveoläre-arterielle O_2-Differenz; *CPAP* kontinuierlicher positiver Atemwegsdruck unter Spontanatmung; F_iO_2 inspiratorische O_2-Konzentration

2) Klinik

Die Klinik ist im wesentlichen durch die Hypoperfusion der einzelnen Organsysteme gekennzeichnet:
● *Haut*: blaß, kühl, z.T. kaltschweißig. Von der Schockursache abhängend periphere und/oder zentrale ▶Zyanose. In der Frühphase des septischen Schocks warme und rosige Extremitäten als Folge einer relativen Hyperperfusion. Der Hydratationszustand der Haut ist abhängig von der zugrundeliegenden Erkrankung (trockene Haut, Ödeme). Man beachte den Füllungszustand der Gefäße, insbesondere der Halsgefäße in Rückenlage und 45°-Oberkörperhochlage. Es kann eine Normothermie, Hypothermie oder Hyperthermie bestehen.

▶ Zyanose

Zyanose: bläuliche Verfärbung der Haut und Schleimhäute infolge relativer Vermehrung reduzierten Hämoglobins im Kapillarblut (>5 g/100 ml). Die zentrale Zyanose entsteht durch allgemeine Hypoxie bei Gasaustauschstörung in der Lunge, bei vermindertem O_2-Partialdruck in der Atemluft; bei Herzinsuffizienz und/oder Kreislaufversagen. Die periphere Zyanose entsteht bei Ischämie der Kreislaufperipherie (z.B. Endangiitis obliterans), venöser Stase oder deren Kombination

- *Zentrales Nervensystem*: Bewußtseinslage reduziert. Patienten sind apathisch, verwirrt, somnolent bis bewußtlos. Muskeltonus und Reflexerregbarkeit sind herabgesetzt.
- *Urinausscheidung*: vermindert, Oligurie bis Anurie.
- *Lunge*: Tachypnoe, Orthopnoe, Hpoventilation. Atemtypen: Cheyne-Stokes-Atmung, Kußmaul-Atmung, Biot-Atmung, Schnappatmung. Auskultation/Perkussion: Hinweise auf kardiale Stauung, Pneumonie, Obstruktion der Atemwege, Pleuraergüsse, Pneumothorax.
- *Herz*: Herzfrequenz, Rhythmik, Galopprhythmus, vitientypische Geräusche, Perikardreiben.

3) Monitoring

- *Hämodynamik*: Herzfrequenz, systemischer arterieller Blutdruck, zentralvenöser Druck (ZVD), pulmonalarterieller Druck, pulmonalkapillärer Verschlußdruck (Anlage eines Pulmonalarterienkatheters ist hierfür Voraussetzung).
  Abgeleitete Parameter: Herzminutenvolumen (HMV), Herzzeitindex (CI), Schlagvolumen (SV), Schlagvolumenindes (SVI), ▶Schlagarbeit (SW), Schlagarbeitsindex (SWI), pulmonaler (PVR) und peripherer Gefäßwiderstand (SVR), Sauerstofftransport (DO_2) und Sauerstoffaufnahme (VO_2).
- EKG.
- Urinausscheidung stündlich kontrollieren.
- Temperaturbestimmung (rektal und axillär).
- Kontrolle des Sensoriums (regelmäßige neurologische orientierende Untersuchung, Erhebung der Glasgow-Koma-Skala).
- Atmung: Atemfrequenz, Atemtyp, Pulsoximetrie.
- Laboruntersuchungen: Blutbild, Differentialblutbild, Serum- und Urinelektrolyte, SGOT, SGPT, LDH, CK, CKmB, Bilirubin, Amylase, Lipase, alkalische Phosphatase, γ-Gt, Blutgerinnung (PTT, PTZ, Fibrinogen, AT III, Fibrinogenspaltprodukte), Laktat, arterielle und gemischt-zentralvenöse Blutgasanalyse.
- Bakteriologische Untersuchungen: Wundabstriche. Gewinnung von Trachealsekret, Urin etc. zur mikrobiologischen Untersuchung. Aerobe und anaerobe Blutkulturen.
- Thoraxröntgen, Echokardiographie und Sonographie sind bei entsprechenden klinischen Symptomen erforderlich.

Therapie

- Lagerung: optimale Lagerung des Patienten – der Schockgenese angepaßt.
- Sedierung mit dem Ziel der Abschirmung von äußeren Reizen und Senkung des Sympathikotonus (**Cave**: blutdrucksenkende Wirkung).
- Schmerztherapie, ausreichende Gabe von zentral wirkenden Analgetika unter Berücksichtigung der potentiell atemdepressiven Wirkung dieser Substanzen.
- Sicherung der Atemwege, frühzeitige Indikation zur Intubation und Beatmung, um eine optimale Oxygenierung des Blutes zu erzielen und dem deletären Effekten einer erhöhten Atemarbeit entgegenzuwirken. Auswahl des geeigneten, der individuellen Schockursache angepaßten Beatmungsverfahrens.
- Einleitung einer gezielten, pathogenetisch orientierten Therapie:

▶ **Schlagarbeit**: errechnet sich aus Schlagvolumen mal mittlerem Ventrikeldruck während der Systole.

Oligurie: verminderte Harnproduktion und/oder -ausscheidung mit einer Tagesmenge <500 ml

Anurie: fehlende oder auf 100 ml/24 h verminderte Harnbildung

Cheyne-Stokes-Atmung: periodisch ab- und zunehmende Atemtiefe, evtl. sogar mit Atempausen infolge einer Störung des Atemzentrums

Kußmaul-Atmung: rhythmische, sehr tiefe und geräuschvolle, normal schnelle bis beschleunigte Atmung bei Azidose, z.B. im diabetischen Koma

Biot-Atmung: gleichmäßige, ausreichende Atmung mit plötzlichen Pausen, bei z.B. Meningitis, Hirnerkrankungen

1) Volumenersatz (Therapie des hypovolämischen Schocks)

Durch die intravenöse Gabe von Flüssigkeiten sollen verlorengegangene Körperflüssigkeiten *möglichst rasch* ersetzt, die Vorlast und damit das HMV angehoben und dadurch der O_2-Transport verbessert werden. Es besteht kein Zweifel daran, daß ein gravierender Volumenverlust aufgrund einer Blutung durch Erythrozytengabe substituiert werden muß. Bei anderen Schockformen sollte sich die Substitution an der Art der Flüssigkeitsverluste orientieren. Der initiale Eratz – bevor Eryhtrozytenkonzentrate zur Verfügung stehen – sollte jedoch mit Kolloidlösungen erfolgen. Künstliche kolloidale Volumenersatzlösungen sind auf der Basis von Dextran, Gelatine und Hydroxyäthylstärke verfügbar. Für den längerfristigen Volumenersatz sind dabei Kolloide mit einem mittleren Molekulargewicht > 50000 zu wählen, da sie länger in der Blutbahn verweilen. Im Rahmen des hämodynamischen Monitoring sollte man sich engmaschig an den Füllungsdrücken (ZVD, pulmonalkapillärer Verschlußdruck = PCWP) orientieren und die Menge der Substitution so bemessen, daß eine PCWP von 12–15 mm Hg erzielt wird.

Der optimale Hämatokrit, der eine ausgeglichene Bilanz zwischen O_2-Trägern und zirkulierendem Volumen widerspiegelt, liegt zwischen 30% und 40%.

Die Höhe des anzustrebenden Hb-Wertes orientiert sich an der O_2-Transportkapazität des Blutes. Ein Hb-Wert von 10 g/dl sollte als Richtwert nicht unterschritten werden.

2) Therapie des kardiogenen Pumpversagens

Die Therapie ist hierbei grundsätzlich an der auslösenden Ursachen orientiert, so daß es gilt, die Genese des kardiogenen Schocks so rasch wie möglich zu sichern. Die *ausreichende Oxygenierung* des Blutes (pO_2 > 80 mm Hg) ist sicherzustellen, während eine *kausale Therapie* eingeleitet wird (z.B.):
- systemische Lysetherapie beim Myokardinfarkt oder fulminanter Lungenembolie,
- Akut-PTCA, ACVB-Operation,
- Punktion eines hämodynamisch wirksamen Perikardergusses,
- Anlage eines passageren Schrittmachers bei symptomatischer Bradykardie,
- elektrische oder medikamentöse Kardioversion bei hämodynamisch relevanten supraventrikulären oder ventrikulären Rhythmusstörungen.

Bei Vorliegen bzw. Nachweis einer Hypovolämie ist vorsichtig Volumen zu substituieren und der mittlere systemische arterielle Blutdruck auf über 70 mm Hg anzuheben. Die Volumensubstitution erfolgt in kleinen Schritten (≥ 50 ml) bis ein pulmonalkapillärer Verschlußdruck von 18–22 mm Hg erzielt wird. Bei diesen Patienten besteht oft eine kombinierte systolische und diastolische Funktionsstörung. Um einen Herzindex über $2,2$ l/min/m^2 zu erzielen, sind supranormale Füllungsdrücke nötig. Vasoaktive Substanzen werden zur Anhebung des mittleren arteriellen Blutdrucks auf über 70 mm Hg eingesetzt. Bei sehr niedrigen systemischen Drücken wird zunächst ▶Dopamin in Dosen zwischen 5 und 8 µg/kg/min eingesetzt, da es neben der β-Rezeptorenstimulation auch eine α-Rezeptoren-vermittelte periphere Vasokonstriktion bewirkt. ▶Dobutamin könnte in dieser Situation durch seine peripher vasodilatierende Eigenschaft trotz positiver Inotropie zu einer unerwünschten Senkung des arteriellen Mitteldruckes führen.

▶ Dopamin

▶ Dobutamin

Dextran: wasserlösliches Polysaccharid, das extrazellulär von Leuconostoc mesenteroides enzymatisch aus Saccharose aufgebaut wird und in Form hydrolytisch gespaltener Produkte als Flüssigkeitsersatzmittel dient

Gelatin: minderwertiges Eiweiß mit hohem Glykoll-, Prolin- und Hydroxyprolingehalt, das durch Verkochen von teilweise hydrolisiertem Kollagen von Bindegewebe Haut und Knochen gewonnen wird. Gelatinderivate finden als Blutersatzmittel Verwendung

Hydroxyäthylstärke: ein aus Amylopektin hergestelltes Stärkeprodukt, das in kolloidaler Lösung mit Molekulargewichten zwischen 40000 und 450000 als Butersatzmittel eingesetzt wird

Dopamin: ein Katecholamin, das in Gehirn, Nebenniere und sympathischen Nervenendigungen vorkommt, ein Zwischenprodukt der Biosynthese des Adrenalins aus Phenylalanin bzw. aus Tyrosin; es wird zu Noradrenalin umgewandelt

Dobutamin: ist als synthetisches Derivat des Dopamins ein Katecholamin mit vorwiegender Wirkung an β_1-Adrenorezeptoren ohne ausgeprägt vasokonstriktorische Wirkung

Tabelle 4
Therapeutische Strategien beim kardiogenen Schock

Problem	Maßnahme
p_aO_2 <70 mmHg	Intubation: maschinelle Beatmung evtl. PEEP

MAD <70 mmHg
CI <2,2 l/min/m²
PCWP ≤15 mmHg
	Volumentherapie:
	   50 ml repititiv bis PCWP 18–22 mmHg
	Positiv-inotrope Pharmaka:
	   Dopamin ≥5–8 µg/kg/min
	   Adrenalin ≥3–8 µg/kg/min

MAD >70 mmHg
CI ≤2,2 l/min/m²
PCWP >20 mmHg
	Positiv inotrope Pharmaka:
	   Dobutamin ≥2,5–5 µg/kg/min
	   Dopamin ≥5–8 µg/kg/min
	   Phosphodiesterasehemmer
	Vorlastsenkung:
	   Niedrigdosiert Schleifendiuretika
	   Nitro i.v.
	   Natriumnitroprussid
	Nachlastsenkung:
	   Natriumnitroprussid
	   Phosphodiesterasehemmer

p_aO_2 O_2-Partialdruck im arteriellen Blut; *MAD* mittlerer systemischer arterieller Druck; *CI* Herzzeitindex; *PCWP* pulmonalkapillärer Verschlußdruck

▶ **Adrenalin**

Falls der systemische Blutdruck nur unzureichend anzuheben ist, scheint der vorsichtige Einsatz von ▶Adrenalin gerechtfertigt. Gelingt es, den Blutdruck zu steigern, bzw. sind die Ausgangswerte in einem tolerablen Bereich, ist Dobutamin in einer initialen Dosierung von 2,5–5 µg/kg/min das Medikament der Wahl. Es führt über die Erregung der β-Rezeptoren zu einem Anstieg der myokardialen Kontraktilität. Das HMV steigt, und die linksventrikulären pathologisch erhöhten Füllungsdrücke sinken. Es ist zu bedenken, daß alle positiv-inotrop wirkenden Pharmaka den myokardialen O_2-Bedarf in unterschiedlichem Ausmaß steigern können und somit eine vorbestehende Ventrikelischämie zunimmt. Eine fehlende Wirksamkeit oder ein Wirkungsverlust im Verlauf einer Dopamin-, Dobutamin- oder Adrenalintherapie kann auf eine Downregulation der β-Rezeptoren zurückzuführen sein.

Sind die initial gemessenen Füllungsdrücke sehr hoch (PCWP > 20 mmHg), sollte zusätzlich eine Senkung der Vorlast angestrebt werden. Dies kann durch vorsichtige, repetitive Dosen von Schleifendiuretika (z.B. Furosemid 10 mg i.v.) erreicht werden. Parenteral verabreichte Nitropräparate senken die Vorlast ebenfalls über eine Kapazitätszunahme der venösen Gefäße. Bei arterieller Hypotension ist Vorsicht geboten. Arteriell vasodilatierende Substanzen (wie z.B. Natriumnitroprussid, Nitropräparate, Phosphodiesterasehemmer) kommen erst dann zum Einsatz, wenn ein ausreichender koronarer Perfusionsdruck (systolischer arterieller Druck ≥ 100 mmHg) unter der Gabe positiv-inotroper Substanzen erzielt werden konnte (s. Tabelle 4).

Adrenalin: ein Hormon des Nebennierenmarks und ein gefäßwirksames, vasokonstriktorisches Katecholamin

Tabelle 5
Therapeutische Strategien beim septischen Schock

Problem	Maßnahme	Ziel
Infektion	Antibiotika, chirurgische Maßnahmen (Drainage, Sanierung septischer Herd)	Beseitigung der Infektionen
Hypotonie	Volumentherapie, Vasopressortherapie	MAD ≥70 mmHg PCWP 14–18 mmHg
Minderperfusion der Gewebe	Volumentherapie, Vasopressortherapie, positiv-inotrope Sub	Hb-Wert ≥10 g/dl S_aO_2 ≥92% Normaler Laktatspiegel CI ≥4,0 l/min/m²
Organdysfunktion	idem	Wiederherstellung der einzelnen Organfunktionen (Niere, Leber, Lunge, Herz, ZNS)
Toxischer Effekt der Mediatoren	Antagonisten/Inhibitoren (therapeutischer Wert umstritten)	

MAD mittlerer systemischer arterieller Druck; *PCWP* pumonalkapillärer Verschlußdruck; *Hb* Hämoglobin; S_aO_2 arterielle O_2-Sättigung; *CI* Herzzeitindex

Therapie des septischen Schocks

Die Infektionsursache kann entweder durch chirurgische Sanierung oder durch gezielte antibakterielle Therapie erfolgreich und definitiv bekämpft werden. Unter einem engmaschigen hämodynamischen Monitoring ist die Volumenexpansion zunächst vorrangig. Hierbei orientiert man sich ebenfalls an der Höhe des pulmonalarteriellen Verschlußdrucks, der zwischen 14 und 18 mmHg liegen sollte. Gelingt es nicht, einen mittleren systemischen Druck über 70 mmHg zu erzielen, ist der Einsatz eines Vasopressors unumgänglich, dabei ist Noradrenalin die Substanz der ersten Wahl, um den pathologisch erniedrigten peripheren Gesamtgefäßwiderstand anzuheben. Eine gleichzeitig bestehende myokardiale Dysfunktion, wie sie im Rahmen eines septischen Schocks fast immer zu beobachten ist, kann die Anwendung von Dobutamin erforderlich machen. Trotz der peripheren arteriellen Dilatation überwiegen die Vorteile dieser positiv-inotropen Substanz um so mehr, als sie zu einem verbesserten O_2-Transport führt. Differentialtherapeutisch ist auch Dopamin als Vasopressor einzusetzen. Hierbei kann in niedrigen Dosen (<3 µg/kg/min) über die Stimulation der DA_1- und DA_2-Rezeptoren eine Vasodilatation des Splanchnikusstromgebiets erzielt und die Nierenperfusion und Ausscheidung verbessert werden (s. Tabelle 5).

Tabelle 6
Therapeutische Strategien beim anaphylaktischen Schock

Problem	Symptomatik	Maßnahme
Lebensbedrohliche Atem- und Kreislaufreaktion	Bronchospasmus, Hypotension, Angioödem, Larynxödem, Konvulsion	Antihistaminikum i.v., Kortikosteroide i.v., Volumengabe; Adrenalin 0,1–0,3 mg i.v., ggf. nach 2–3 min wiederholen; Sauerstoff, ggf. Intubation und Beatmung
Kreislauf- und/oder Atemstillstand		Adrenalin bis 1,0 mg, übrige Therapie wie oben

Therapie des anaphylaktischen Schocks

Die parenterale Gabe von Adrenalin (0,1–0,3 mg i.v., ggf. repetitiv) ist im Falle einer unmittelbar lebensbedrohlichen Atem- und Kreislaufreaktion bzw. Atem- und Kreislaufstillstands neben Allgemeinmaßnahmen wie O_2-Gabe (nasal), Indikationsstellung zur Intubation und Beatmung sowie rascher parenteraler Gabe von Volumen in Form kolloidaler oder kristalloider Flüssigkeiten eine zentrale Maßnahme. Antihistaminika, Kortikosteroide als i.v.-Applikation und Inhalation von Bronchospasmolytika sind dem jeweiligen Beschwerdebild anzupassen (s. Tabelle 6).

Zusammenfassung

Der Schock jeglicher Ätiologie ist durch eine kritische Minderdurchblutung sämtlicher Organsysteme gekennzeichnet. Um die deletären Folgen eines Multiorganversagens zu verhindern, ist eine möglichst rasche Diagnose zu stellen und eine ursachenorientierte Therapie so schnell wie möglich einzuleiten. Dabei sollten sämtliche Maßnahmen darauf abgestellt sein, O_2-Transport und O_2-Aufnahme zu optimieren.

Fragen und Antworten zur Erfolgskontrolle

1. Nennen Sie die Definition des distributiven Schocks sowie 3 typische Beispiele!

Der distributive Schock ist durch einen pathologischen Anstieg der Gefäßkapazität gekennzeichnet. Typische Beispiele sind der septische, der anaphylaktische und der spinale Schock.

2. Durch welche 3 Mechanismen versucht der Organismus, die Perfusion der vitalen Organe aufrechtzuerhalten?

a) Steigerung der myokardialen Kontraktilität, Chronotropie und Mobilisierung der Preloadreserve.
b) Steigerung des peripheren Geamtgefäßwiderstands durch Kontraktion der Arteriolen.
c) Konstriktion der Venen mit Zunahme des Rückstroms zum Herzen zur Erhöhung der Vorlast.

3. Welches Medikament ist das Mittel der ersten Wahl in der Therapie des anaphylaktischen Schocks?

Adrenalin.

Literatur beim Verfasser

Dr. U. Janssens
Medizinische Klinik I der RWTH
Pauwelsstraße 1, D-52074 Aachen

Röntgenbefunde bei Lungenerkrankungen

P. Uhrmeister und F.J. Ferstl
Klinik für Radiologische Diagnostik, Universität Freiburg i.Br.

Die Thoraxröntgenaufnahme ist die Basisuntersuchung in der bildgebenden Diagnostik von Lungenerkrankungen. Pathologische Veränderungen zeichnen sich durch eine verminderte oder vermehrte Strahlentransparenz aus und können in den meisten Fällen bereits in der Übersichtsaufnahme erfaßt werden. Einen Überblick der radiologischen Zeichen von Lungenparenchymerkrankungen, mit denen der Radiologe bei der Bildanalyse konfrontiert wird, gibt die nachfolgende Liste. Diese unterschiedlichen Muster haben zwar jeweils ein gemeinsames pathologisches Substrat, welches jedoch nur selten pathognomonisch für eine Lungenerkrankung ist. Im weiteren sollen das Spektrum der verschiedenen Befunde und die Möglichkeiten der Differentialdiagnostik in der konventionellen Thoraxdiagnostik dargestellt werden.

Radiologische Befunde:
- homogene Verschattungen mit/ohne segmentaler Verteilung,
- inhomogene Verschattungen mit/ohne segmentaler Verteilung,
- zystische und kavernöse Erkrankungen,
- solitäre intrapulmonale Rundherde,
- multiple intrapulmonale Rundherde,
- diffuse intrapulmonale Veränderungen mit dominierendem azinärem Muster,
- diffuse intrapulmonale Veränderungen mit vorherrschendem nodulärem, retikulärem oder retikulonodulärem Muster,
- diffuse intrapulmonale Veränderungen mit gemischtem azinärem retikulonodulärem Muster,
- umschriebene (einseitige) Hypertransparenz.

Homogene Verschattungen

Der segmentale Parenchymaufbau der Lunge muß bei der Beurteilung der homogenen Verschattungen berücksichtigt werden. Die anatomischen Grenzen werden respektiert, falls ein zentraler Prozeß vorliegt, der zu einer Obstruktion der nachgeschalteten Parenchymanteile führt. Die häufigste Ursache für homogene segmentale Verschattungen sind beim Erwachsenen zentrale Bronchialkarzinome mit konsekutiver Minderbelüftung nachgeschalteter Lungenanteile. Beim Kind liegt dagegen solchen homogenen Verschattungen am häufigsten eine Fremdkörperaspiration zugrunde. Beiden gemeinsam ist die Volumenminderung der betroffenen Lunge

WEITERBILDUNG

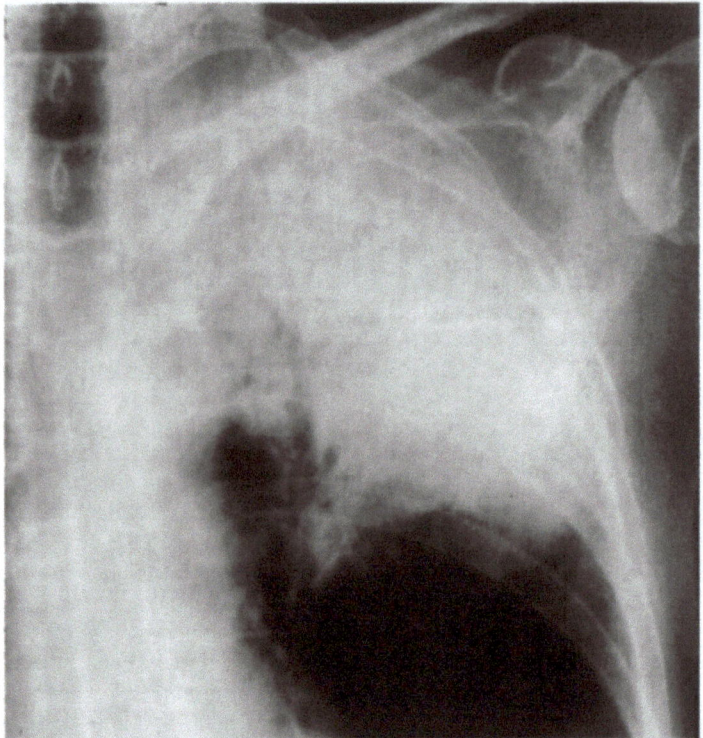

Abb. 1. Staphylokokkeninfektion mit homogener Transparenzminderung des apikalen und posterioren Oberlappens links. Deutlich sind innerhalb der Infiltration die luftgefüllten größeren Bronchien abgrenzbar (Bronchopneumogramm)

▶ Atelektase

mit Verziehung der Mediastinalorgane zur befallenen Seite (▶ Atelektase). Initial kann in den poststenotischen Parenchymabschnitten noch eine Restpneumatisation vorliegen, wodurch sich Luft im Bronchialsystem als strahlentransparente Aufhellung vom verdichteten (flüssigkeitsgefüllten) Alveolarraum abgrenzen läßt (Bronchopneumogramm).

Nach Resorption dieser Luft imponiert die Atelektase als homogene Verschattung, die die Form und Grenzen der betroffenen Segmente respektiert. Insbesondere in Arealen, die den Lappengrenzen anliegen, kommt es durch die Retraktion zu einer charakteristischen Verziehung bzw. Verlagerung des Interlobärspaltes. Konsekutiv ist in den benachbarten, belüfteten Lungenanteilen eine Überblähung mit Gefäßrarefizierung und umschriebener Hypertransparenz nachweisbar. Bei größeren Atelektasen kann durch die Kollateralventilation über die segmentüberschreitenden Kohn-Poren eine geringe Pneumatisation der Randbereiche vorliegen.

Differentialdiagnostisch müssen segmentale/lobäre entzündliche Infiltrationen von obstruktionsbedingten Atelektasen abgegrenzt werden, auch wenn z.T. durch die Entzündung eine Bronchialobstruktion bedingt sein kann. Im Gegensatz zur Atelektase liegt bei entzündlichen Infiltrationen keine signifikante Volumenminderung des betroffenen Lungenanteils vor, und ein Bronchopneumogramm ist nachweisbar (Abb. 1).

Die akute konfluierende Bronchopneumonie, häufig durch eine Staphylokokkeninfektion verursacht, hat eine homogene Verschattung des befallenen Segments zur Folge. Die „klassische" Lobärpneumonie durch Pneumokokken ist heute seltener; Pneumokokken (Staphylococcus pneumoniae) sind aber immer noch in mehr als 70 % der Fälle die Erreger von bakteriellen Pneumonien

Differentialdiagnose: segmentale homogene Verschattungen mit und ohne Volumenminderung (Atelektase vs. Infiltration).

Segmentale Infiltration durch verschiedene Erreger (insbesondere Staphylokokken) oder immunologisch (Wegener-Granulomatose). Segmentale Transparenzminderung auch im Rahmen eines Lungeninfarktes bei Linksherzinsuffizienz (Unterfelder).

▶ Segmentpneumonie

außerhalb der Klinik. Homogene ▶ segmentale Verschattungen werden durch endobronchiale Obstruktionen oder durch Bronchuskompression (bei vergrößerten Lymphknoten) insbesondere im Mittellappen bei der primären Tuberkulose sowie bei Pneumomykosen (Aspergillus, Candida, Histoplasma capsulatum) nachgewiesen. Weiterhin kann dieser Befund einer homogenen segmentalen Verschattung bei immunologischen Erkrankungen (Wegener-Granulomatose mit Rundherden) oder bei Lungeninfarkten mit begleitender Linksherzinsuffizienz, hier insbesondere in den Unterfeldern, auftreten.

Eine homogene Verschattung ohne erkennbare segmentale Grenzen ist z.B. die Pneumonie durch Streptokokkus pneumoniae, wobei sich die Infektion von der Lungenperipherie über die ▶ Kohn-Poren ausbreitet. Da die Segmentgrenzen für diesen Ausbreitungsmodus kein Hindernis sind, ist die Infiltration ▶ nicht segmental, jedoch scharf vom nicht befallenen Lungenparenchym abgrenzbar. Das charakteristischerweise vorliegende Bronchopneumogramm darf nicht mit einer Inhomogenität des Infiltrats verwechselt werden.

▶ Kohn-Poren: interalveoläre Verbindungen, die einen Gasübertritt in benachbarte Alveolen erlauben.

▶ Nichtsegmentale homogene Verschattung

Eine nichtsegmentale Ausdehnung einer homogenen Verschattung kann auch durch maligne Erkrankungen verursacht werden. An erster Stelle zu nennen sind hier Lungeninfiltrationen durch Hodgkin- oder Non-Hodgkin-Lymphome, welche nahezu immer ein Bronchopneumogramm aufweisen und mit hilären/mediastinalen Lymphomen vergesellschaftet sind. In etwa einem Drittel der Fälle besteht ein begleitender Pleuraerguß. Ein ähnlicher bildmorphologischer Befund liegt aber auch beim diffus wachsenden bronchoalveolären Karzinom vor.

Eine periphere Betonung dieser Befunde einer segmentüberschreitenden homogenen Verschattung ist bei immunologisch-allergischen Erkrankungen, z.B. dem Löffler Infiltrat, das einen wandernden Charakter aufweist, oder der ebenfalls mit einer Bluteosinophilie verbundenen chronischen eosinophilen Pneumonie diagnostizierbar. Die Lungenveränderungen bei der Panarteriitis nodosa sind auf der Thoraxaufnahme nicht von einem Löffler-Infiltrat zu differenzieren.

Auch physikalische Einflüsse können homogene Verschattungen bewirken, deren Ausdehnung von der einwirkenden Veränderung abhängt. Bei einer Lungenkontusion entwickeln sich radiologische Befunde kurz (6 h) nach dem Trauma im Bereich der verletzten Lungenanteile oder durch den Contre-coup Effekt auf der Gegenseite. Das radiologische Bild variiert zwischen irregulär fleckigen Transparenzminderungen und ausgedehnten homogenen Verschattungen ohne Beeinflussung des Lungenvolumens. Die Infiltrate bestehen aus Blut und Exsudatflüssigkeit im Alveolar- und interstitiellen Raum.

Für die akute Strahlenpneumonitis ist eine deutliche Volumenminderung des betroffenen Parenchymanteils charakteristisch, die häufig auf das Bestrahlungsfeld begrenzt ist. Durch die höhere Toleranzdosis im Vergleich zum umgebenden Parenchym bleiben Segmentbronchien belüftet, woraus das in der Infiltration nachweisbare Bronchopneumogramm resultiert.

Nichtsegmentale homogene Verschattung infektiös (z.B. Streptococcus pneumoniae), immunologisch (Löffler-Infiltrat) oder neoplastisch (M. Hodgkin/Non-Hodgkin-Lymphom oder bronchoalveoläres Karzinom).

Inhomogene Verschattungen

▶ Segmentale inhomogene Transparenzminderungen

Eine ▶ inhomogene Verschattung mit segmentaler Verteilung charakterisiert die Bronchopneumonie. Sie ist überwiegend in der Lungenperipherie im Bereich der bronchovaskulären Bündel lokalisiert und auf einzelne Segmente beschränkt (lobuläre Pneumonie). Die Kombination aus fokalen Parenchymkonsolidierungen, Dystelektasen und umschriebenen Überblähungen bewirkt radiologisch ein inhomogenes Erscheinungsbild. Dieser Befund tritt insbesondere in den Unterlappen bei ▶ Haemophilus-influenzae-Pneumonien auf, wird jedoch auch bei anderen bakteriellen, seltener viralen oder Pilzinfektionen beobachtet. Auch flüssigkeitsgefüllte Bronchiektasen können typischerweise als segmentale inhomogene Transparenzminderungen imponieren.

Durch endobronchial wachsende maligne oder benigne Tumoren wird die Pneumatisation der nachgeschalteten Parenchymanteile gestört. Diese Areale können durch entzündliches Exsudat ausgefüllt werden, was als obstruktive Pneumonie bezeichnet wird.

Die häufigste pulmonale M.-Hodgkin-Manifestation stellt die direkte Ausbreitung von mediastinalen Lymphomen über das Lungeninterstitium in das Parenchym dar, und dieser Prozeß führt ebenfalls zu einer inhomogenen segmentalen Transparenzminderung, die in bis zu 30% der Fälle von Pleuraergüssen begleitet wird.

Der Befund einer segmentalen inhomogenen Verschattung wird insbesondere in den Unterlappen (rechts → links) bei chronischen Aspirationen mit zugrundeliegenden Ösophagusdysfunktion oder Fremdkörperaspiration mit inkompletter Bronchusobstruktion nachgewiesen. Demgegenüber tritt bei anderen infektiösen Pneumonien, insbesondere bei der postprimären Tuberkulose, häufiger eine ▶ inhomogene Transparenzminderung auf, die sich nicht an Segmentgrenzen orientiert. Die postprimäre Tuberkulose ist bevorzugt in den apikalen Lungensegmenten lokalisiert, weist jedoch nicht die für die segmental begrenzten Prozesse typische hiluswärts gerichtete pyramidale Konfiguration auf. Kavitationen, die auch bei konfluierenden Pneumonien mit segmentaler homogener Verschattung auftreten, dürfen nicht als eine Inhomogenität des Infiltrats gewertet werden. Eine nichtsegmentale inhomogene Verschattung mit Schrumpfung des betroffenen Lungenanteils ist dagegen bei der chronischen Strahlenpneumonitis im Bestrahlungsfeld typisch.

Zystische Lungenveränderungen

In dieser Gruppe werden ▶ alle Erkrankungen zusammengefaßt, die im Thoraxbild Lufteinschlüsse mit erkennbaren Wandstrukturen aufweisen. Innerhalb solcher Veränderungen können Luft-/Flüssigkeitsspiegel auftreten. Ätiologisch liegt am häufigsten ein einschmelzender entzündlicher Prozeß zugrunde, wobei die Morphologie der Höhlenbildungen bei einzelnen Erkrankungen charakteristisch sein kann.

Bei etwa 50% der Staphylokokkenpneumonien treten einzelne oder multiple dickwandige Höhlen mit unscharfen Innenkonturen auf. Die Innenwand dieser Einschmelzungen ist unregelmäßig konturiert und ein begleitender Pleuraerguß (Empyem) wird, insbesondere bei Kindern, häufig beobachtet. Für die ▶ Klebsielleninfektion ist eine solitäre Einschmelzung typisch, mit Nachweis eines zentralen, nekrotischen Lungengewebsanteils. Überwiegend multiple bilaterale kleine (1–3 cm) Einschmelzungen werden bei Pseudomonas- und Anaerobierpneumonien beobachtet, die jedoch gewöhnlich nur bei abwehrgeschwächten Patienten auftreten. Typisch für eine Infektion mit Mykobakterien sind einzelne oder multiple Höhlenbildungen mit glatten Innenkonturen (Abb. 2). Eine deutliche Prädilektion für das apikale und posteriore

---

▶ Nichtsegmentale inhomogene Transparenzminderungen

▶ Zystische Lungenerkrankungen

Inhomogene segmentale Transparenzminderung bei Bronchopneumonien (z.B. Haemophilus influenzae), flüssigkeitsgefüllten Bronchiektasen, partieller Bronchusobstruktion durch Tumoren und chronischer Aspiration (Unterfelder).

Nichtsegmentale inhomogene Verschattung insbesondere in den Oberfeldern bei der postprimären Tuberkulose oder im Bestrahlungsfeld bei der chronischen Strahlenpneumonitis.

Dickwandige Höhlen mit unscharfen Innenkonturen bei Staphylokokkenpneumonien.

Klebsiellenpneumonie mit Einschmelzung und zentral nekrotischem Lungengewebe.

Tuberkulose: apikale Höhle(n) mit glatten Innenkonturen.

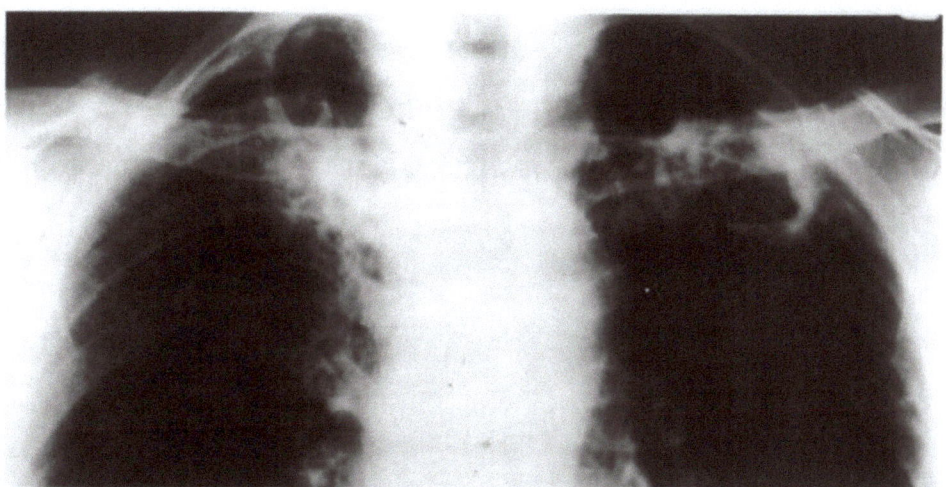

Abb. 2. Reaktivierte Tuberkulose in beiden Oberfeldern mit inhomogener nichtsegmentaler Verschattung beidseits apikal. Begleitend liegt eine dickwandige Höhlenbildung links vor, die relativ glatte Innenkonturen aufweist

Oberlappensegment sowie für das apikale Unterlappensegment ist nachweisbar. Begleitend sind bei der Tuberkulose inhomogene Transparenzminderungen vorhanden. Häufiger tritt die Höhlenbildung bei atypischen Mykobakteriosen auf, wobei eine bildmorphologische Differenzierung z. B. zu einer Histoplasmose nicht möglich ist. Nach erfolgter Chemotherapie verbleiben häufig dünnwandige Kavernen, die keine Aussage über eine Aktivität der Entzündung zulassen.

Abszedierende Pneumonien durch Pilze (in Europa vorwiegend Aspergillus und Candida) treten insbesondere bei abwehrgeschwächten Patienten auf. Dabei werden in fleckförmigen Infiltraten Zerfallshöhlen beobachtet. Charakteristisch für die invasive Aspergillose sind zentrale kugelförmige Myzetome mit einer Luftsichel. Andere mit Höhlenbildungen einhergehende Pneumomykosen sind die Kokzidioidomykose (dünnwandige Höhlen im anterioren Oberlappen), Aktinomykose, Nokardiose, Blastomykose und Kryptokokkose (dickwandige Höhlen mit Unterlappenpräferenz), die vorwiegend außerhalb Europas diagnostiziert werden. Die häufigsten pulmonalen parasitären Infektionen sind zum einen die Amöbiasis, die fast ausnahmslos als solitäre Höhle im rechten Unterlappen mit begleitendem Pleuraerguß auftritt, und zum anderen die ebenfalls bevorzugt im Unterlappen zu findende Echinokokkuszyste. Durch ein Kollabieren der Zystenmembran entsteht ein charakteristischer unregelmäßiger Spiegel (Seerosenzeichen). Bevorzugt bei Aids-Patienten mit rezidivierenden Pneumocystis-carinii-Pneumonien sind apikal dünnwandige Zysten nachweisbar, die durch Ruptur einen Pneumothorax verursachen. Begleitend liegen in den meisten Fällen ausgedehnte interstitielle Veränderungen vor (s. unten).

Immunologische Erkrankungen mit Höhlenbildungen im Lungenparenchym sind die Wegener-Granulomatose, die diffus verteilt ist und bei der es in ca. 50% der Fälle zur Ausbildung dickwandiger Kavernen kommt. Zum anderen bilden sich bei rheumatoider Arthritis mit pulmonaler Manifestation nekrotisierende Rheumaknoten, die überwiegend subpleural auftreten und nur wenige Zentimeter Durchmesser haben.

Insbesondere beim peripheren Plattenepithelkarzinom, aber auch bei anderen malignen Neoplasien treten in bis zu 10% der

Aspergillose: zentrales Myzetom mit Luftsichel.

Parasitär z.B. bei Amöbiasis (solitäre Höhle im rechten Unterlappen) oder Echinokokkose (Seerosenzeichen).

Immunologisch: Wegener-Granulomatose (dickwandige Höhle) und nekrotische Rheumaknoten (multipel, subpleural).

Nekrotische Metastasen insbesondere bei Plattenepithelkarzinomen aus dem HNO-Bereich.

Fälle zentrale Tumornekrosen auf, wodurch auf Thoraxaufnahmen ein dickwandiger Ringschatten resultiert. Metastasen bilden lediglich in 4% der Fälle Höhlen, wobei überwiegend Primärtumoren aus dem HNO-Bereich zugrunde liegen. Selten sind zentrale Einschmelzungen mit Lufteinschlüssen innerhalb der flächigen Verschattung bei pulmonalen Lymphommanifestationen abgrenzbar.

Oberlappenbetonte dünnwandige Bullae sind charakteristisch für das bullöse Emphysem. Das ebenfalls apikal lokalisierte Narbenemphysem unterscheidet sich hiervon durch begleitende Strangkonfigurationen und Pleurakuppenschwielen. Überwiegend in den Lungenunterfeldern werden dagegen zystische Bronchiektasen beobachtet, die dilatierten Segmentbronchien entsprechen. Durch Sekretretention und Superinfektion kommt es innerhalb der Bronchiektasen häufig zu einer Spiegelbildung.

Dünnwandige Bullae beim Emphysem.

Solitäre intrapulmonale Rundherde

▶ **Solitäre intrapulmonale Rundherde**

Der ▶ solitäre intrapulmonale Rundherd wird definiert als relativ dichte rundlich oder kugelförmig konfigurierte Verschattung, die mindestens zu zwei Dritteln von pneumatisiertem Lungenparenchym umgeben ist. Die Kontur kann vielgestaltig sein (scharf/unscharf; lobuliert; Einziehungen). Lobulierungen, kleinere Satellitenherde sowie zentrale Einschmelzung oder Kalzifikationen sind bei einem jugendlichen Alter des Patienten richtungsweisende Kriterien für die entzündliche Genese des Rundherdes. Da das Spektrum der zugrundeliegenden Erkrankungen von malignen über benigne Tumoren bis zu entzündlichen Veränderungen reicht und Befundüberschneidungen auftreten, kann eine sichere Dignitätsbeurteilung bildmorphologisch nicht erfolgen. Die histologische oder zytologische Abklärung eines neu aufgetretenen Rundherdes ist obligat. Eine Differenzierung ist jedoch für die Prognose des Patienten entscheidend, da ein Malignom (peripheres Bronchialkarzinom) durch eine Resektion kurativ behandelt werden kann. Nach Operationsstatistiken liegt ein maligner Prozeß in bis zu 50% der Fälle vor.

In Europa ist der häufigste entzündlich bedingte Rundherd das Tuberkulom, welches mit einer Bevorzugung der rechten Lunge überwiegend in den Oberfeldern auftritt. Neben häufigen Verkalkungen sind Satellitenherde in bis zu 80% der Fälle nachweisbar. Auch bei Pneumomykosen werden häufig Rundherde beobachtet, die scharf begrenzt sind. Durch Einschmelzung kann sich das Myzetom bei der Aspergillose unter einer Luftsichel abgrenzen lassen (Meniskuszeichen). Größere intrapulmonale Rundherde werden bei Lungenabszessen beobachtet, die größenkonstant über mehrere Wochen persistieren können. Im chronischen Stadium sind die Randkonturen scharf, während sie in der Akutphase zunächst unscharf erscheinen. Im Gegensatz zu den häufigen Kalzifikationen des Tuberkuloms sind Verkalkungen bei Abszedierungen nicht nachweisbar. Einschmelzungen mit zentralen Aufhellungen liegen jedoch in fast allen Fällen vor.

Solitärer Rundherd: 1) entzündlich (spezifisch → unspezifisch), 2) neoplastisch (maligne → benigne).

Das periphere Bronchialkarzinom ist der häufigste neoplastische Prozeß, der als solitärer intrapulmonaler Rundherd auftritt. Kriterien für die Malignität sind multiple streifige Ausziehungen (Corona radiata), die auf eine lokale Tumorinvasion hinweisen, jedoch auch bei narbigen Reaktionen (z. B. Silikom) auftreten können. Die überwiegend bei Malignomen nachweisbare Kontureinziehung in der Eintrittstelle des tumorversorgenden Gefäßes wird Rigler-Nabelzeichen genannt. Die Randkonturen der primären

▶ **Rigler-Nabelzeichen: Kontureinziehung des Rundherdes, die dem vaskulären Hilus entspricht und als Hinweis auf Malignität zu werten ist.**

Bronchialkarzinome sind im Gegensatz zu den vorwiegend glatt begrenzten solitären Metastasen eher unscharf und lobuliert. Satellitenherde treten seltener auf als bei entzündlichen Prozessen. Diskrete Kalzifikationen können insbesondere beim Plattenepithelkarzinom (bis zu 10%) nachgewiesen werden. Grobschollige Verkalkungen sind dagegen typisch für Hamartome, treten allerdings nur bei einem kleinen Teil dieser Tumorgruppe auf, die mit ca. 5% der solitären Rundherde den größten Anteil der benignen Neoplasien darstellt.

Multiple intrapulmonale Rundherde

Für die Beurteilung multipler intrapulmonaler Rundherde gelten ähnliche Kriterien wie für solitäre. Die hämatogene Metastasierung extrapulmonaler Primärtumoren führt zu multiplen intrapulmonalen Rundherden, die gewöhnlich eine unterschiedliche Größe aufweisen und typischerweise glatt begrenzt sind. Verkalkungen in Metastasen sind selten und, sofern nachweisbar, richtungweisend für ein Osteosarkom oder chondrogenes Sarkom. Die Lungenbeteiligung als sekundäre Manifestation des Non-Hodgkin-Lymphoms stellt sich mit multiplen ovalären, wattebauschartigen Rundherden mit Bevorzugung der Unterfelder dar (Abb. 3).

Infektiös bedingte Rundherde werden bei Infektionen durch Histoplasma capsulatum mit Verkalkungen ohne Höhlenbildung beobachtet, die über mehrere Jahre unverändert bleiben können. Irreguläre, unscharf begrenzte Rundherde mit Einschmelzungen sind bei Pseudomonasinfektionen häufig. Multiple Rundherde durch septische Embolien oder als pyämische Abszesse treten insbesondere in den Unterfeldern auf. Einschmelzungen sind bei bei-

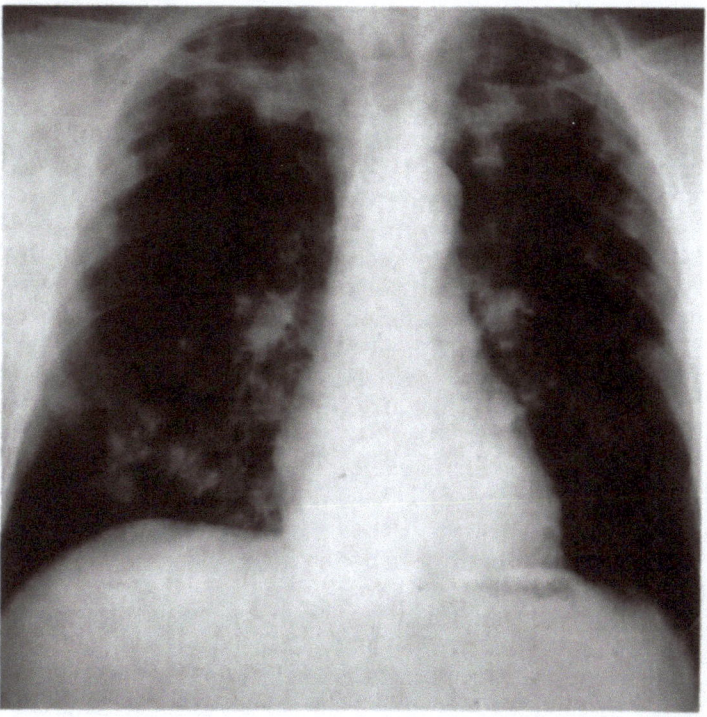

Abb. 3. Multiple, unscharf begrenzte intrapulmonale Rundherde in beiden Lungen bei einem Patienten mit pulmonalem Rezidiv eines hochmalignen Non-Hodgkin-Lymphoms

den Entitäten oft nachweisbar. Die gewöhnlich durch Staphylokokken bedingten pyämischen Abszesse sind dickwandiger als die unscharf begrenzten, peripher lokalisierten septischen Embolien.

Bevor es zur zentralen Nekrose und Höhlenbildung kommt, imponieren die Knoten der bereits oben erwähnten immunologischen Erkrankungen – Wegener-Granulomatose und pulmonale Beteiligung einer rheumatoiden Arthritis – als multiple Rundherde. Diese weisen eine große Varianz in der Größe von wenigen Millimetern bis zu mehreren Zentimetern auf. Verkalkungen werden hierbei nicht beobachtet. Nur selten treten multiple Rundherde bei der Sarkoidose oder bei der bronchopulmonalen Amyloidose auf. Im Rahmen der Amyloidose werden Verkalkungen oder auch Ossifikationen gehäuft nachgewiesen.

Diffuse intrapulmonale Veränderungen mit dominierendem azinärem Muster

▶ Azinäre Verschattungen

Der Begriff „diffus" bezeichnet Veränderungen in allen Lungenanteilen, auch wenn die Befunde hierbei in einzelnen Arealen gewöhnlich akzentuiert sind. Die ▶ azinäre Verschattung resultiert aus einer Ausfüllung des Alveolarraums durch Flüssigkeit, Blut oder Gewebsanteile. Der isolierte Azinus hat einen Durchmesser von 4-6 mm und enthält etwa 2000 Alveolen. Aufgrund der Tendenz zu konfluieren können größere Fleckschatten entstehen, in denen der einzelne Azinus nicht mehr abgrenzbar bleibt.

Die akuten Erkrankungen mit diffusen azinären Abschattungen bereiten wegen der typischen Klinik und nach der Anamnese geringe diagnostische Probleme. Die unscharf begrenzte azinäre Infiltration, die sich im Verlauf schnell ändert, spricht für einen akuten Prozeß.

Diese Veränderung tritt beim akuten kardialen Lungenödem insbesondere perihilär oder basal mit Aussparung der Lungenperipherie auf. Begleitend werden hierbei interstitielle – also nichtazinäre – Ödeme und eine Linksherzvergrößerung und häufig eine Minderung des Lungenvolumens mit pulmonalvenöser Stauung beobachtet. Die Ursachen für eine Volumenminderung sind einerseits der Ersatz der intraalveolären Luft durch Flüssigkeit und andererseits eine Abnahme der Lungencompliance. Auch toxische Schädigungen der Alveolarmembranen können durch Permeabilitätssteigerung zu einem diffusen alveolären Ödem führen. Die Noxen gelangen entweder über die Blutbahn (Heroin, Acetylsalicylsäure, Paraquat, Fluorcarbone) oder inhalativ (Phosgen, NO_2, SO_2, NH_3, Rauchgase) an die Alveolen. Der gleiche Pathomechanismus liegt dem Aspirationsödem durch Magensaft zugrunde (Mendelson-Syndrom). Die Herzgröße ist dabei normal.

Konfluierende azinäre Verschattungen, die über die gesamte Lunge verteilt sind und ihren bildmorphologischen Aspekt innerhalb von Stunden ändern können, treten beim Atemnotsyndrom in der akuten Exsudationsphase auf. Ebenfalls in der Akutphase wird bei der exogen allergischen Alveolitis eine diffuse azinäre Transparenzminderung mit Bevorzugung der basalen Lungenanteile beobachtet (Abb. 4).

Einen ähnlichen radiologischen Befund mit azinärem Verschattungsmuster bieten disseminierte Einblutungen in das Lungenparenchym, wobei die Ursachen für die Hämorrhagie vielfältig sein können. Ätiologisch kommen Antikoagulanzienüberdosierungen, Goodpasture-Syndrom und die leukozytoplastische Immunvaskulitis insbesondere beim systemischen Lupus erythomatodes bzw. M. Wegener sowie die Lungenkontusion in Betracht.

Akute azinäre Transparenzminderung bei kardial, toxisch oder allergisch bedingter Permeabilitätsstörung der Alveolarmembran mit Ausfüllung des Alveolarraumes.

Einblutungen bei Koagulopathie (oder Antikoagulanzienüberdosierung), Goodpasture-Syndrom oder leukozytoklastischer Immunvaskulitis.

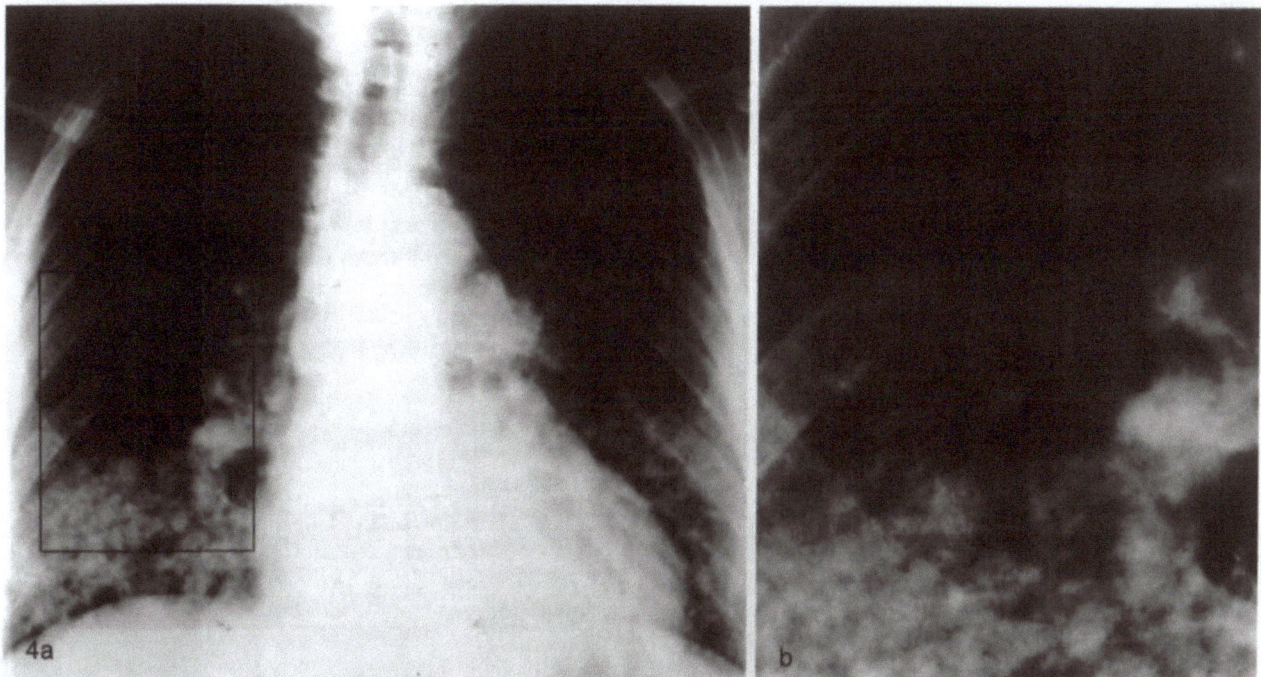

Abb. 4a, b. Überwiegend azinäre Verschattung mit Betonung der Unterfelder im Rahmen der Akutphase einer exogen allergischen Alveolitis. Die Transparenzminderungen weisen einen Durchmesser von 6–8 mm auf und können insbesondere in der Ausschnittvergrößerung voneinander abgegrenzt werden

Schwieriger ist die Differenzierung bei Erkrankungen, die einen langsameren Befundwandel aufweisen. Ebenso wie bei der klinisch relativ blanden Histoplasmenpneumonie können nach schwereren Verläufen einer Varizellenpneumonie die azinären Infiltrationen chronisch fortbestehen, sich organisieren und nach einer Periode von mehreren Jahren in kleine verkalkte Herdschatten ausheilen. Ein azinäres Muster ist bei hämatogenen Metastasen extrapulmonaler Primärtumoren selten, wird aber insbesondere beim Schilddrüsenkarzinom beobachtet. Außerdem tritt es beim diffusen Alveolarzellkarzinom häufig in Kombination mit anderen Zeichen und einem Pleuraerguß (ca. 10 %) auf.

Das diffuse azinäre Verschattungsmuster stellt einen seltenen Befund bei der Sarkoidose II und der pulmonalen Histiozytosis X im granulomatösen und exsudativen Stadium dar. Nach massiver Quarzstaubexposition bei akuter Silikoproteinose resultiert das azinäre Muster aus einer intraalveolären proteinreichen Infiltration. Ein ähnliches pathologisches Substrat liegt der sehr seltenen und ätiologisch unklaren alveolären Proteinose zugrunde, die vorwiegend Männer im 3.–6. Lebensjahrzehnt betrifft und ähnlich einem „Schmetterlingsödem" ein perihiläres Befundmaximum aufweist. Der radiologische Verdacht basiert auf einer normalen Herzgröße und dem Fehlen von Gefäßveränderungen (normale Oberlappenvenen). Die Diagnose muß bioptisch gesichert werden.

Chronisch azinäre Verschattungen als Residualveränderung (Histoplasmen- oder Varizellenpneumonie) oder neoplastisch (selten) bei Schilddrüsenkarzinom oder Alveolarzellkarzinom.

Diffuse intrapulmonale Veränderungen mit vorherrschendem nodulärem, retikulärem oder retikulonodulärem Muster

Das weite Spektrum von Erkrankungen, die ein „interstitielles" diffuses Verschattungsmuster hervorrufen, macht eine radiologische Differenzierung problematisch. Ebenso wie bei dem azinären Muster sind die verschiedenen Anteile des Lungeninterstitiums unterschiedlich betroffen. Begleitveränderungen wie Pleuraergüsse, Herzvergrößerungen oder Lymphome können vorliegen. Das Lungeninterstitium setzt sich aus Bindegewebskompartimenten zusammen, die perivenös (interlobulär), entlang dem bronchiovaskulären (pulmonalarteriellen) Bündel, perialveolär intralobulär sowie subpleural gelegen sind. Es grenzt sich somit von den pneumatisierten Parenchymanteilen ab. Obwohl viele Erkrankungen des Interstitiums gleichzeitig auch alveoläre Veränderungen hervorrufen, ist die Abgrenzung des dominierenden Musters für die diagnostische Zuordnung wertvoll. Durch unterschiedliche Affektionen der interstitiellen Kompartimente, die kombiniert auftreten können, lassen sich folgende Befunde beschreiben:

▶ **Noduläres Muster**

1. Das noduläre Muster resultiert aus einer umschriebenen interstitiellen knotigen Verdichtung und grenzt sich durch Homogenität, Umschriebenheit und variable Größe vom azinären Infiltrat ab. Aufgrund der Größe wird differenziert zwischen mikronodulären oder miliaren (bis 3 mm) Veränderungen, die nur durch die Summation erkannt werden können, und größeren knotigen Läsionen.

▶ **Retikuläres Muster**

2. Das retikuläre Muster ist gekennzeichnet durch eine netzartige Transparenzminderung, die eine unterschiedliche Ausprägung aufweisen kann und aus einer Bindegewebsvermehrung innerhalb des interstitiellen Kompartiments resultiert. Das feinretikuläre Muster verursacht eine flaue Transparenzreduktion und kann leicht übersehen werden, wohingegen bei der groben Netzzeichnung ein offensichtlicher wabiger Parenchymumbau vorliegt („honeycombing").

▶ **Retikulonoduläres Muster**

3. Die Kombination der vorher beschriebenen Muster ergibt als häufigsten Befund die retikulonoduläre Verschattung.

Das reine mikronoduläre Muster wird bei der hämatogenen Ausbreitung infektiöser oder tumoröser Erkrankungen beobachtet. Dies gilt insbesondere für die (Miliar)tuberkulose, Staphylococcus-aureus-Septikämie (Übergang in Mikroabszesse), Salmonellensepsis und verschiedene Pneumomykosen. Diese Verteilung wird auch bei der Metastasierung des Schilddrüsenkarzinoms beobachtet.

Daneben kann das mikronoduläre Verschattungsmuster eine Erscheinungsform der Pneumokoniosen (Silikose, Metallstaubexposition) der Lungenhämosiderose und der Mikrolitheasis alveolaris sein. Auch granulomatöse Erkrankungen wie die Sarkoidose und die Histiozytosis X können mit ausschließlich nodulären Veränderungen von 1–10 mm Durchmesser einhergehen. Die interstitielle Lokalisation dieser Veränderungen läßt sich eindeutig durch das Ausbreitungsmuster erklären. In der Frühphase immunologischer Erkrankungen wird ein mikronoduläres Muster beobachtet. Dies gilt v.a. für rheumatische Erkrankungen und die exogen allergische Alveolitis. Im weiteren Verlauf dieser Erkrankungen tritt eine retikuläre Komponente hinzu, die durch zunehmende Fibrosierung des Interstitiums zu einer Volumenverminderung der Lunge führt. Diese terminal rein retikulären Veränderungen sind bei den Kollagenosen sowie der idiopathischen Lungenfibrose basal betont und entsprechen einem wabigen Parenchymumbau. Diffuse Fibrosierungen mit Wabenbildung werden im fortgeschrittenen Stadium der Histiozytosis X (Mittel-/Oberfelder) sowie der Sarkoidose nachgewiesen.

Nodulär-retikuläre oder retikuläre Zeichnungsvermehrung bei Erkrankungen, die das Lungeninterstitium befallen. Radiologische Differenzierung oder klinische und laborchemische Befunde problematisch.

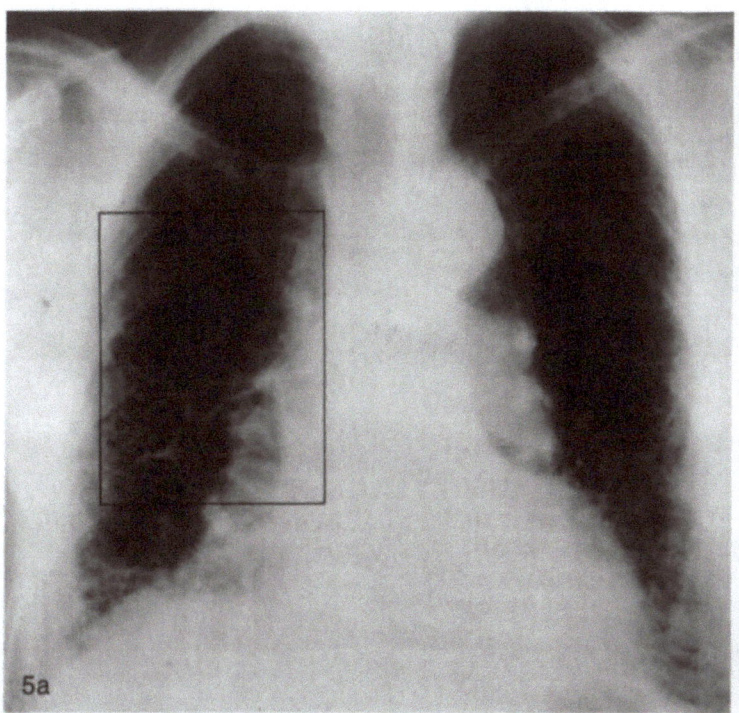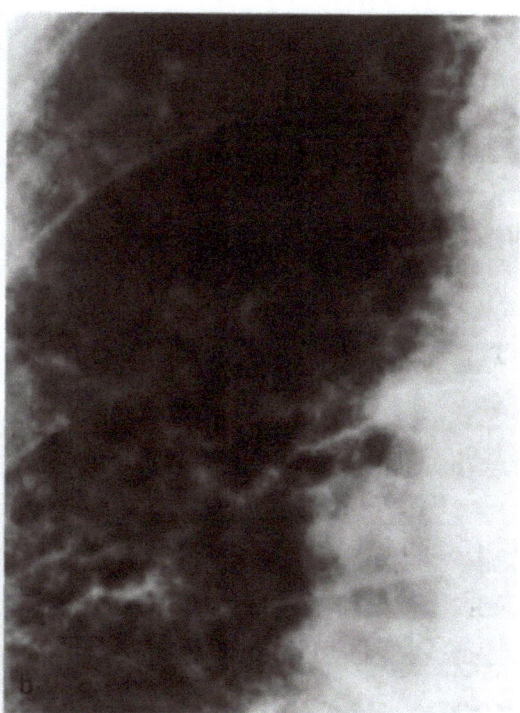

Abb. 5a, b. Vorwiegend grobretikuläe Zeichnungsvermehrung mit beginnender Wabenbildung („honeycombing") liegt in diesem Fall der pulmonalen Beteiligung einer Kollagenose vor. Der Befund weist eine deutliche Betonung in den basalen und subpleuralen Lungenanteilen auf

Eine Differenzierung der verschiedenen immunologischen Erkrankungen, die mit dem retikulären Verschattungsmuster einhergehen, ist anhand der Thoraxübersichtsaufnahme schwierig und kann gewöhnlich nur durch Hinzuziehen der klinischen und/oder der histologischen Befunde erfolgen. Gemeinsam ist diesen Erkrankungen ein retikuläres Muster in unterschiedlicher Ausprägung, welches stadienabhängig von nodulären Läsionen begleitet werden kann oder initial rein nodulär ist. Die maximale Befundausprägung liegt in den basalen subpleuralen Parenchymanteilen vor und bewirkt durch progrediente Fibrosierung eine Volumenabnahme der Lunge. Diese Veränderungen treten bei den verschiedenen Kollagenosen (Abb. 5) auf und deuten auf einen irreversiblen interstitiellen Umbau hin. Das retikuläre Muster wird ebenfalls bei der chronifizierten Stauungslunge beobachtet.

Die häufigste interstitielle Veränderung ist das kombinierte retikulonoduläre Muster. Dieses tritt im Rahmen von Mykoplasmen- und Virusinfektionen (Röteln, Frühphase der Zytomegalieviruspneumonie) sowie parasitären Infekten auf und wird häufig von Vergrößerungen der Hiluslymphknoten begleitet.

Die lymphogene Ausbreitung neoplastischer Prozesse führt durch intralymphatische und interstitielle Tumormanifestation in den Lymphgefäßen ebenfalls zu einem retikulonodulären Verteilungsmuster (Abb. 6). Begleitende Pleuraergüsse und Hiluslymphome sind hierbei sowohl bei der diffusen unterfeldbetonten Lymphangiosis carcinomatosa als auch beim überwiegend perihilär lokalisierten malignen Lymphom häufig. Bei der Lymphangiosis wird zusätzlich eine Minderung des Lungenvolumens beobachtet.

Basal, subpleural betonte retikuläre Veränderung bis zur Wabenlunge mit Volumenminderung bei Fibrosen (idiopathisch, Kollagenosen).

Retikulonoduläres Muster: Mykoplasmen- und Virusinfektionen mit Hiluslymphomen; Lymphangiosis carcinomatosa und malignes Lymphom (perihilär); Sarkoidose mit bihilären Lymphomen.

WEITERBILDUNG

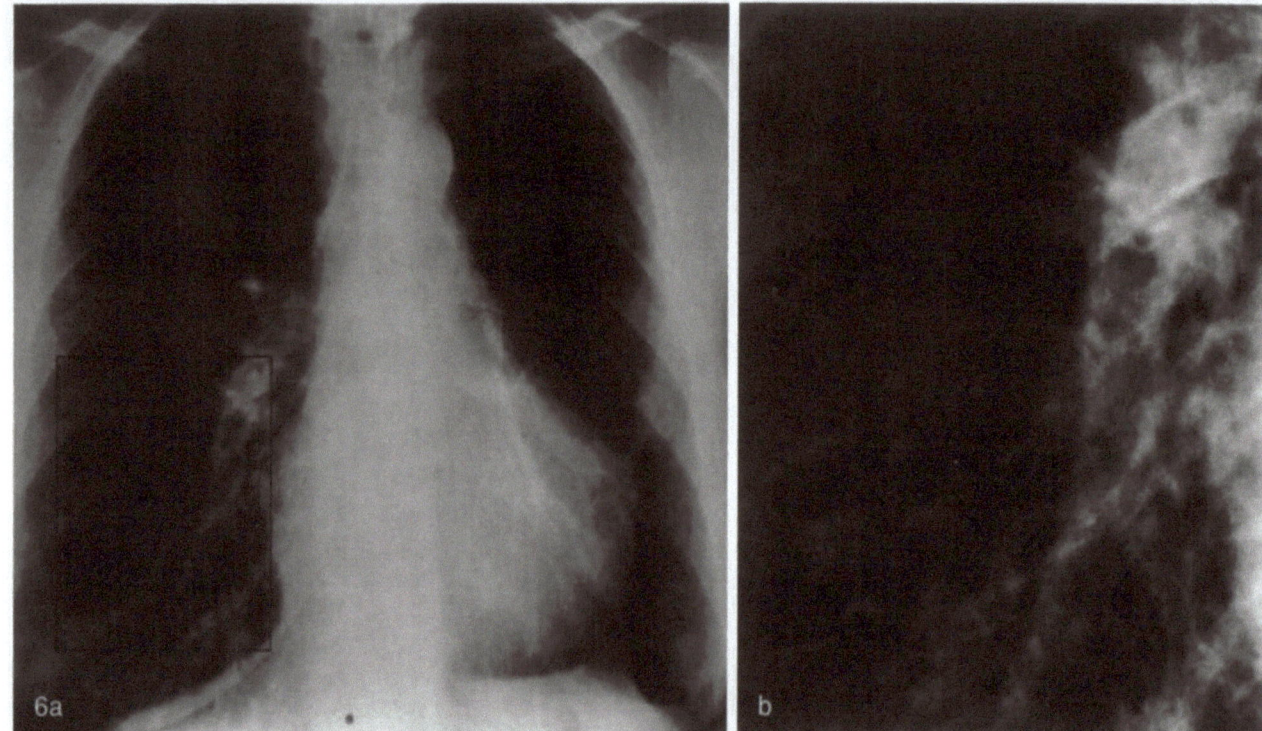

Abb. 6. a und b. Retikulonoduläre Verdichtungen sind bei dieser Patientin mit histologisch nachgewiesener Lymphangiosis carcinomatosa eines metastasierenden Kolonkarzinoms insbesondere in der Ausschnittsvergrößerung des rechten Unterfeldes erkennbar

Das retikulonoduläre Muster tritt mit diffuser Verteilung im Stadium II/III der Sarkoidose auf. Die initial typischen bihilären Lymphome sind im Verlauf regredient, so daß bei ca. 25% der Fälle eine ausschließlich pulmonale Manifestation radiologisch nachgewiesen wird. Noduläre Veränderungen im Stadium der Fibrose mit grobretikulärem Muster deuten auf eine Persistenz der Granulome hin.

Eine Bevorzugung der basalen Lungenanteile wird bei der fibrosierenden Alveolitis beobachtet. Zu Beginn liegt eine feine Fibrosierung vor, die sich im Verlauf diffus verteilt und in einen grobretikulären Befund wandelt. Terminal kann eine Wabenlunge entstehen. Hiluslymphome oder Pleuraergüsse treten bei dieser Erkrankung im Gegensatz zur Sarkoidose nicht auf.

Diffuse Veränderungen mit gemischtem azinärem/retikulonodulärem Muster

▶ **Gemischt azinäres/retikulonoduläres Muster**

Die Kombination aus einer Infiltration der lufthaltigen Lungenanteile und interstitiellen Veränderungen bewirkt ein gemischtes azinäres/retikulonoduläres Muster auf den Thoraxübersichtsaufnahmen, wodurch die Lungenstrukturen nur noch unscharf abgrenzbar sind. Insbesondere bei abwehrgeschwächten Patienten wird dieses Muster bei einer Zytomegalievirus- oder einer Pneumocystis-carinii-Pneumonie beobachtet, die das Lungenparenchym diffus verändern. Aufgrund der verbreiteten Inhalationsprophylaxe mit Pentamidin bei Risikopatienten treten Pneumocystispneumonien gehäuft in den Lungenoberfeldern auf; der nichtmedikamentös beeinflußte Verlauf ist basal betont.

Die meisten viralen Pneumonien verursachen ebenso wie die Mykoplasmenpneumonie ein gemischtes azinäres und retikulonoduläres Muster, wobei eine radiologische Differenzierung nicht möglich ist. Die pulmonale Mykoplasmeninfektion ist als häufigste nichtbakterielle Pneumonie anerkannt und betrifft insbesondere Patienten in den ersten 2 Lebensjahrzehnten. Der klinische Verlauf ist im Gegensatz zu viralen Pneumonien prolongiert. Radiologisch steht in der Frühphase aufgrund einer interstitiellen Entzündungsausbreitung ein feines retikuläres Muster im Vordergrund, welches im weiteren Verlauf von fleckigen azinären Verschattungen begleitet wird.

Das gemischte Muster bei der idiopathischen pulmonalen Hämorrhagie und dem Goodpasture-Syndrom resultiert aus dem Nebeneinander fleckförmiger Einblutungen mit Konsolidierung der Alveolarräume und Hämosiderinablagerungen innerhalb des Interstitiums mit begleitender Bindegewebsvermehrung. Gewöhnlich sind diese Veränderungen mit einer Bevorzugung der perihilären Region über die gesamte Lunge verteilt. Obwohl bei der exogen allergischen Alveolitis das retikulonoduläre Muster überwiegt, kann es insbesondere im akuten Stadium durch eine Störung der Alveolarmembranpermeabilität auch zu einer Exsudation mit einer azinären Transparenzminderung kommen.

In Abhängigkeit von der individuell unterschiedlichen Ausbreitung treten beim bronchoalveolären Karzinom retikuläre, noduläre oder azinäre Abschattungen auf. Lineare, hiluswärts gerichtete Verdichtungen repräsentieren eine lymphogene Ausbreitung. Während hiläre oder mediastinale Lymphome selten radiologisch nachweisbar sind, wird ein begleitender Pleuraerguß in 8–10% der Fälle beobachtet.

Die Linksherzdekompensation bewirkt durch ein interstitielles Ödem und einen Flüssigkeitseinstrom in den Alveolarraum ebenfalls ein gemischtes azinäres und retikulonoduläres Verschattungsmuster. Eine Vergrößerung des linken Herzens ist dabei häufig nachweisbar, stellt jedoch keinen obligaten Befund für diese Lungenparenchymveränderungen dar.

Weiterhin wird dieses gemischte Muster als Reaktion der Lunge auf mehrere Pharmaka beobachtet. Insbesondere zytostatisch wirksame Substanzen wie Bleomycin, Methotrexat, Busulfan und Mitomycin oder das Antiarrhythmikum Amiodaron können entsprechende diffuse Lungenveränderungen hervorrufen. In Kombination mit einer peripheren Bluteosinophilie treten wahrscheinlich hypersensitiv bedingte Lungenbefunde bei einer Goldmedikation auf.

Im Stadium II der Sarkoidose können neben ausschließlich interstitiellen Prozessen zusätzlich azinäre Exsudationen mit einem daraus resultierenden gemischten Muster beobachtet werden. Während die Sarkoidose häufig nur hiläre oder mediastinale Lymphome aufweist und das Lungenvolumen nicht beeinflußt wird, nimmt das Lungenvolumen bei der fibrosierenden Alveolitis (insbesondere der desquamativen interstitiellen Pneumonitis) im zeitlichen Verlauf ab. Lymphome sind bei dieser Erkrankung ungewöhnlich.

Umschriebene (einseitige) Hypertransparenz

Die Transparenz des Lungenparenchyms ist abhängig von der Absorption des durchstrahlten Gewebes und dessen Zusammensetzung. Da die intrapulmonalen Gefäße eine ca. 12mal höhere Strahlendichte als das Lungenparenchym aufweisen, wird eine

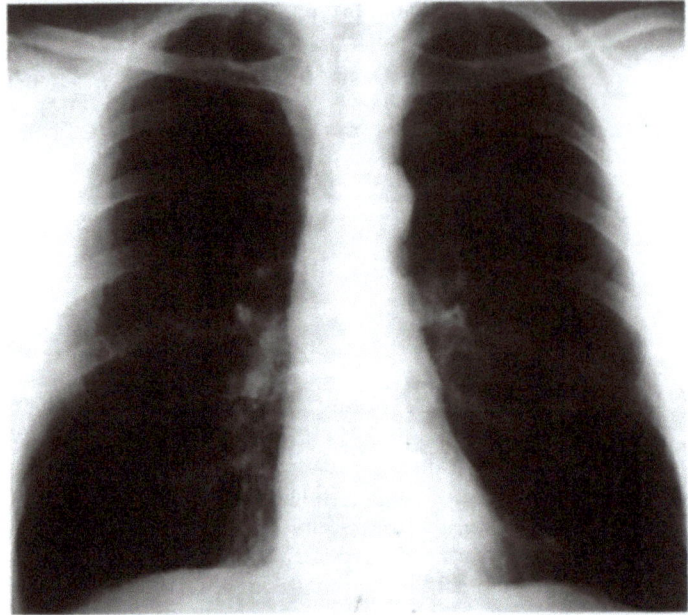

Abb. 7. Patient mit homozygotem α_1-Antitrypsinmangel und den direkten und indirekten Zeichen eines ausgeprägten Lungenemphysems: es liegt eine Überblähung des Lungenparenchyms mit peripherer Gefäßrarefizierung und Aufweitung des Hauptstammes der A. pulmonalis (zentrifugaler Kalibersprung) vor. Zusätzlich ist eine Abflachung der Zwerchfellkuppeln mit vergrößerten Interkostalabständen und Steilstellung des „schlanken" Herzens nachweisbar

▶ **Umschriebene Hypertransparenzen**

▶ Hypertransparenz entweder durch eine Verminderung des Blutgehaltes (Oligämie) oder durch einen Anstieg des Luftanteils verursacht. Daneben können extrapulmonale Ursachen für eine Hypertransparenz (Thoraxasymmetrie, Überbelichtung, defokussierte Röntgenröhre) bestehen. Bei Oligämien können 3 Befundkonstellationen vorliegen:

1. Kaliberschwache periphere Gefäße mit unauffälligen oder kleinen Hilusgefäßen ohne Überblähung dokumentieren einen verminderten pulmonalen Blutfluß, bedingt durch zyanotische Herzfehler mit Rechts-links-Shunt oder eine Pulmonalstenose.
2. Kaliberschwache periphere Gefäße mit erweiterten Hilusgefäßen ohne Überblähung sind die Folge verschiedener Erkrankungen, die mit einer pulmonalarteriellen Hypertension einhergehen (z. B. Embolisierung kleiner Arterien ohne Infarzierung, pulmonale Arteriitis, primär pulmonale Hypertonie).
3. Kaliberschwache periphere Gefäße mit unauffälligen oder erweiterten Hilusgefäßen und Überblähung sind charakteristisch für ein Emphysem.

Indirekte radiologische Zeichen des Emphysems sind eine Abflachung der Zwerchfellkuppel mit stumpfem Phrenikokostalwinkel und eine Vergrößerung der Interkostalräume aufgrund des erhöhten intrathorakalen Gasvolumens (Abb. 7). Daduch wird auch das Herz steilgestellt mit Verschmälerung des Mediastinums und Aufweitung des Retrosternalraumes in der Lateralprojektion.

Angeborene Fehlbildungen (hypoplastische Lunge, Bronchusatresie, Unterbrechung einer Pulmonalarterie) können umschriebene Hypertransparenzen verursachen. Des weiteren liegt insbesondere in Exspiration bei Bronchusobstruktion durch einen Tumor oder Fremdkörper mit Luftretention und reflektorisch verminderter Perfusion eine erhöhte Strahlendurchlässigkeit in segmentaler Form vor. Neben dem lokalen obstruktiven Emphysem wird eine unilaterale (lobäre) helle Lunge beim Swyer-James-Syndrom beobachtet. Ursächlich wird eine Bronchiolitis obliterans als Komplikation einer kindlichen (Virus)pneumonie angenommen.

Kompensatorische Lungenüberblähungen treten nach Lobektomien oder Pneumektomien sowie in der Umgebung atelektatischer Lungenveränderungen auf. Eine fehlende Lungenzeichnung liegt beim Pneumothorax vor, wobei die kollabierte Lunge von der scharfen Linie der Pleura visceralis begrenzt wird.

Fragen und Antworten zur Erfolgskontrolle

1. Was ist bei erwachsenen Patienten die häufigste Ursache einer homogenen segmentalen Verschattung?

Eine Atelektase mit homogener Verschattung ist bei Erwachsenen am häufigsten durch einen zentralen Tumor bedingt, der durch den Verschluß eines Bronchus die Pneumatisation nachgeschalteter Parenchymanteile verhindert. Weitere Zeichen der Atelektase sind eine Volumenminderung des betroffenen Lungenanteils mit konkaver Verziehung des angrenzenden Interlobärspalts sowie kompensatorische Überblähung der benachbarten Lungenabschnitte.

2. Nach welchen Kriterien sollen solitäre intrapulmonale Rundherde analysiert werden?

Eine besondere Bedeutung bei der Bildanalyse eines solitären intrapulmonalen Rundherdes haben die Randschärfe, Nachweis von Lobulierungen und Verkalkungen sowie Satellitenherde in der Umgebung. Wenn auch eine sichere Dignitätsbeurteilung radiologisch nicht erfolgen kann, lassen sich durch die Zusatzkriterien Hinweise auf eine entzündliche Genese gewinnen.

3. Wie erfolgt eine Differenzierung zwischen azinärem und interstitiellem Ödem?

Dem azinären Ödem liegt eine Flüssigkeitsansammlung innerhalb der lufthaltigen Räume zugrunde, die auf der Thoraxaufnahme als rundliche, unscharf begrenzte Transparenzminderung von 6–8 mm Durchmesser imponiert. Bei ausgeprägten Befunden können einzelne azinäre Verschattungen zu größeren Fleckschatten konfluieren.

Im Falle eines interstitiellen Ödems liegt eine vermehrte Flüssigkeitsansammlung innerhalb des Lungengerüsts vor. Dadurch wird das Interstitum betont und kann auf dem Röntgenbild als retikuläre oder lineare Transparenzminderung abgegrenzt werden.

Literatur

Burgener FA, Kormano M (1988) Röntgenologische Differentialdiagnose. Thieme, Stuttgart New York

Felson B (1973) Chest roentgenology. Saunders, Philadelphia

Fraser RG, Paré JAP, Paré PD, Fraser RS, Genereux GP (1988) Diagnosis of diseases of the chest, 3rd edn. Saunders, Philadelphia

Lange S (1986) Radiologische Diagnostik von Lungenerkrankungen. Thieme, Stuttgart New York

Medici TC, Siegenthaler W (1993) Lungenverschattungen. In: Siegenthaler W (Hrsg) Differentialdiagnose innerer Krankheiten, 17. Aufl. (Kap. 16). Thieme, Stuttgart New York

Teschendorf W, Anacker H, Thurn P (1978) Röntgenologische Differentialdiagnostik, Bd 1; 5. Aufl. Thieme, Stuttgart New York

Dr. P. Uhrmeister
Klinik für Radiologische Diagnostik
Universität Freiburg
Hugstetter Straße 55
D-79095 Freiburg i. Br.

WEITERBILDUNG

Röntgenbefunde bei Herzerkrankungen

H. Eichstätt
stv. Direktor der Klinik für Strahlenheilkunde
Universitätsklinikum Charité
Campus Virchow-Klinikum
Med. Fakultät der Humboldt-Universität zu Berlin

Die konventionelle Röntgendiagnostik des Herzens hat trotz der rasanten Fortschritte in der modernen Bildgebung – von der Echokardiographie über die Angiokardiographie bis zur Kernspintomographie – in der Diagnostik kardiovaskulärer Erkrankungen immer noch einen hohen Stellenwert. Mit dem großen Auflösungsvermögen des Röntgenfilms erlaubt sie mit verhältnismäßig einfachen Mitteln und geringem Zeitaufwand eine topographische Analyse des Herzens mit seinen Größen- und Konturveränderungen gegenüber den Nachbarorganen. Auch die pulmonale Strombahn läßt sich so beurteilen. Deshalb ist das Thoraxröntgenbild neben dem EKG in praktisch allen klinischen Disziplinen nach wie vor die am häufigsten eingesetzte Untersuchungsmethode.

Grundlage der röntgenologischen Herz-Thorax-Diagnostik ist die genaue Kenntnis der normalen Anatomie des Herzens und der großen Gefäße im sagittalen und im seitlichen Strahlengang [Thoraxaufnahmen in der Praxis fast ausschließlich am stehenden Patienten im posterior-anterioren (p.-a.) Strahlengang, nur Bettaufnahmen z.B. auf Wachstationen im anterior-posterioren (a.-p.) Strahlengang].

Das normale Herz

Das Röntgenbild macht nur die äußeren, an die Lungen grenzenden Konturen des normalen Herzens und der großen Gefäße (Herzschatten) sichtbar. Die einzelnen Anteile des Herzens werden erst bei pathologischen Veränderungen erkennbar.

Außenkonturen des Herzschattens

▶ **Rechte Herzkontur**

p.-a.-Aufnahme. Hier wird die ▶ *rechte Herzkontur* in ihrem kranialen Anteil von der V. cava superior gebildet. Daran schließt sich der rechte Vorhof, der sich vom Unterrand des rechten Hilus (der rechten Pulmonalarterie) bis zum rechten Zwerchfell erstreckt. Auf der linken Seite findet sich unterhalb des linken Sternoklavikulargelenks der Aortenbogen; darunter trägt der linkslaterale Rand des Hauptstammes der Pulmonalarterie zur ▶ *linken Herzkontur*

▶ **Linke Herzkontur**

bei. Anschließend läßt sich die Kontur des kranial gelegenen linken Vorhofs bzw. des linken Herzohres von der größeren, kaudal gelegenen Kontur des linken Ventrikels unterscheiden (s. Abb. 1 am Ende des Beitrags).

Seitaufnahme. Hier bildet der rechte Ventrikel die vordere, dem Sternum anliegende Herzkontur. Nach kranial setzt der Pulmonalishauptstamm die vordere Herzkontur fort und gibt zum Sternum hin den sog. ▶ *Retrosternalraum* frei. Weiter kranial schließt sich der Aortenbogen an, dessen Kontur durch Überlagerung nur noch sehr undeutlich abzugrenzen ist. Im oberen Anteil des Herzschattens läßt sich in der Bildmitte meist der oben gelegene Aortenbogen von der darunter gelegenen Pulmonalarterie durch das dazwischenliegende aortopulmonale Fenster trennen. Des weiteren wird die hintere Herzkontur in ihrem oberen Anteil durch den linken Vorhof gebildet, an den sich im unteren Anteil konvexbogig der linke Ventrikel anschließt. Auf der Höhe des Zwerchfellbogens schließt der Hinterrand der V. cava inferior die dorsale Herzkontur für einen kurzstreckigen Verlauf von nur ca. 2 cm nach unten ab. Dieser Hinterrand der V. cava inferior stellt ein wichtiges Diagnostikum dar, weil der linke Ventrikel bei einer relevanten Vergrößerung diese Orientierungslinie nach dorsal deutlich überschreiten kann (Abb. 2).

▶ Retrosternalraum

Hinterrand der V. cava inferior ist wichtiges Kriterium für pathologische Vergrößerung des linken Ventrikels.

Strukturen innerhalb des Herzschattens

Unverkalkte Herzklappen lassen sich im Röntgenbild des normalen Herzens nicht abbilden. Die Position der Klappenostien muß man dennoch kennen, um z.B. pathologischen Klappenkalk oder auch prothetische Klappen genau zuordnen zu können. Im Rahmen erworbener Klappenerkrankungen spielen die Aorten- und die Mitralklappe die vorrangige Rolle.

Position der einzelnen Herzklappen:

Aortenklappe: Im p.-a.-Strahlengang projiziert sich die Aortenklappe etwa auf halber Höhe des Herzschattens auf die Wirbelsäule. Im Seitbild liegt die Aortenklappe schräg im vorderen oberen Quadranten des Herzschattens.
Mitralklappe: Im p.-a.-Strahlengang erscheint sie deutlich links der Wirbelsäule unterhalb einer waagerechten Mittellinie durch den Herzschatten. Im Seitbild liegt die Klappe im hinteren unteren Quadranten des Herzschattens.
Trikuspidalklappe: Im p.-a.-Bild projiziert sich die Klappe auf die rechte Hälfte der Wirbelsäule in mittlerer Höhe des rechten Vorhofschattens. Im Seitbild liegt die Klappe im vorderen unteren Quadranten des Herzschattens.
Pulmonalklappe: Im p.-a.-Strahlengang liegt die Klappe links der Wirbelsäule und deutlich höher als die Aortenklappe. Auch im Seitbild liegt die Klappe im vorderen oberen Quadranten des Herzschattens, noch ventral der Aortenklappe (Abb. 3 und 4).

Bestimmung der Gesamtherzgröße

Die Thoraxröntgenaufnahme gestattet mit einfachen Mitteln die Darstellung der Gesamtherzgröße in Beziehung zu den Nachbarorganen und zu den Körperproportionen.

In der Praxis hat sich die Vermessung des ▶ *Herztransversaldurchmessers* durchgesetzt. Richtigerweise sollte man diesen Transversaldurchmesser zu einem leicht zu erhebenden Körpermaß zusätzlich in Beziehung setzen. Hierzu hat sich schon seit den

▶ Herztransversaldurchmesser

▶ HTQ (Herz-Thorax-Quotient)

frühesten Untersuchungen die Thoraxbreite als verläßlicher Meßwert erwiesen; aus beiden Größen ergibt sich der *Herz-Thorax-Quotient*.

Herz-Thorax-Quotient ▶ *(HTQ)*

Die einfache Berechnung läßt sich wie folgt durchführen:
Durch den Dornfortsatz eines oberen und eines unteren Brustwirbels wird eine Senkrechte durch den Thoraxraum errichtet. Von dieser Senkrechten aus wird der größte Abstand zum rechten Herzrand gemessen (M_r). Auf der anderen Seite wird der größte Abstand zum linken Herzrand bestimmt (M_l); $M_r + M_l$ ergibt die gesamte Herzbreite (vergl. Schema).

Zur Bestimmung der Thoraxbreite wird auf dem Scheitelpunkt der rechten Zwerchfellkuppe eine Waagerechte durch den unteren Thoraxraum bis zur linken und rechten inneren Rippenbegrenzung gezogen. Zur Quotientenbildung wird sodann der Herzdurchmesser durch den Thoraxdurchmesser dividiert:

$$HTQ = \frac{Hbr. (M_r + M_l)}{Thbr.}$$

Der durchschnittliche Transversaldurchmesser des Herzens beträgt bei gesunden Frauen etwa 11,5 cm, der Thoraxdurchmesser etwa 23,5 cm. Der sich hieraus ergebende durchschnittliche HTQ liegt bei 0,489.

Der durchschnittliche Transversaldurchmesser des Herzens bei gesunden Männern liegt bei etwa 13 cm, der Durchmesser des Thorax bei 29 cm. Der sich hieraus ergebende durchschnittliche HTQ liegt bei 0,448. Eine Vergrößerung des HTQ auf über 0,5 bzw. ein Transversaldurchmesser des Herzens oberhalb von 15 cm muß zunächst als pathologisch angesehen werden (*Cave*: z.B. Trichterbrust).

Durchschnittswerte des HTQ:
– Frauen 0,489,
– Männer 0,448;
Werte >0,5 gelten als pathologisch.

Herzvolumenbestimmung

Röntgenologische Herzvolumenbestimmungen (in liegender Position – wegen der Volumenverschiebung aus dem Thorax in die

Bestimmung des Herzvolumens beim liegenden Patienten durchführen.

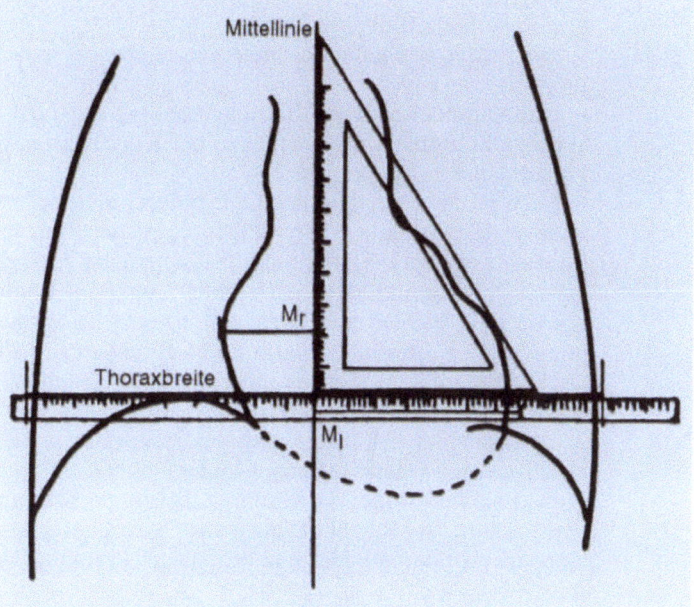

WEITERBILDUNG

untere Körperhälfte beim Stehen – und mit einem Film-Fokus-Abstand von 2 m) haben sich mangels technischer Voraussetzungen und wegen des Aufwands nicht generell durchsetzen können. Heute ist dies die Domäne der 2D-Echokardiographie.

Unabhängig davon, mit welchem Verfahren die Herzgröße bestimmt wird, gilt natürlich, daß hierbei lediglich die Herzgröße des einzelnen Patienten zu einem allgemeinen Bevölkerungsquerschnitt in Beziehung gesetzt wird. Wenn sich bei einem Patienten nun von einem vormals sehr kleinen Tropfenherzen durch den Erwerb eines Herzfehlers oder einer Kardiomyopathie das Herz auf den oberen Normgrenzbereich der Bevölkerung vergrößert, so kann dies für den individuellen Patienten schon eine ganz erhebliche Herzvergrößerung bedeuten. Deshalb ist bei der röntgenologischen Bewertung der Herzgröße die ▶ *Verlaufsbeobachtung* von wesentlich größerer Bedeutung als die einmalige Bestimmung der Herzgröße in bezug auf die Normalbevölkerung.

▶ Verlaufsbeobachtung

Verlaufsbeobachtung wichtig für klinische Beurteilung der Herzgröße.

Das kranke Herz

Allgemeine Veränderungen

Bei der röntgenologischen Darstellung der Thoraxorgane lassen sich außerhalb des Herzens viele indirekte Veränderungen beschreiben, die wesentliche Rückschlüsse auf bestimmte Herzerkrankungen bzw. auf Veränderungen des Funktionszustands zulassen.

Daher soll auch in der Herzdiagnostik die wichtige Regel der Beurteilung der Thoraxorgane von außen nach innen beibehalten werden: So können schon am Thoraxskelett Verformungen auf bestimmte Herzerkrankungen hinweisen (Voussure, Rippenusuren). Sodann ist die Beurteilung der arteriellen und venösen Lungengefäßzeichnung für die weitere Herzdiagnostik von großer Bedeutung (z.B. Oberlappenvenen, arterielle Gefäßabbrüche).

Beurteilung der Lungendurchblutung

Die Abschätzung der Lungendurchblutung muß sowohl die *generelle* Durchblutung berücksichtigen, als auch die *lokale* Blutverteilung.
Besteht
– eine normale Blutverteilung?
– eine kardial bedingte Blutumverteilung (basoapikale Umverteilung)?
– eine pulmonal bedingte Blutumverteilung (regional betont)?
Bestehen abnorme Umverteilungen bei Kombination *pulmonaler* und *kardialer* Erkrankungen?

Fragen zur lokalen Durchblutung:
Besteht eine normale Lungendurchblutung?
– Mehrdurchblutung?
– Minderdurchblutung?

Nach genauer Analyse der Lungendurchblutung wird die anschließende Beurteilung der röntgenologischen Herzveränderungen leichter fallen. Bei einer pulmonal-arteriellen *Hyperzirkulation* lassen sich Veränderungen der rechten Herzhöhlen und der Pulmonalarterie leichter einordnen, wohingegen bei vermehrter pulmonal-*venöser* Blutfülle aufgrund des Rückstaus in die Lungen vorwiegend auf Linksherzveränderungen zu achten ist. Auch die Zeichen eines interstitiellen (z.B. Kerley-Linien, subpleurales Ödem erkennbar an Verdickung des Interlobärspalts) und/oder intraalveolären Ödems (Milchglaszeichnung) als Folge des Druckanstiegs in den Lungenvenen sind zu beachten. Bei ungeordneter Umverteilung ist schließlich das pathophysiologisch komplizierte Zusammenwirken von Herz- und Lungenerkrankungen zu analysieren.

Größenbestimmung einzelner Herzhöhlen

Direkte Kriterien. Bei der Einzelanalyse der Herzhöhlen sollte vorgegangen werden wie bei der Gesamtbeschreibung des Thoraxröntgenbildes, d.h. zunächst die rechten Herzhöhlen und dann die linken Herzhöhlen.

▶ **Rechter Vorhof**

Bei einer starken Vergrößerung des ▶ *rechten Vorhofs* nimmt dieser mehr als ein Drittel der rechten Thoraxbreite ein (Abb. 5).

▶ **Rechter Ventrikel**

Eine Vergrößerung des ▶ *rechten Ventrikels* verlagert das Herz täuschend nach links, da ein Ausweichen des Herzens nur in Richtung der Hauptherzachse mit Drehung um den Fixpunkt der großen Gefäße möglich ist. Im Gegensatz zur Linksherzvergrößerung kommt es dabei zu einer Anhebung der Herzspitze mit einem Eintauchwinkel des Herzens in das linke Zwerchfell <90° (Abb. 6).

Im Seitbild liegt die vordere Herzkontur dem Sternum über mehr als die Hälfe der Sternumlänge an, wodurch der Retrosternalraum verkleinert wird. Eine Rechtsherzvergrößerung kann im Seitbild auch das linke Herz erheblich nach hinten verdrängen, wobei aber die Kontur der V. cava inferior niemals überschritten wird, sondern immer erhalten bleibt.

Durch Rechtsherzvergrößerung kommt es zur Anhebung der Herzspitze; Eintauchwinkel in das linke Diaphragma <90°, Retrosternalraum verkleinert.

▶ **Linker Vorhof**

Bei einer Vergrößerung des ▶ *linken Vorhofs* findet sich im p.-a.-Bild eine deutliche Vorwölbung der linken Herzkontur unterhalb der Pulmonalarterie, zudem findet sich im oberen Anteil des rechten Vorhofschattens sehr deutlich der Kernschatten des linken Vorhofs. Zudem wird der linke Hauptbronchus angehoben, wobei es zu einer Carinaspreizung >90° kommt (Abb. 7).

Im Seitbild wird bei dem Breischluck der Ösophagus im oberen Anteil der hinteren Herzkontur weit nach dorsal verlagert, wobei oftmals die ventrale Begrenzung der Wirbelsäule überschritten wird (Abb. 8).

▶ **Linker Ventrikel**

Bei einer Vergrößerung des ▶ *linken Ventrikels* wird die Herzspitze weiter nach links verlagert und taucht mit einem stumpfen Winkel (>90°) schräg in das linke Zwerchfell ein (Abb. 9).

Im Seitbild wird der Ösophagus mit Breischluck im Bereich der hinteren unteren Herzkontur weit nach dorsal verlagert und muß bei einer signifikanten Vergrößerung des linken Ventrikels den Hinterrand der V. cava inferior um >2 cm überschreiten (Abb. 10).

Bei Vergrößerung des linken Herzens wird die Herzspitze weiter nach links verlagert; diaphragmaler Eintauchwinkel stumpf >90°; Hinterrand der V. cava inferior wird überschritten (>2 cm).

Indirekte Röntgenkriterien

Indirekte Kriterien einer Herzvergrößerung beziehen sich auf die venösen und arteriellen großen Gefäße.

● *Beurteilung der Vena cava inferior*

Bei einer Vergrößerung des linken, aber auch des rechten Ventrikels wird das Gesamtherz, dessen Ausdehnung nach ventral hier rasch durch den knöchernen Brustkorb behindert wird, nach hinten ausweichen und zu einer Einengung des Retrokardialraums vor der Wirbelsäule führen. Dabei läßt der ▶ *Hinterrand der V. cava inferior* zwischen einer Vergrößerung des rechten und des linken Ventrikels unterscheiden:

▶ **Hinterrand der V. cava inferior**

a) Eine Vergrößerung des *rechten Ventrikels* führt immer zu einer Dorsalverschiebung des rechten Vorhofs und auch der in ihn einmündenden V. cava inferior.
b) Bei einer Vergrößerung des *linken Ventrikels* bleibt aber die in den rechten Vorhof mündende V. cava inferior an ihrer ursprünglichen Position, während der linke Ventrikel sich links am Gefäß

▶ Cavadreieck

vorbei nach hinten in Richtung Wirbelsäule schiebt. So kommt es in der Übereinanderprojektion des Seitbildes rasch dazu, daß der Hinterrand des linken Ventrikels den Hinterrand der V. cava inferior weit nach dorsal (jedenfalls > 2 cm) überschreitet. Die Überschneidungsstelle von V. cava inferior und Hinterrand des linken Ventrikels nennt man auch das ▶ „Cavadreieck" (vgl. Abb. 10).

Cavadreieck: Überschneidungsstelle von V. cava inferior und LV-Hinterrand (streng seitliche Aufnahme bei abgrenzbaren Cavakonturen erforderlich).

• *Der Gefäßstiel des oberen Mediastinums*
Im oberen Mediastinum können die V. cava superior und die in sie einmündende V. azygos sowie auf der linken Seite die A. subclavia abgrenzbar sein.

Während sich die rechte Seite des Gefäßstiels ausschließlich aus *venösen* Gefäßen zusammensetzt, besteht die linke Seite nur aus großen *arteriellen* Gefäßen.

▶ V. azygos

Die ▶ *V. azygos* kommt bei genügend guter Strahlentransparenz als ovale Konvexität auf dem rechten Tracheobronchialwinkel zur Darstellung. Oberhalb befindet sich die V. bracheocephalica dextra, unterhalb die V. cava superior.

Der Durchmesser der V. azygos ist ein sensibler Parameter für die Blutfülle des rechten Herzens.

Wesentliche Änderungen des Blut- bzw. Flüssigkeitsvolumens im großen Kreislauf führen unmittelbar zu einer Veränderung der rechtsseitigen Mediastinalstrukturen, während die links gelegenen Ränder der A. subclavia sinistra und des Aortenbogens von akuten Flüssigkeitsverschiebungen nicht verformt werden.

Die Breite des Gefäßstiels wird gemessen von der Kreuzungsstelle der V. cava superior mit dem Oberrand des rechten Hauptbronchus bis hin zum linkslateralen Rand des Abgangs der A. subclavia sinistra aus dem Aortenbogen. Die Breite dieses oberen Gefäßstiels ist ein recht konstanter Parameter und beträgt beim Erwachsenen etwa 5 cm ± 5 mm.

Dieses Maß kann natürlich bei erheblichen anatomischen Abweichungen, z.B. bei übermäßig großen und breiten Patienten bis zu 9 cm betragen, bei unterdurchschnittlich kleinen Personen auch nur 3,5 cm. Auch physiologische Schwankungen können Einfluß auf die Breite des Gefäßstiels haben. Während die normale Atmung keine Abweichungen bewirkt, kann sich der Gefäßstiel bei starkem Pressen verschmälern oder im Liegen verbreitern.

Pathologische Abweichungen ergeben sich
a) bei vermehrtem Blutvolumen, wie insbesondere bei der chronischen Herzinsuffizeinz. Hierbei kann der Gefäßstiel erheblich nach rechts verbreitert sein. Bei ganz akuter isolierter Linksherzinsuffizienz kann der Gefäßstiel schmal bleiben;
b) bei einer Druckerhöhung im rechten Vorhof verbreitert sich die ovaläre Einmündung der V. azygos auf dem rechten Hauptbronchus erheblich und kann den normalen Azygosdurchmesser von maximal 7 mm weit überschreiten.

• *Beurteilung der großen Arterien*
Sowohl bei vermehrter Druck- als auch Volumenbelastung des *rechten Ventrikels* kommt es zu einer – gelegentlich extremen – Vergrößerung des Truncus pulmonalis, der sich als halbkreisförmige Struktur unmittelbar unterhalb des Aortenbogens vorwölbt. Auch die daraus hervorgehende linke und rechte Pulmonalarterie

▶ Hilusgefäße

▶ (*Hilusgefäße*) können dann erheblich verbreitert sein.

Ebenso zeigt auch eine Dilatation bzw. Ektasie der Aorta ascendens eine Volumen- oder Druckbelastung des *linken Ventrikels* an. Hierbei kann der bogenförmige Schatten der aufsteigenden Aorta den rechten Sternalrand im p.-a.-Bild überschreiten und weit in die rechte Lunge hereinragen. An der linken oberen Kontur des Gefäßstiels kommt dann der Aortenbogen kugelig verbreitert

Bei Druck- oder Volumenbelastung des linken Ventrikels dilatiert die Aorta ascendens über den rechten Sternalrand im p.-a.-Bild hinaus („Aortenknopf").

zur Darstellung (früher „Aortenknopf" genannt) und kann sich bei starker Elongation bis in den Unterrand des linken Sternoklavikulargelenks hinein projizieren.

Ursachen der Herzvergrößerung

Der Vergrößerung des Herzens können 3 grundsätzlich unterschiedliche Mechanismen zugrundeliegen:
a) vermehrte Druckbelastung einer oder mehrerer Herzhöhlen;
b) vermehrte Volumenbelastung einer oder mehrerer Herzhöhlen;
c) mehr oder weniger ausgedehnter Untergang des die Herzhöhlen umgebenden Myokards.

Während eine generalisierte Myokarderkrankung meist zu einer symmetrischen Dilatation aller Herzhöhlen führt, hinterläßt die isolierte Erkrankung eines bestimmten Herzabschnitts, ob bei einem angeborenen Vitium oder z.B. bei einer erworbenen Herzklappenveränderung häufig eine sehr charakteristische Umformung nur des betroffenen Herzabschnittes innerhalb des Röntgenbildes.

Vitien erzeugen charakteristische Umformungen der betroffenen Herzabschnitte im Röntgenbild.

Eine konzentrische Hypertrophie infolge Druckbelastung, sowohl des linken wie des rechten Ventrikels, kann in ihren Anfängen im normalen Röntgenbild nicht erkannt werden; dies belegen auch echokardiographische Untersuchungen. Erst die Ektasie der großen Gefäße oder die myokardiale Gefügedilatation führt zu entsprechenden Änderungen der Herzkontur. Allerdings reagiert der muskelschwächere rechte Ventrikel im Gegensatz zum linken – auch wegen der Laplace-Beziehung – früh auf eine Drucksteigerung mit einer röntgenologisch feststellbaren Größenzunahme.

Bei Druckbelastung reagiert der linke Ventrikel primär mit einer konzentrischen Hypertrophie, bei Volumenbelastung mit Dilatation.

Bei einer primären Volumenbelastung z.B. einer Aorteninsuffizienz oder einem Vorhofseptumdefekt läßt sich der belastete Herzabschnitt schon früh im Röntgenbild erkennen.

Bei Druckbelastung des rechten Ventrikels kommt es zur Größenzunahme.

Das kranke Herz. Spezielle Veränderungen

Herzinsuffizienz

Meist läßt röntgenologisch eindeutig zwischen Rechts- und Linksherzinsuffizienz unterscheiden.

Linksherzinsuffizienz

Heute ist die koronare Herzerkrankung die häufigste Ursache für eine Linksherzinsuffizienz. Meist stellt sie sich nach dem Ablauf mehrerer Myokardinfarkte ein. Oft führt auch eine arterielle Hypertonie oder eine Kardiomyopathie zum Versagen des linken Ventrikels, während die Häufigkeit der erworbenen Herzfehler, die den linken Ventrikel beeinträchtigen (Mitralinsuffizienz, Aortenstenose und -insuffizienz) und noch seltener angeborene Herzfehler im Erwachsenenalter deutlich in den Hintergrund getreten sind.

Nicht die Vergrößerung des linken Ventrikels sondern die Zeichen eines pulmonal-venösen Druckanstiegs weisen röntgenologisch eine Linksherzinsuffizienz aus: *Verbreiterung der Lungenvenen* (besonders gut im linken Oberlappen erkennbar), *basoapikale Umverteilung der Durchblutung, interstitielles Ödem* (z.B. Kerley-Linien, Manschettenbildung um orthograd getroffene Bronchien, Unschärfe vor allem der zentralen Gefäße usw.) und *alveoläres Lungenödem* (Milchglaszeichnung!).

WEITERBILDUNG

Rechtsherzinsuffizienz

Heute findet sich als häufigste Ursache der isolierten Rechtsherzinsuffizienz eine pulmonal-arterielle Hypertonie als Folge rezidivierender Lungenembolien, emphysematischer oder auch anderer Lungenveränderungen. Demgegenüber treten die autochthonen Erkrankungen des rechten Ventrikels wie Pulmonalklappenfehler oder Trikuspidalinsuffizienz deutlich in den Hintergrund.

Das wesentliche röntgenologische Kriterium der Rechtsherzinsuffizienz stellt die Verbreiterung der *Vena azygos* dar, deren Verbreiterung recht genau mit dem Druck im rechten Vorhof korreliert. Verbreiterungen des rechten Vorhofes und der Vena cava superior stellen zusätzliche Kriterien dar.

Kombinierte Links- und Rechtsherzinsuffizienz. Viel häufiger als die reine Rechtsherzinsuffizienz läßt sich im Erwachsenenalter die sog. ▶ *Durchstauung* mit späterer Rechtsherzinsuffizienz nach vorangegangener Linksherzinsuffizienz finden. Hierbei handelt es sich also um fortgeschrittene Stadien der Linksherzinsuffizienz. Die röntgenologischen Zeichen der reinen Links- und Rechtsherzinsuffizienz sind in diesen Fällen kombiniert; oft nehmen die Zeichen der Linksherzinsuffizienz dann wieder ab.

▶ **Durchstauung**

Erworbene Herzklappenfehler

Bei den erworbenen Herzklappenfehlern überwiegen bei weitem die Klappenfehler des linken Herzens, während Trikuspidalklappenfehler und Pulmonalklappenfehler im Erwachsenenalter ganz in den Hintergrund treten.

Vitien des linken Herzens überwiegen im Erwachsenenalter.

Den erworbenen Klappenfehlern des linken Herzens ging früher meist eine entzündliche Erkrankung, häufiger rheumatisch, seltener bakteriell voraus. Mit zunehmendem Lebensalter steigt heute der Anteil degenerativer Klappenfehler. Das Ausmaß des Klappenfehlers entscheidet über den Grad der röntgenologischen Umformung.

Die charakteristischen röntgenologischen Veränderungen bei einigen häufigen Klappenfehlern sollen nachfolgend aufgeführt werden.

● *Mitralstenose*

Veränderungen an der *Lunge*: In Frühstadien finden sich die Zeichen der chronischen pulmonal-venösen Hypertonie. In Spätstadien entwickelt sich eine reaktive pulmonal-arterielle Hypertonie. Dabei findet sich dann sowohl eine abrupte Kaliberabnahme der zentral stark erweiterten hilären Gefäße zu den peripheren arteriellen Lungengefäßen hin (d.h. von den Lappenarterien zu den Segment- und Subsegmentarterien) sowie eine immer deutlicher werdende Vorwölbung des erweiterten Pulmonalarterienstammes.

Mitralstenose: Frühstadien – chronische pulmonal-venöse Hypertonie, Spätstadien – reaktive pulmonal-arterielle Hypertonie.

Die Herzkonfiguration fällt im wesentlichen durch eine Vergrößerung des linken Vorhofs bzw. des linken Herzohres auf, während der linke Ventrikel höchstens normal groß oder sogar eher klein zur Darstellung kommt. In späteren Stadien ergibt sich im Gefolge der reaktiven pulmonalen Hypertonie eine zunehmende Vergrößerung des rechten Ventrikels. Tritt dann eine Rechtsherzinsuffizienz ein, findet sich wieder eine deutliche Verbreiterung der V. azygos (Abb. 11).

● *Mitralinsuffizienz*

Arterieller Druck und Größe des Klappendefekts bestimmen die Belastung des linken Ventrikels bei der Mitralinsuffizienz und entscheiden, wann es zur Linksherzinsuffizienz mit röntgenologisch faßbarem Anstieg des Lungenvenendrucks kommt.

Am *Herzen* findet sich neben einer Vergrößerung des linken Vorhofs eine mehr oder weniger ausgeprägte Dilatation des linken Ventrikels. Wie bei der Mitralstenose kann es zu röntgenologisch nachweisbaren Klappenverkalkungen kommen, in fortgeschrittenen Stadien treten über die pulmonale Drucksteigerung Veränderungen des rechten Herzens hinzu (Abb. 12).

Mitralinsuffizienz: ausgeprägte Dilatation von linkem Vorhof und linkem Ventrikel.

● *Aortenstenose*
Bei leichten Formen der Aortenstenose finden sich keine Veränderungen im Lungenkreislauf, auch die beginnende konzentrische Hypertrophie kann dem röntgenologischen Nachweis entgehen. Mit zunehmendem Schweregrad wird das Herz langsam umgeformt, die Linkskonfiguration bildet sich aus. Schließlich kann es mit zunehmender Dekompensation zur deutlichen Dilatation des linken Ventrikels kommen, wobei der linke Herzrandbogen deutlich flacher verläuft als bei der Aorteninsuffizienz (Abb. 13). Im Herzschatten, häufiger im Seitenbild, sind oft grobschollige, ringförmige Verkalkungen in Projektion auf die Aortenklappe zu erkennen (Abb. 14). Da die konzentrische Hypertrophie des linken Ventrikels zu einer verminderten diastolischen Dehnbarkeit des Ventrikels führt, können auch ohne erkennbare Dilatation der linken Herzkammer die röntgenologischen Zeichen eines Anstiegs des Lungenvenendrucks auftreten. Unter den großen *Gefäßen* ist im wesentlichen die Aorta ascendens auffällig, die häufig mit weit ausladender Ektasie den rechten Sternalrand überschreitet und nach links herauf in einen elongierten Aortenbogen führt. Im Seitbild wird dadurch die obere Hälfte des Retrosternalraumes eingeengt.

Erst in Spätstadien finden sich Veränderungen des rechten Herzens.

● *Aortenklappeninsuffizienz*
In Frühstadien finden sich keine röntgenologischen Veränderungen der *Lungen*strombahn. In Spätstadien können die Zeichen der pulmonalvenösen Hypertonie ausgeprägt in Erscheinung treten. Bei chronischer, nicht bei akuter Aorteninsuffizienz z.B. infolge einer bakteriellen Endokarditis oder einer Aortendissekation, korreliert röntgenologisch die Größe des linken Ventrikels mit dem Regurgitationsvolumen. Mit fortschreitendem Schweregrad nimmt bei absinkendem Schlagvolumen das endsystolische Volumen zu und führt zu einer weiteren Vergrößerung der Herzsilhouette. Dabei wird der linke Herzrandbogen stets rundlicher und höher angehoben als bei Aortenstenosen (Abb. 15 und 16). (Ebenso wie bei anderen Herzklappenfehlern – insbesondere bei der Mitralinsuffizienz und der Aortenstenose – erfolgt heute die Verlaufsbeurteilung und rechtzeitige Erkennung der Operationsindikation leichter echokardiographisch als radiologisch.) Kymographisch sind die schleudernden Pulsationen des linken Ventrikels gut darstellbar (Abb. 17). Später tritt bei zunehmender Füllungsbehinderung des linken Ventrikels auch eine Drucksteigerung im linken Vorhof mit entsprechender Vorhofvergrößerung ein. Diese Umformung des Herzens bei Aorteninsuffizienz hat man bezeichnenderweise ▶ *Mitralisation* genannt (Abb. 18). Die Ektasie der Aorta betrifft nicht wie bei der Aortenstenose nur die Aorta ascendens (bzw. die vom Preßstrahl getroffene „Außenkurve"), sondern gleichmäßiger alle thorakalen Aortenabschnitte.

Größe des linken Ventrikels korreliert mit Regurgitationsvolumen bei chronischer Aorteninsuffizienz.

▶ Mitralisation

WEITERBILDUNG

Angeborene Herzfehler

Die meisten angeborenen Herzfehler werden heute bei uns vor dem Erwachsenenalter entweder palliativ operiert oder total korrigiert. Eher finden wir diese Herzfehler bei neu zugewanderten ausländischen Mitbürgern. Nachfolgend sollen einige häufigere Fehlbildungen kurz besprochen werden.

● *Vorhofseptumdefekt*
Der Vorhofseptumdefekt ist mit Sicherheit die häufigste angeborene (konnatale) Septierungsstörung, die unkorrigiert das Erwachsenenalter erreichen kann. Das vom linken in den rechten Vorhof übertretende Shuntvolumen addiert sich zu dem aus der Körperperipherie in den rechten Vorhof zurückströmenden Blut. Alle nachgeschalteten Kompartimente zeigen daher die Kriterien der Volumenbelastung: rechter Ventrikel, Pulmonalarterie und pulmonal-arterielle Lungendurchblutung. Da das schrägstehende Vorhofseptum einen günstigen Abstromwinkel zu den in den linken Vorhof mündenden Lungenvenen darstellt, vergrößert sich der linke Vorhof durch das vermehrt aus der Lunge zuströmende Blutvolumen nicht.

Das vermehrte Blutvolumen führt im Bereich der Lungenarteriolen zu einer zunehmenden Wandverdickung mit konsekutiver Erhöhung des Gefäßwiderstands und einer später sich entwickelnden pulmonal-arteriellen Hypertonie. Während beim Ventrikelseptumdefekt und beim Ductus arteriosus apertus die Lungenmehrdurchblutung mit den hohen Drücken des großen Kreislaufs erfolgt, findet die pulmonale Mehrdurchblutung beim Vorhofseptumdefekt unter normalen Pulmonaldrücken statt. Deshalb entwickelt sich die pulmonale Hypertonie sehr viel später. Die röntgenologischen Veränderungen der *Lunge* betreffen die zentralen und peripheren Lungenarterien, die erheblich verbreitert sein können und im Bereich beider Hili aneurysmatische Gefäßerweiterungen bilden können, während es in der Peripherie zu rundherdähnlichen Verschattungen kommt.

Das *Herz* weist bei allen wirksamen Vorhofseptumdefekten eine deutliche Gesamtvergrößerung auf. Die Herztaille ist durch die Verlängerung der Ausflußbahn des rechten Ventrikels verstrichen. Der linke Herzrandbogen ist durch den links randständigen vergrößerten rechten Ventrikel nach oben verlängert, wobei die Herzspitze meist ausschließlich vom rechten Ventrikel gebildet wird (Abb. 19). Auf der Seitaufnahme liegt die Ausflußbahn des rechten Herzens dem Sternum breitflächig an, der linke Vorhof zeigt aber keinerlei Vergrößerung (Abb. 20).

● *Aortenisthmusstenose*
Wesentliche röntgenologische Veränderungen resultieren aus den Kollateralkreisläufen, die hauptsächlich aus der vor der Stenose abgehenden A. subclavia beidseits gespeist werden. Als Hauptkollaterale dient dabei die A. thoracica (mammaria) interna, die für den retrograden Blutfluß über die Interkostalarterien in die Aorta descendens sorgt. Weitere Kollateralen stellen die A. suprascapularis, subscapularis und auch die A. spinalis anterior dar (Abb. 21).

▶ **Kollateralkreisläufe**

Die ▶ *Kollateralkreisläufe* sind röntgenologisch sehr gut z.B. an der meist dilatierten A. subclavia sinistra zu erkennen, sowie als deutliche Impressionen an der Unterkante der dorsalen Rippenanteile, meist der 4–8. Rippe (Usuren!). Diese Veränderungen sind beim Jugendlichen oder im frühen Erwachsenenalter voll ausgeprägt. Am *Herzen* findet sich zwar meist eine Linksbetonung, aber

▶ Doppelter Aortenknopf

▶ Kerbensymptom

erst in späten Stadien eine Linksverbreiterung. In einem Drittel bis der Hälfte aller Fälle findet sich ein ▶ „doppelter Aortenknopf", wobei oberhalb des Aortenbogens die dilatierte A. subclavia sinistra auffällig in Erscheinung tritt (Abb. 22). Dieses Zeichen ist nicht zu verwechseln mit dem sog. ▶ „Kerbensymptom", welches unterhalb des Aortenbogens durch eine laterale Einkerbung der Aorta descendens mit nachfolgend poststenotisch dilatierter Aorta descendens auffällt. So kann der linksseitige Gefäßstiel 3 aufeinanderfolgende Rundungen aufweisen: oben dilatierte A. subclavia, darunter
Aortenbogen, darunter Einkerbung in der Aorta descendens (vgl. Abb. 22).

● *Pulmonalstenose*
Hierbei kommt es zu einer isolierten Druckbelastung des rechten Ventrikels, die zu einer erheblichen rechtsventrikulären Hypertrophie führen kann. Später entwickelt sich eine Pumpinsuffizienz mit Dilatation des rechten Ventrikels.

Da die Stenosierung an unterschiedlichen Stellen des Ausflußtraktes liegen kann, ergibt sich eine bedeutsame Unterscheidungsmöglichkeit: die ▶ *valvuläre Pulmonalstenose* ist gekennzeichnet durch eine Vergrößerung des rechten Ventrikels bei oftmals auffällig kleiner oder sogar kleinerer Gesamtherzgröße bei gleichzeitiger poststenotischer Ektasie des Truncus pulmonalis. Der Preßstrahl kann sich direkt in die linke Pulmonalarterie fortsetzen, weshalb diese häufiger erweitert gefunden wird. Demgegenüber ist die in spitzerem Winkel abgehende rechte Pulmonalarterie oft verschmälert. Die Lungendurchblutung ist vermindert (Abb. 23).

▶ Valvuläre Pulmonalstenose

▶ Infundibuläre Pulmonalstenose

Diese Gefäßveränderungen finden sich nicht bei der ▶ *infundibulären Pulmonalstenose*. Hierbei wird der noch innerhalb der muskulären Ausflußbahn entstehende poststenotische Preßstrahl durch die nachgeschaltete Klappenebene bereits wieder egalisiert, so daß hierbei häufig der dilatierte Pulmonalisbogen und auch die Asymmetrie der Pulmonalarterien fehlt.

Weitere Herzerkrankungen

Im Erwachsenenalter und in der internistischen Praxis sind die Folgezustände der *koronaren Herzkrankheit*, die *Hypertonie* mit dem „*Hypertonieherz*" und die *Kardiomyopathien* wesentlich häufiger als angeborene Fehlbildungen und erworbene Herzklappenfehler.

● *Koronare Herzkrankheit*
Die koronare Herzkrankheit führt nur selten zu charakteristischen röntgenologischen Veränderungen. Die *Koronargefäße* sind selten im Nativbild (häufiger im Seitbild als im a.-p.-Bild) mit langstreckigen, perlschnurartigen Verkalkungen zu erkennen, die in der Durchleuchtung pulssynchrone Bewegungen an der Oberfläche des Herzens vollführen. Infarzierte Areale des linken Ventrikels können zu aneurysmatischen Aussackungen der Wand führen. Diese werden jedoch nur sichtbar, wenn sie nicht durch schattengebende Gebilde in der topographischen Umgebung des Herzens überlagert werden (Abdomen, Zwerchfelle). Eindeutig kommt nur das *anterolaterale Vorderwandaneurysma* zur Abbildung, welches sich als kastenförmige Ausstülpung der linken Herzkontur zeigt. Führt die koronare Herzkrankheit zur Herzinsuffizienz, steigt der Lungenvenendruck mit den entsprechenden röntgenolo-

gischen Zeichen. Eindrucksvoll ist oft der röntgenologische Nachweis einer *Lungenstauung* mit einem nicht dilatierten, normal großen Herzen beim ▶ akuten Infarkt, aber schon bei einem schweren Angina-pectoris-Anfall. Die diastolische Dehnbarkeit des linken Ventrikels fällt infolge der Ischämie. Das Thoraxröntgenbild kann auch eine akute Lungenstauung ohne oder mit nur mäßiger linksventrikulärer Dilatation infolge einer *ischämischen Mitralinsuffizienz* ausweisen.

▶ Akuter Infarkt und Angina pectoris: evtl. Lungenstauungszeichen bei normaler Herzgröße

● *Hypertonieherz*
Die arterielle Hypertonie führt zunächst zu einer konzentrischen Hypertrophie, später zur Fibrose und Narbenbildung im Myokard mit Störung der systolischen und diastolischen linksventrikulären Funktion. Während also in den Frühstadien keine auffälligen röntgenologischen Veränderungen auf der Thoraxaufnahme erkennbar sind, kommt es im späteren Krankheitsverlauf zur Linksbetonung und schließlich zur Linksvergrößerung des Herzens bis hin zur linksventrikulären Dekompensation mit Vergrößerung des linken Vorhofs und Anstieg des pulmonalen Venendrucks.

● *Kardiomyopathien*
Von den Kardiomyopathien stehen bei uns nach der Häufigkeit die hypertrophe und die dilatative Form ganz im Vordergrund. Auch hier ist heute die Diagnose besonders in den Frühstadien eine Domäne der Echokardiographie.

Die ▶ *dilatative Kardiomyopathie* kann mit einer ungeordneten Gefügedilatation allein den linken Ventrikel, häufig aber beide Ventrikel betreffen und führt dann zu einer erheblichen Vergrößerung der enddiastolischen Volumina beider Kammern.

▶ Dilatative Kardiomyopathie

Bei der dilatativen Kardiomyopathie findet sich eine unförmige globale Vergrößerung des Herzens (Abb. 24), bei der allenfalls in späteren Stadien zusätzlich noch eine relative Mitral- oder Trikuspidalinsuffizienz auszumachen ist.

In fortgeschrittenen Fällen kommt es zu allen Zeichen der Links- und Rechtsherzinsuffizienz (s. oben).

Bei der ▶ *hypertrophen Kardiomyopathie* findet sich oftmals eine besonders starke Achsenabknickung zwischen linkem Ventrikel und Aorta ascendens, die meist angiographisch, selten jedoch in den äußeren Herzkonturen zur Darstellung kommt. Je nach Beteiligung des vorderen Papillarmuskels finden sich die Zeichen einer mehr oder minder ausgeprägten Mitralklappeninsuffizienz. Das Thoraxröntgenbild zeigt ein linkskonfiguriertes *Herz ohne Aortenveränderung*.

▶ Hypertrophe Kardiomyopathie

Auf weitere Erkrankungen, wie z.B. Perikarderkrankungen, Herztumoren u.a., soll hier aus Raumgründen nicht näher systematisch eingegangen werden.

Zusammenfassung

Die röntgenologische Thoraxuntersuchung liefert auch im heutigen Zeitalter der modernen bildgebenden Verfahren immer noch eine unerreichte räumliche Bildauflösung bei hervorragender Darstellung der topographischen Beziehungen des Herzens zu seinen Nachbarorganen. Dabei erbringt die heute meist geübte Aufnahmetechnik in 2 senkrecht aufeinanderstehenden Ebenen (p.-a.-Bild und Seitbild) trotz der inzwischen vielfach etwas vernachlässigten oder gar verlassenen konventionellen Techniken der Schrägaufnahmen und der Flächenkymographie noch genügend viele Einzelinformationen.

Auch die Strahlenexposition für eine Thoraxuntersuchung in 2 Ebenen ergibt mit einer effektiven Dois von nur 0,05 mSv[1] einen Wert, der sich unterhalb der jährlichen Schwankungsbreite der natürlichen Strahlenexposition von 1–6 mSv bewegt.

Der größte Vorteil der Thoraxröntgenuntersuchung liegt in der Darstellung der durch die Erkrankung bedingten Veränderungen am *Herzen* selber in unmittelbarem *Zusammenhang* mit den Auswirkungen auf die *Lungen* und auf die großen venösen und arteriellen *Gefäße*.

Da mit der gesamten Thoraxabbildung gute Korrelationsmöglichkeiten zur Körpergröße und -masse bestehen, läßt sich auch die relative *Herzgröße* als verläßlicher Indikator für den aktuellen Krankheitsstatus sicher bestimmen.

Alle Herzerkrankungen gehen mit mehr oder minder ausgeprägten Auswirkungen auf die Lungendurchblutung einher, ebenso wie auch auf die herznahen großen Venen und Arterien. Neben diesen *indirekten Kriterien* führt eine große Zahl von Herzerkrankungen zu charakteristischen *direkten* Verformungen der pathophysiologisch belasteten Herzabschnitte. Dies gilt für die Verformung des linken Vorhofs und die Veränderungen der Lungenstrombahn bei Mitralstenosen genauso wie für die Umformung des linken Ventrikels und der Aorta bei Aortenklappenfehlern.

Auch angeborene Herzfehler führen zu einer charakteristischen Umformung, am eindrucksvollsten wohl der Vorhofseptumdefekt.

Dahingegen können bei den übrigen Herzerkrankungen des Erwachsenenalters wie bei koronarer Herzerkrankung oder Kardiomyopathien nur seltener charakteristische Umformungen ausgemacht werden.

Fragen und Antworten zur Erfolgskontrolle

1. Welche spezifischen Vorteile lassen die Thoraxröntgenuntersuchung auch in der heutigen kardiologischen Diagnostik neben anderen modernen bildgebenden Verfahren bestehen?

2. Welche Kriterien sprechen für eine Rechtsherzvergrößerung, welche für eine Linksherzvergrößerung?

Die Thoraxröntgenuntersuchung bietet bei großem räumlichem Auflösungsvermögen eine hohe Detailerkennbarkeit des Herzens und seiner Nachbarorgane.

Die topographische Lagebeziehung und die reaktiven Veränderungen der Lunge und der großen herznahen Gefäße spielen bei jeder Herzerkrankung eine Rolle und können mit der Thoraxröntgenaufnahme am besten dargestellt werden.

Die Strahlenexposition liegt mit 0,05 mSv im Verhältnis zum diagnostischen Gewinn in einem akzeptablen Bereich.

Bei einer *Vergrößerung des rechten Ventrikels* verschiebt sich das Herz vorwiegend nach links, wobei der linke Herzrandbogen angehoben wird und die Herzspitze zum linken Zwerchfell einen spitzen Winkel bildet. Nur bei einer Beteiligung des rechten Vorhofs lädt die rechte Herzkontur auch nach rechts unten aus. Im Seitbild kommt es zu einem Aufbrauchen des Retrosternalraums.

Bei einer *Vergrößerung des linken Ventrikels* findet ebenfalls eine weitere Verlagerung des Herzens nach links statt, wobei die Herzspitze tiefer in den linken Zwerchfellschatten eintaucht und der Winkel zum linken Zwerchfell stumpf bleibt. Im Seitbild wird gut erkennbar, daß der linke Ventrikel nach links hinten rotiert und dabei den Hinterrand der in den rechten Vorhof mündenden V. cava inferior in Richtung Wirbelsäule überschreitet. Bei einem Überschreiten um mehr als 2 cm liegt eine erhebliche linksventrikuläre Vergrößerung vor.

---

[1] Millisievert; 1 mSv ≙ 100 mrem; 1 Sv ≙ 1 J/kg ≙ 100 rem

3. Welche differentialdiagnostische Unterscheidungsmöglichkeit ergibt sich aus der isolierten Betrachtung der Herzkontur bei: Vorhofseptumdefekt und Mitralstenose, infundibulärer und valvulärer Pulmonalstenose, Aortenstenose und hypertropher Kardiomyopathie?

Ohne Betrachtung der wegweisenden Veränderungen der Lungenstrombahn erscheint die veränderte Herzkontur beim Vorhofseptumdefekt und bei der Mitralstenose ähnlich. Das Seitbild zeigt jedoch beim *Vorhofseptumdefekt* einen kleinen linken Vorhof, bei der *Mitralstenose* eine oft erhebliche Vergrößerung. Bei Pulmonalstenosen findet sich in Spätstadien eine Vergrößerung des rechten Ventrikels bei leerer Lunge. Während aber die *valvuläre Pulmonalstenose* zu einer ausgeprägten Ektasie des Pulmonalishauptstammes führt, findet sich bei *infundibulärer Pulmonalstenose* meist keine poststenotische Ektasie. Ausflußbehinderungen aus dem linken Ventrikel führen zu frühzeitiger Linksbetonung des Herzens mit späterer linksventrikulärer Dilatation. Während dabei die *valvuläre Aortenstenose* wiederum eine erhebliche poststenotische Ektasie der Aorta ascendens erzeugt, zeigt die *hypertrophe Kardiomyopathie* ein Linksherz ohne Aortenbelastung.

Literatur beim Verfasser

Univ.-Prof. Dr. H. Eichstädt
stv. Direktor der Klinik für Strahlenheilkunde
Universitätsklinikum Charité
Campus Virchow-Klinikum
Med. Fakultät der Humboldt-Universität zu Berlin
Augustenburger Platz 1
D-15555 Berlin

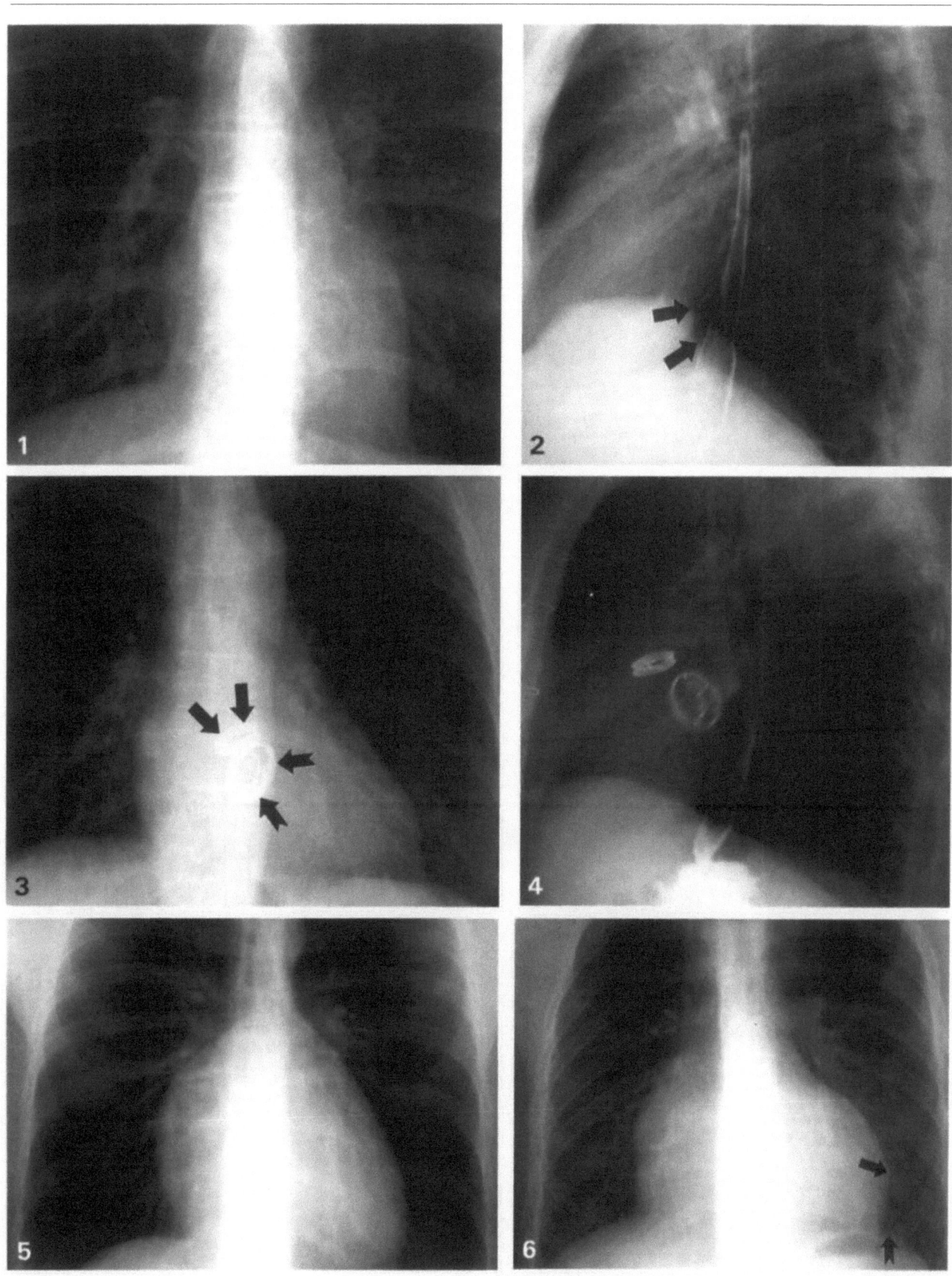

Abb. 1–6. (Legenden s. S. 153)

WEITERBILDUNG

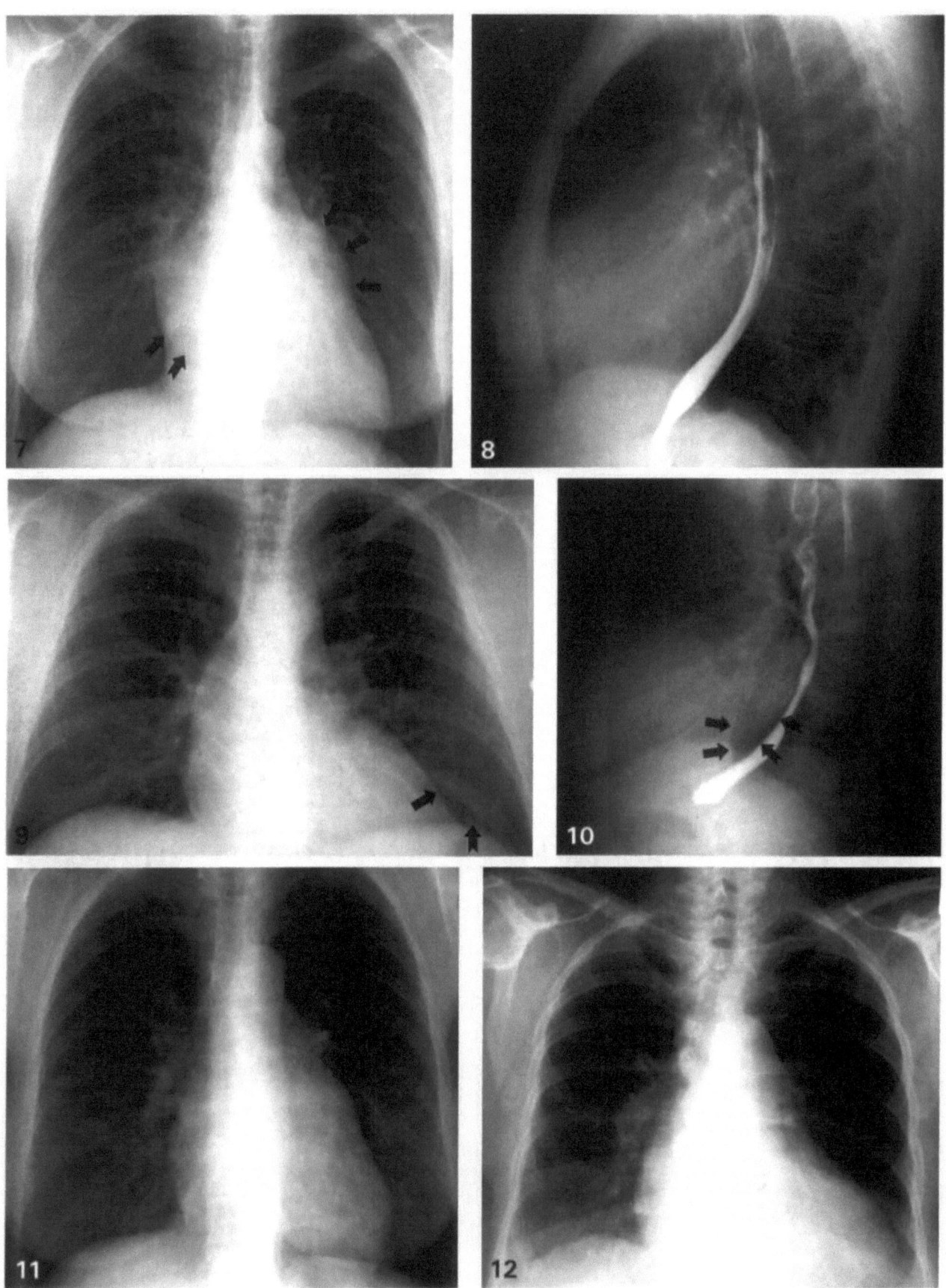

Abb. 7–12. (Legenden s. S. 153)

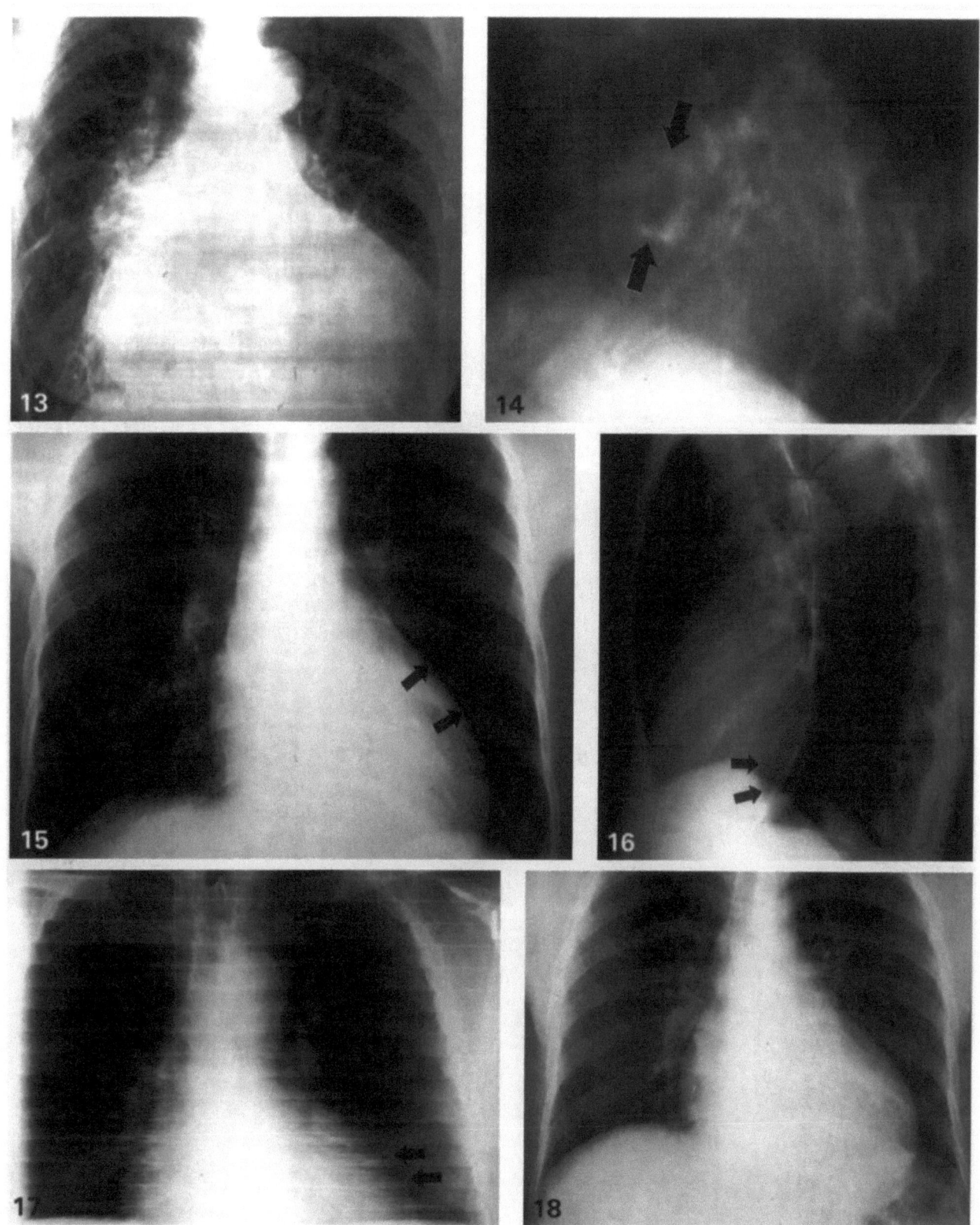

Abb. 13–18. (Legenden s. S. 153)

WEITERBILDUNG

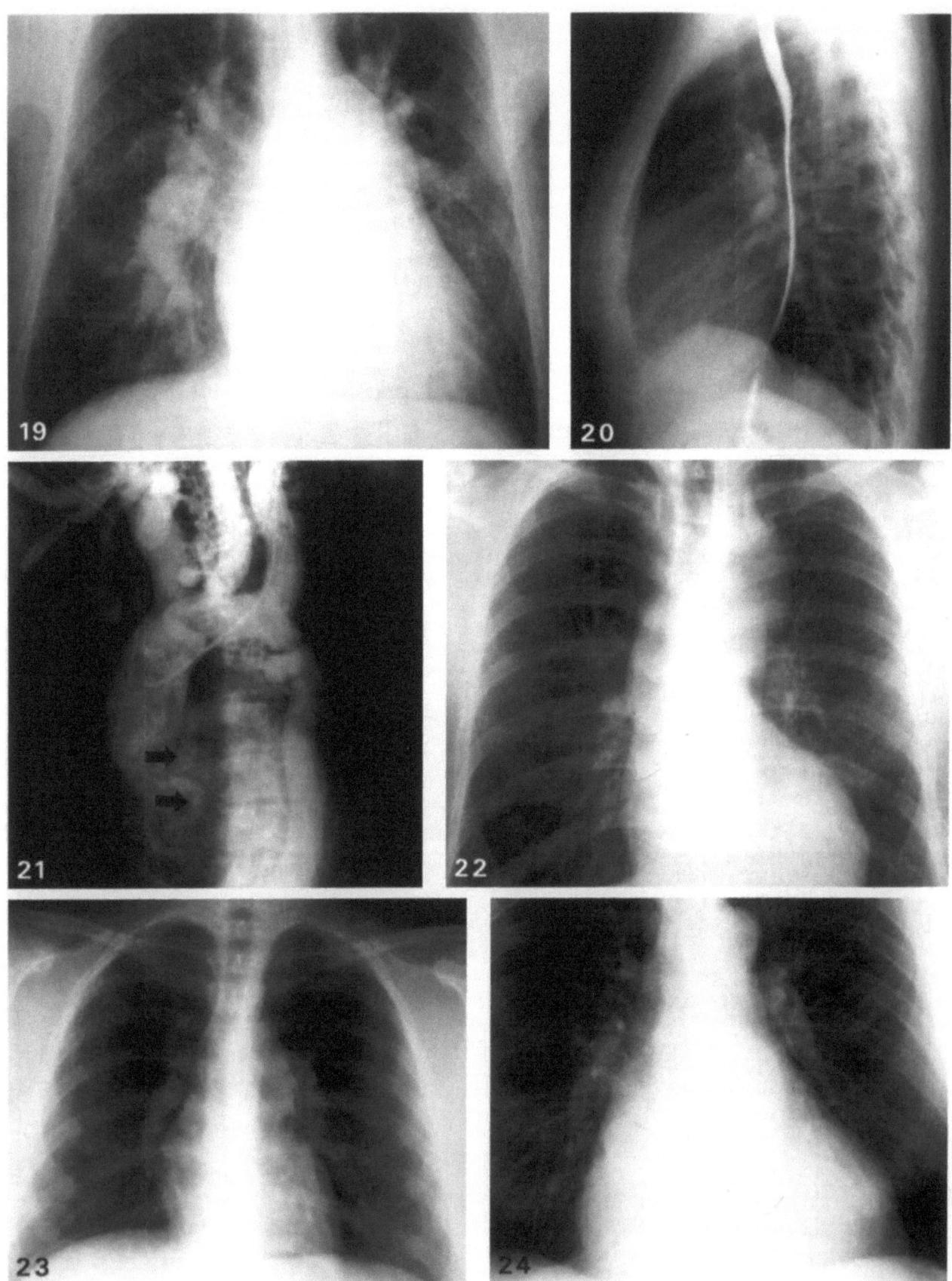

Abb. 19–24. (Legenden s. S. 153)

Abb. 1. Kontur eines normalen Herzens (19 J., m.) im p.-a.-Strahlengang mit unauffälliger rechts- und linksseitiger Herzkontur und schmalem Gefäßstiel im oberen Mediastinum

Abb. 2. Normales Herz im seitlichen Strahlengang. Gestreckt verlaufender Ösophagus ohne jegliche Impression. Hinterrand der V. cava inferior (*geschlossene Pfeile*), der vom linken Ventrikel nicht nennenswert überschritten wird

Abb. 3. Die Position der Herzklappen läßt sich besonders einleuchtend nach Herzklappenersatz nachvollziehen. Hier Zustand nach Doppelklappenersatz mittels Björk-Shiley-Ventilen in Aorten- (*geschlossene Pfeile*) und Mitralposition (*gezackte Pfeile*) (53 J., w.)

Abb. 4. Position der Herzklappen im Seitbild, hier nach prothetischem Klappenersatz. Aortenklappe nach oben vorn gerichtet, hier in geöffnetem Zustand. Mitralklappe nach hinten seitlich gerichtet, hier geschlossen

Abb. 5. Beispiel für eine erhebliche Vergrößerung des rechten Vorhofs bei Ebstein-Anomalie (35 J., m.), wobei der rechte Vorhof von der Mitte der Wirbelsäule aus mehr als ein Drittel der rechten Thoraxbreite einnimmt

Abb. 6. Vergrößerung des rechten Vorhofs, Hypoplasie der Pulmonalarterie und Vergrößerung des rechten Ventrikels bei Fallot-Tetralogie (13 J., m.). Die vom rechten Ventrikel gebildete angehobene Herzspitze (*gerader Pfeil*) bildet zum linken Zwerchfell (*gezackter Pfeil*) einen Winkel <90°

Abb. 7. Erhebliche Vergrößerung des linken Vorhofs bei Mitralstenose (37 J., w.) mit Vorwölbung des linken Herzohres (*gerade Pfeile*) und rechtsseitigem Kernschatten des linken Vorhofes (*gezackte Pfeile*)

Abb. 8. Erhebliche Impression des Ösophagus mit Verlagerung gegen die Wirbelsäule bei erheblicher Vergrößerung des linken Vorhofes durch Mitralstenose (37 J., w.)

Abb. 9. Herzvergrößerung bei Aortenstenose (40 J., m.). Deutliche Vergrößerung des linken Ventrikels (*gerader Pfeil*), der in einem Winkel >90° in das linke Zwerchfell (*gezackter Pfeil*) eintaucht

Abb. 10. Bei relevanter Vergrößerung des linken Ventrikels wird der Hinterrand der V. cava inferior (*gerade Pfeile*) durch den linken Ventrikel (*gezackte Pfeile*) weit überschritten (dekompensierte Aortenstenose, 66 J., w.)

Abb. 11. Mitralstenose (46 J., w.) vom valvulären Typ (weder extreme Herzvergrößerung des myokardialen Typs noch Zeichen der massiven Druckerhöhung des pulmonalen Typs) mit deutlich vorstehendem linken Herzohr und Verbreiterung der Oberlappenvenen

Abb. 12. Mitralklappeninsuffizienz (72 J., w.) mit deutlicher Vergrößerung des linken Ventrikels und eher kleiner Aorta durch das verminderte Vorwärtsvolumen („Linkskonfiguration ohne Aortenveränderungen")

Abb. 13. Dekompensierte Aorteninsuffizienz (87 J., w.) mit links randständigem Herzen und auffälliger Rechtsverbreiterung bei „durchgestauter" Links-/Rechtsherzinsuffizienz

Abb. 14. Ringförmige Verkalkungsstrukturen in Projektion auf die Aortenklappe im Seitbild

Abb. 15. Schwere Aortenklappeninsuffizienz (26 J., m.), wobei die Volumenbelastung den linken Herzrandbogen stets höher anhebt (*Pfeile*) als die druckbelastende Aortenstenose

Abb. 16. Schwere Aorteninsuffizienz (26 J., m.). Im Seitbild überschreitet der linke Ventrikel nicht nur den Hinterrand der V. cava inferior (*Pfeile*), sondern auch den kontrastierten Ösophagus und lehnt sich an die Wirbelsäule an

Abb. 17. Flächenkymogramm bei Aorteninsuffizienz. Im Bereich des linken Herzrandbogens finden sich starke systolisch-diastolische Schleuderzacken ebenso wie im Bereich der Aorta ascendens (*Pfeile*)

Abb. 18. Schwere Aorteninsuffizienz mit „freier Regurgitation" (Regurgitationsfraktion 83%; 22 J., m.) mit erheblich angehobenem linken Herzrandbogen und schon verstrichener Herztaille

Abb. 19. Großer Vorhofseptumdefekt mit gleichzeitig bestehendem Ductus arteriosus apertus (55 J., m.). Erheblich vergrößertes Pulmonalissegment und massive pulmonale Hyperzirkulation (zusätzlich noch unter erhöhtem Druck durch den Ductus)

Abb. 20. Vorhofseptumdefekt (18 J., w.) mit deutlichen Hyperzirkulationszeichen in den Hilusgefäßen, jedoch ohne jegliche Impression des Ösophagus als Beleg für die normale Größe des linken Vorhofs

Abb. 21. Aortenisthmusstenose (59 J., m.). Aortographie über die linke A. axillaris, Schrittmachersonde über die rechte V. subclavia. Fast verschließende Aortenisthmusstenose (*gezackter Pfeil*) und stark dilatierte A. thoracica interna rechts und links (*Pfeile*)

Abb. 22. Aortenisthmusstenose (28 J., m.) mit auffälliger Dilatation der A. subclavia sinistra im Abgangsbereich des Aortenbogens

Abb. 23. Valvulär-infundibuläre Pulmonalstenose (17 J., w.) mit etwas weniger starker Pulmonalisektasie und heller Lungenperipherie

Abb. 24. Dilatative Kardiomyopathie (56 J., m.) mit diffuser Herzvergrößerung

Jetzt zum Vorbestell-Preis!

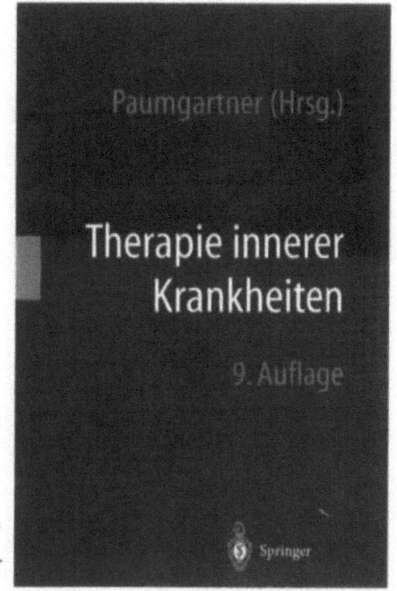

G. Paumgartner, Ludwig-Maximilians-Universität, München (Hrsg.)

Therapie innerer Krankheiten

Vorauflagen herausgegeben von G. Riecker

9., völlig überarb. Aufl. 1998. Etwa 1500 S. 85 Abb., 550 Tab. Geb.
Vorbestellpreis bis 31.3.99 **DM 249,-**; öS 1818,-; sFr 225,-
Danach **DM 289,-**; öS 2110,-; sFr 266,-
ISBN 3-540-64580-2

Der **große Therapie-Klassiker** wird nun von dem international renommierten Gastroenterologen Prof. Gustav Paumgartner, Großhadern, herausgegeben.

Vollständig überarbeitet, aktualisiert und praxisgerecht strukturiert präsentiert sich die 9. Auflage als richtungsweisend für die Zukunft: Ein Standardwerk, das dem raschen Wandel in der inneren Medizin Rechnung trägt und modernes Wissen mit kontinuierlicher Qualität verbindet.

Sichern Sie sich jetzt die Neuauflage zum Vorbestell-Preis:

➔ Alle Aspekte der internistischen Therapie, fundiert, übersichtlich und praxisbezogen

➔ Therapie-Empfehlungen auf der Basis neuester wissenschaftlicher Erkenntnisse und umfangreicher Praxiserfahrung der Autoren

➔ Ausführliche Berücksichtigung der Medikamentenwahl, Dosierungen, Nebenwirkungen und Kontraindikationen, Notfallpläne für die Erstversorgung bei akuten Krankheitszuständen

Neue Kapitel:
- Allgemeine internistische Onkologie
- Blutstammzell- und Knochenmarktransplantation
- Chronische Hypotonie und Synkope
- Diabetes Mellitus und Hypoglykämie
- Nierentransplantation
- Schlafbezogene Atemregulationsstörungen

Ein Nachschlagewerk, das jedem Arzt durch seinen fundierten, aktuellen Kenntnisstand täglich Therapie-Sicherheit bietet.

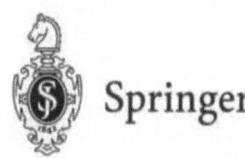

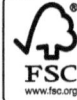

If you have any concerns about our products,
you can contact us on
ProductSafety@springernature.com

In case Publisher is established outside the EU,
the EU authorized representative is:
Springer Nature Customer Service Center GmbH
Europaplatz 3, 69115 Heidelberg, Germany

Printed by Libri Plureos GmbH
in Hamburg, Germany